Altijd Trek?

David Ludwig

Altijd Trek?

David Ludwig

SPECTRUM

Spectrum maakt deel uit van Uitgeverij Unieboek | Het Spectrum bv
Postbus 97
3990 DB Houten.

Oorspronkelijke uitgave: Hachette Book Group, Inc.

ISBN 978 90 00 35731 4
ISBN 978 90 00 35219 7 (e-book)
NUR 728

Tweede druk 2017

Oorspronkelijke titel: *Always Hungry – Conquer Cravings, Retrain Your Fat Cells, and Lose Weight Permanently*
Vertaling: Johan de Bakker, Michiel Gussen, Ron de Heer, Dominique van der Lingen.
Omslagontwerp: b'IJ Barbara
Opmaak: *de Redactie,* Amsterdam

www.unieboekspectrum.nl

Dit boek vormt de weerslag van het onderzoek en de ideeën van de auteur over diëten en voeding. Het is niet bedoeld als vervanging voor een persoonlijk consult van een arts. Als je gezondheidsproblemen hebt, informeer dan voor je begint bij een arts hoe je het dieet het best kunt aanpassen aan je gezondheidstoestand. Noot bij de recepten: alle maatlepels zijn afgestreken, tenzij anders vermeld; 1 eetlepel is 15 ml, 1 theelepel 5 ml.

Voor Benji, Joy, Dawn en Oma Bettie –
met wie ik mijn geweldige maaltijden
deelde.

Voor de lezer

Alle persoonlijke verhalen in dit boek zijn waargebeurd en realistische beschrijvingen van de ervaringen van de deelnemers aan het testdieet. Alle deelnemers hebben toestemming gegeven om hun voornaam, de eerste letter van hun achternaam, hun leeftijd en woonplaats op te nemen. De verhalen zijn geredigeerd en ingekort.

Alle lof voor David Ludwig en *Altijd trek?*

'Dr. David Ludwig legt je uit dat slank zijn eigenlijk niets heeft te maken met wilskracht, maar met natuurlijke processen in je lichaam, die je makkelijk kunt veranderen door anders, beter en zelfs meer te eten. Een manier van eten waar je gelukkig van wordt. Je zult versteld staan hoe eenvoudig afslanken kan zijn.'
– Pascale Naessens, auteur van de bestsellers Puur eten, Puur genieten en Puur genieten en toch gezond en slank

'Een keer per generatie komt er een wetenschapper voorbij die een nieuw verhaal vertelt over waarom we ziek zijn en hoe we beter kunnen worden. Dr. David Ludwig is zo'n wetenschapper. *Altijd trek?* is een geweldig boek, dat met iedere mythe over afvallen breekt en voor het eerst een antwoord geeft op de vraag waarom we dik worden en waarom we altijd trek hebben. Als je eens en voor altijd een einde wilt maken aan je gewichtsproblemen, lees dan dit boek en laat je erdoor inspireren.'

– Mark Hyman, arts en directeur van het Cleveland Clinic Center for Functional Medicine, #1 *New York Times*-bestsellerauteur van *The Blood Sugar Solution*

'Eindelijk komen we te weten waarom diëten bij zo veel mensen mislukt. Ook krijgen we een staalkaart voor het verbeteren van ons metabolisme, het bedwingen van onze eetlust en succesvol afvallen. Dr. Ludwigs boek is niet alleen leerzaam, maar verandert ook je leven.'

– Francine R. Kaufman, arts, oud-voorzitter van de American Diabetes Association en auteur van *Diabesity*

'Jezelf uithongeren en te veel trainen maakt je zwak, niet dun. Leer van een vooraanstaand voedingsdeskundige hoe je door te eten voorgoed verleidingen weerstaat. Je maakt je nooit meer zorgen over calorieën.'

– Dave Asprey, *New York Times*-bestsellerauteur van *The Bulletproof Diet*

Reacties op het testdieet

Gewicht en tailleomvang tonen de veranderingen tijdens het zestien weken durende testdieet. Zie ook blz. 28.

Dit dieet is meer dan een getal op de weegschaal. Ze kunnen het beter het 'verander-van-denken-dieet' noemen, want ik denk nu totaal anders over eten, mijn lichaam, mijn levensreis en gezondheid in het algemeen. Verleidingen zijn er nog steeds, maar de constante trek en de lijdensweg zijn verdwenen. Ik dacht dat er iets mis was met me, dat ik geen wilskracht en doorzettingsvermogen had. Dit dieet laat zien dat ik het kan – het heeft me iets zeer onaantastbaars gegeven, dat ik moeilijk kan omschrijven, maar waarvan ik hoop dat anderen het ook voelen. Ik denk dat ik dit de rest van mijn leven kan blijven doen.

– Lisa K., 52 jaar, Dedham, Massachussetts
Gewichtsverlies: 8,6 kg. Afname tailleomvang: 15,2 cm

Dit dieet bewijst dat het uitmaakt wat je eet! Ik ben zonder te trainen kilo's kwijtgeraakt. Ik had nooit gedacht dat ik anders kon gaan eten, afvallen en ook echt van eten kon genieten.

– Deborah W., 52 jaar, Tewksberry, Massachussetts
Gewichtsverlies: 9,5 kg. Afname tailleomvang: 10,2 cm

Ik koos voor dit dieet omdat ik het moeilijk vond dat ik mijn actieve leefstijl niet kon volhouden – ik was al moe voor de dag was begonnen en was na mijn werk uitgeput. Omdat ik zo'n volle agenda had, at ik vaak te snel en te veel, waardoor ik me opgeblazen en moe voelde. Toen ik met het dieet begon, kreeg ik direct meer energie en sliep ik beter. Het grootste voordeel is dat ik nu uitgeslapen opsta, met genoeg energie voor een achttienurige dag. Ook heb ik geleerd gezonde keuzes te maken en naar mijn lijf te luisteren – waarom deed ik dit niet eerder?!

– Amanda N., 28 jaar, Pepperell, Massachussetts
Gewichtsverlies: 3,6 kg. Afname tailleomvang: 12,7 cm

Inhoud

Voorwoord

Een nieuwe aanpak om af te vallen

De meeste diëten zijn gebaseerd op het beperken van het aantal calorieën. Dit niet.

Bij vele wordt van je verwacht dat je honger lijdt. Maar bij dit dieet niet.

Sommige vereisen slopende work-outs. Maar dit niet.

Dit komt doordat voor het afvalprogramma in dit boek, het Nooit Meer Trek Dieet, een compleet andere aanpak om af te vallen wordt gebruikt, gebaseerd op baanbrekend en innovatief onderzoek.

Conventionele diëten zijn gericht op de afname van lichaamsvet door beperking van het aantal calorieën. Maar die methode is tot mislukken gedoemd, want deze bestrijdt symptomen, maar dringt niet door tot de kern van het probleem. Na een paar weken van caloriebeperking vecht het lichaam terug, waardoor je hongerig en uitgeput raakt. Het is mogelijk om deze onprettige gevoelens een tijdje te negeren, maar uiteindelijk beroven ze je van je motivatie en wilskracht. Vroeg of laat val je ten prooi aan verleidingen en vliegen de kilo's er weer aan – waardoor je vaak zwaarder wordt dan voor je met het dieet begon.

Het Nooit Meer Trek Dieet zet het diëten op zijn kop, door van het calorieëntellen af te stappen en zich direct op het vetweefsel te richten. Bij gebruik van de juiste soorten en combinaties van voedingsmiddelen (en extra technieken om stress te verminderen, beter te slapen en bewegen aangenamer te maken) herprogrammeert dit dieet de vetcellen zo dat ze de opgeslagen calorieën weer afgeven. Wanneer dit gebeurt, stromen de vastzittende calorieën terug in het lichaam en schakelt het metabolisme over op de afvalmodus. Je energiepeil stijgt en er is een enorme toename van verzadiging – het prettige gevoel dat je genoeg hebt gegeten. Je voelt je goed en begint zonder hongergevoel gewicht te verliezen.

Tijdens het zestien weken durende testdieet met 237 deelnemers, vielen mensen als Lisa K, Deborah W. en Amanda N. (blz. 8) snel af, direct vanaf het begin. Andere verloren minder snel gewicht, maar ondervonden positieve gevolgen voor hun gezondheid, zoals een slankere taille en een verminderd risico op hartziektes. Bovendien meldden de deelnemers een deel van of alle volgende verschijnselen: minder honger, minder zucht naar eten, langdurige verzadiging na de maaltijd, meer genieten van eten, meer energie en een betere gezondheid. Deze positieve ervaringen – die lijnrecht tegenover de gebruikelijke ervaringen met een caloriebeperkend dieet staan – garanderen succes op de lange termijn en maken een eind aan het jojo-effect.

Honger jezelf uit voor een sensationeel gewichtsverlies, maar voed je vetcellen goed voor een blijvend gewichtsverlies!

Het Nooit Meer Trek Dieet is gebaseerd op smakelijke eiwitproducten (met mogelijkheden voor zowel vleeseters als vegetariërs), heerlijke sauzen en spreads, voedzame noten, notenboter en een reeks natuurlijke koolhydraatrijke producten. Deze voedingsmiddelen zijn zo machtig en verzadigend dat er weinig ruimte overblijft voor de sterk bewerkte koolhydraten die tijdens de lightrage van de afgelopen decennia in ons voedingspatroon zijn geslopen. Misschien valt het je op dat sommige recepten nogal retro zijn en aan de stevige maaltijden uit de jaren 1950 herinneren, maar ze zijn stuk voor stuk up-to-date gemaakt met moderne ingrediënten en aangepast aan de laatste ontwikkelingen in de wetenschap. Bij de juiste toepassing van het dieet bereik je met minimale inspanning een maximaal gewichtsverlies en positieve effecten op je gezondheid. Het is een dieet zonder ontberingen.

Dit is geen typisch laagcalorisch dieet. In fase 1: Bedwing je eetlust, stop je met het eten – slechts twee weken – van zetmeel en toegevoegde suikers. Maar in fase 2: Herprogrammeer je vetcellen, voeg je weer kleine hoeveelheden volkorenproducten, zetmeelhoudende groenten (behalve aardappels), en wat zoetstof toe. Daarna, in fase 3: Val blijvend af, kun je met beleid brood, aardappelproducten en een paar andere bewerkte koolhydraten herintroduceren, dat wil zeggen als je lichaam in staat is ze te verwerken – zo stel je een dieet samen dat exact op jouw lichaam is afgestemd.

Wie direct met het dieet wil beginnen, vindt de basisregels in hoofdstuk 1: De grote lijn. Lees het en ga daarna direct verder met deel 2: Het Nooit Meer Trek Dieet? Anderen vinden in de hoofdstukken 2 tot en met 4 een grondiger verkenning van de problemen met conventionele diëten en de nieuwe wetenschap van afvallen zonder honger. Het dieet in deel 2 behelst alles wat je nodig hebt om tot resultaat te komen, bijvoorbeeld recepten, maaltijdplanning, mogelijkheden om je resultaten bij te houden, boodschappenlijstjes, adviezen voor etensbereiding en meer.

Ik hoop dat je geniet van alle heerlijke en voedzame recepten in dit boek. Ik ben ervan overtuigd dat je met *Altijd Trek?* permanent gewicht verliest, je vitaler te voelt en gezonder leeft.

Stuur een e-mail met je ervaringen aan drludwig@alwayshungrybook.com.

Dr. David S. Ludwig, arts
Brookline, Massachusetts
juni 2015

Deel een

ALTIJD TREK, NOOIT AFVALLEN

In 1905 woog William Taft, destijds de Amerikaanse minister van Oorlog, 142 kg. Op doktersadvies begon Taft met een laagcalorisch/vetarm dieet en lichamelijke oefeningen die veel gemeen hadden met het trainingsprogramma dat tegenwoordig door diëtisten wordt voorgesteld. Maar hij liet algauw weten dat hij 'altijd trek' had. Drie jaar later, tijdens zijn inauguratie als president, woog Taft 160 kg.[1]

HOOFDSTUK 1

De grote lijn

Bij de voltooiing van mijn medische opleiding in de jaren 1990 had de obesitasepidemie een buitensporige omvang bereikt. Maar liefst twee op de drie Amerikaanse volwassenen kampte met een aanzienlijk overgewicht. Voor het eerst in de medische geschiedenis leden ook kinderen al op tienjarige leeftijd aan diabetes type 2 (eerder: ouderdomsdiabetes). Uit economische prognoses bleek bovendien dat de jaarlijkse medische kosten voor het terugdringen van obesitas snel boven de $100 miljard zouden uitkomen. In het kader van deze verontrustende ontwikkelingen besloot ik me te specialiseren in het voorkomen en behandelen van obesitas.

Net als veel andere jonge artsen had ik tijdens mijn opleiding bijna niets over voeding geleerd. Medische opleidingen richtten zich – en daar is nog weinig aan veranderd – bijna uitsluitend op medicijnen en behandelingen, ondanks het feit dat het een verkeerde levensstijl is die vaak tot hartkwalen en andere chronische ziektes leidt. Terugkijkend op die tijd was mijn gebrekkige kennis van voeding een geluk bij een ongeluk. In de jaren 1990 vierde het vetarme dieet hoogtij, dat wordt geïllustreerd aan de hand van de in 1992 ontworpen voedingspiramide (zie afbeelding blz. 18). Ervan uitgaande dat alle calorieën gelijk zijn, adviseerde de piramide alle soorten vet te mijden, omdat ze twee keer zoveel calorieën bevatten als andere belangrijke voedingsstoffen. In plaats daarvan kregen we de opdracht om de hoeveelheid koolhydraten op te schroeven met dagelijks zes tot elf porties brood, ontbijtgranen, crackers, pasta en andere graanproducten. Gelukkig werd ik geen slachtoffer van deze conventionele voedingsleer en begon mijn carrière als onderzoeker en in de patiëntenzorg (bijna) zonder vooroordelen over voeding.

Mijn eerste aanstelling als researcher kreeg ik bij een laboratorium voor fundamenteel wetenschappelijk onderzoek, waar ik experimenten met muizen deed. Al snel na aanvang van dit werk, raakte ik in de ban van de schoonheid en complexiteit van de systemen die het lichaamsgewicht bepalen. Als we een muis een paar dagen niets te eten gaven, begon het diertje, uiteraard, gewicht te verliezen. Wanneer de muis later weer wel voedsel kreeg, vrat hij als een bezetene door tot hij al zijn verloren gewicht weer terug had – niet meer en niet minder. Maar het tegenovergestelde bleek ook waar. Met dwangvoeding wordt een muis tijdelijk te dik, maar daarna stopt hij met eten tot hij zijn normale lichaamsgewicht terug heeft. Op basis van deze en andere experimenten leek het of het lichaam van een dier exact weet welk gewicht het moet hebben en automatisch zijn voedingspatroon en stofwisseling aanpast tot het een soort voorgeprogrammeerd gewicht bereikt, zoals een thermostaat een kamer precies op de juiste temperatuur houdt.

Onze boeiendste wetenschappelijke experimenten waren gericht op de wijze waarop dit 'vaste lichaamsgewicht' kon worden gemanipuleerd. Wanneer we bepaalde genen aanpasten, medicijnen toedienden of het voedsel op de een of andere manier veranderden, namen de muizen op voorspelbare wijze in gewicht toe tot een nieuw stabiel niveau. Andere wijzigingen veroorzaakten blijvend gewichtsverlies, zonder duidelijke tekenen van onrust. Met deze experimenten werd een basisprincipe van de gewichtsbeheersingssystemen van het lichaam aangetoond: dwing een *gedragsverandering* af (bijvoorbeeld door voedselbeperking), en de biologie vecht terug (met meer honger). Maar verander de *biologie*, en het gedrag past zich op natuurlijke wijze aan – wat de suggestie wekt dat een effectievere aanpak van gewichtsbeheersing op de lange termijn mogelijk is.

Tijdens mijn onderzoek raakte ik betrokken bij de ontwikkeling van de zojuist door mijn ziekenhuis gestarte training voor gewichtsbeheersing voor gezinnen: Optimal Weight for Life (OWL). Net als bijna alle specialisten van toen (en vele van nu) richtte ons team van artsen en diëtisten zich primair op de caloriebalans. Patiënten kregen het advies 'eet minder en beweeg meer'.

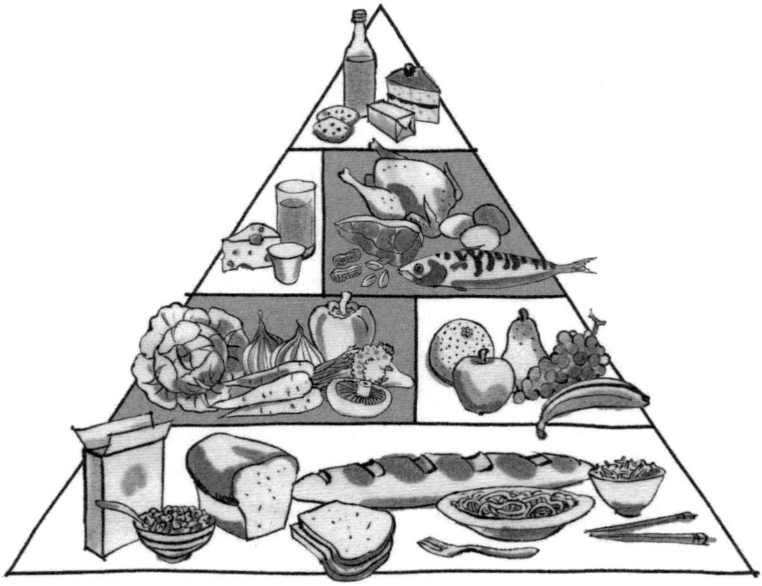

De voedingspiramide van 1992

Wat we voorschreven was een laagcalorisch/vetarm dieet, regelmatig bewegen en gedragstechnieken om honger te negeren, verleidingen te weerstaan en het programma te blijven volgen. Terug op de training beweerden mijn patiënten vaak dat ze de adviezen hadden opgevolgd. Maar ze bleven, op een paar uitzonderingen na, aankomen – een deprimerende ervaring voor alle betrokkenen. Was het de schuld van de patiënten dat ze niet eerlijk tegen mij (en misschien zichzelf) waren over hoeveel ze aten en hoe weinig ze bewogen? Of kwam het door mijn gebrek aan vaardigheden om de patiënten te motiveren? Ik schaamde me ervoor dat ik mijn patiënten negatief beoordeelde en kreeg het gevoel dat ik als arts had gefaald. Ik ging met lood in mijn schoenen naar de lessen en ik weet zeker dat dit ook voor veel patiënten gold. Ik vermoed dat veel artsen en patiënten die in heel Amerika aan trainingen voor gewichtsverlies deelnemen zich hierin herkenden.

Na een jaar van dit schizofrene bestaan – gefascineerd door de biologie in het lab, maar gefrustreerd door de resultaten bij mijn patiënten op de training – steeg mijn verbazing over de verschillende denkwijzen. Waarom dachten fundamenteel onderzoekers op de ene manier over obesitas en praktiserende clinici op een totaal andere? Waarom negeerden we tijdens de behandeling van patiënten decennia van onderzoek naar de factoren die op een natuurlijke manier het lichaamsgewicht bepalen? En waarom gebruikten we een aanpak voor gewichtsverlies, gebaseerd op een model van 'opnemen en kwijtraken van calorieën', die sinds eind 19de eeuw (toen aderlaten nog aan de orde van de dag was) niet is veranderd?

Dus begon ik met een uitgebreide bestudering van de literatuur, van populaire dieetschrijvers als Barry Sears *(Het Zonedieet)* en Robert Atkins *(Dr. Atkins' Nieuwe Dieet Revolutie)* tot die van George Cahill, Jean Mayeren andere vooraanstaande voedingswetenschappers uit de vorige eeuw. In de medische bibliotheek van Harvard verdiepte ik me honderden uren in stoffige boeken en herontdekte provocerende, maar in onbruik geraakte theorieën over de dieetleer en het lichaamsgewicht. Ook begon ik me te realiseren hoe weinig bewijs er was dat de gebruikelijke behandeling van obesitas ondersteunde.

Al snel kreeg ik een totaal andere kijk op de zaak. Ik begon eten als veel meer dan een doorgeefluik voor calorieën en voedingsstoffen te zien. Want ook al bevatten een fles cola en een handje noten hetzelfde aantal calorieën, ze hebben zeker niet hetzelfde effect op het metabolisme. Na iedere maaltijd veranderen de hormonen, chemische reacties en zelfs de activiteit van de genen op uiteenlopende manieren. En dat is geheel afhankelijk van wat we eten. Deze biologische effecten van eten kunnen, in tegenstelling tot de hoeveelheid calorieën die erin zitten, het verschil maken tussen voortdurend trek hebben of verzadigd zijn, tussen lusteloos zijn of bruisen van energie, tussen aankomen en afvallen en tussen een leven lang chronisch ziek zijn of juist kerngezond. Ik stopte met calorieën tellen en kreeg een compleet andere visie op diëten – *gebaseerd op de invloed van eten op ons lichaam en, uiteindelijk, op onze vetcellen.*

MIJN PERSOONLIJKE VERHAAL

In die tijd was ik in de dertig en net als veel andere Amerikanen na de middelbareschooltijd soms wel een kilo per jaar aangekomen. Het grootste deel van mijn leven was in goede conditie en slank geweest, en ik at redelijk goed, in elk geval volgens de gangbare theorieën: niet te veel vet, veel volkorenproducten, verschillende keren per dag wat groente en fruit en relatief weinig suiker. Maar nadat ik een paar jaar voortdurend was aangekomen, ging ik richting overgewicht, een BMI (Body Mass Index) van 25.*

Voor mijn eerste klinische onderzoek experimenteerde ik op mezelf, waarbij ik me door mijn snel toenemende kennis van voeding liet leiden. Ik verdubbelde mijn inname van vet, met gulle porties noten en notenboter, volvette zuivelproducten, avocado, pure chocolade en groenten met veel olijfolie. Ik voerde de hoeveelheid eiwitten op, maar stopte met het eten van de belangrijkste zetmeelproducten, zoals brood, ontbijtgranen, pasta en gebak. Ik paste nog wat aan, maar maakte het me niet te moeilijk. Ik deed niets om het aantal calorieën te verlagen, koolhydraten te vermijden of om me op welke manier dan ook iets te ontzeggen.

Binnen een week voelde ik me veel energieker en vitaler. Bovendien begon ik me erg prettig te voelen, de hele dag – alsof een soort onbekende, maar belangrijke metabolische knop eindelijk was omgedraaid. Vier maanden later was ik negen kilo kwijt en moest ik twee maten kleinere broeken kopen. Het opmerkelijkste was dat dit allemaal gebeurde zonder trek en zonder behoefte aan koolhydraten. Normaal gesproken was ik aan het eind van de middag uitgehongerd en nam ik in het lab om vier uur een pauze om mijn trek te stillen met een koolhydraatrijke vanillescone van de bakker om de hoek. Maar met mijn nieuwe dieet voelde ik me uren na het eten nog verzadigd. Voor de eerste keer in mijn leven

* De BMI meet de verhouding tussen het gewicht en de lengte van het lichaam. Voor volwassenen is een BMI van 18,5 tot 24,9 normaal; bij een BMI van 25 tot 29,9 is sprake van overgewicht en bij een BMI van 30 of hoger van obesitas. De BMI wordt berekend door het gewicht (in kilogram) te delen door de lengte in het kwadraat (in meters). Zie voedingscentrum.nl/bmi voor het berekenen van je BMI.

had ik totaal geen belangstelling meer voor brood, dat ik voorheen altijd bij het ontbijt, de lunch en het diner at. En wanneer het tijd was voor een maaltijd ervoer ik een prettige, stimulerende belangstelling voor eten, maar niet langer de uitgehongerde behoefte aan calorieën.

Het geweldige resultaat van dit zelfexperiment en nieuwe ideeën over voeding wakkerden mijn enthousiasme voor de patiëntenzorg opnieuw aan, met het spannende vooruitzicht dat het experiment ook tijdens de training zou kunnen slagen. De volgende paar jaar nam ik afscheid van de proefdieren in het lab en begon ik aan mijn klinisch onderzoek. Mijn doel werd het onderzoek naar alternatieve diëten op wetenschappelijke grondslag, een missie die ik nog altijd voortzet.

VERGEET CALORIEËN

Praktisch alle adviezen voor gewichtsverlies van de Amerikaanse regering en van de reguliere voedingscentra zijn terug te voeren op de bewering dat 'elke calorie er één is'[1] – een aangenaam eenvoudige theorie. 'Minder eten en meer bewegen,' luidt de eenvoudige boodschap. 'Consumeer minder calorieën dan je verbrandt en je verliest gewicht.' Maar er is één probleem: dit advies klopt niet – althans niet voor de meeste mensen op de lange termijn. Het aantal obesitasgevallen blijft op historische hoogte, ondanks het voortdurende hameren op de juiste caloriebalans door de regering, professionele gezondheidsorganisaties en de voedingsindustrie (die daar met '100 calorieënverpakkingen' op inspeelde). Bovendien heeft de sinds de jaren 1970 gebruikelijke methode om de calorieconsumptie te beperken – met een vetarm dieet – zwaar gefaald.

De focus op de caloriebalans leidt zelden tot gewichtsverlies, maar wel tot een kwelling. Als alle calorieën gelijk zijn, bestaan er geen 'slechte voedingsmiddelen' en moeten we ons dus zien te beheersen. Wie dit standpunt verkondigt, wijst met de beschuldigende vinger naar mensen met overgewicht (bij wie een gebrek een kennis, discipline en wilskracht wordt verondersteld) – terwijl de voedingsindustrie wordt vrijgepleit van haar opdringerige reclame voor junkfood en de regering van haar ondoelmatige voedselbeleid.

Maar al te vaak krijgen mensen het volgende te horen 'het is je eigen schuld dat je dik bent' – alsof ze hun overgewicht zomaar kunnen oplossen. In zekere zin is overgewicht een bewijs voor karakterloosheid geworden en leidt het tot vooroordelen en stigmatisering. Kinderen die te dik zijn worden vaak gepest, mishandeld en door leeftijdgenootjes lastiggevallen, soms met tragische gevolgen.[2] Volwassenen met overgewicht worden op talloze manieren vernederd, van discriminatie op het werk tot de gruwelijkste persiflages op televisie. Het is dan ook niet verwonderlijk dat een hoge BMI soms gepaard gaat met psychische problemen als angst, depressie en maatschappelijke uitsluiting.[3]

Het concept 'elke calorie is er één' heeft ook geleid tot het op de markt brengen van een aantal hoogst merkwaardige producten, zoals 'light' snoep, koekjes en sladressings, die meestal meer suiker bevatten dan de oorspronkelijke volvette versies. Moeten we nu écht geloven dat voor iemand op dieet een glas cola met 100 calorieën een beter tussendoortje is dan 30 gram noten met bijna 200 calorieën?

Nieuw onderzoek heeft de gebreken van deze manier van denken aangetoond. Uit recente research blijkt dat het effect van zwaar bewerkte koolhydraten op het metabolisme en lichaamsgewicht zo negatief is dat het niet alleen kan worden verklaard aan de hand van de erin aanwezige hoeveelheid calorieën. Hier staat tegenover dat noten, olijfolie en pure chocolade – die tot de calorierijkste voedingsmiddelen behoren – obesitas, diabetes en hartziekten juist lijken te voorkomen. De obesitasepidemie wordt dus niet veroorzaakt door een gebrek aan wilskracht of karakterloosheid. We hebben ons een eeuwigheid ijverig aan de dieetrichtlijnen gehouden, maar die richtlijnen klopten van geen kant!

Bij een recente studie, gepubliceerd in de *Journal of the American Medical Association (JAMA)*,[4] onderzocht ik samen met collega's eenentwintig jongvolwassenen met een hoge BMI, die met diverse diëten, uiteenlopend van vetarm tot koolhydraatarm, tien tot vijftien procent van hun gewicht waren kwijtgeraakt. De calorieconsumptie was bij elk dieet gelijk, maar de deelnemers verbrandden per dag ongeveer 325 calorieën meer bij het koolhydraatarme dan bij het vetarme dieet. Dit kwam neer op de energie die ze binnen een uur met matige lichamelijke activiteit kwijtraakten. Hieruit blijkt dat de soort calorieën die we eten van invloed kan zijn op het aantal calorieën dat we verbranden.

In de afgelopen jaren lijken we een omslagpunt te bereiken, met vooraanstaande wetenschappers die de eerder ondenkbare mogelijkheid onderschrijven dat niet alle calorieën gelijk zijn. Zelfs de Weight Watchers, die decennialang vooropliepen in het calorieëntellen, waarderen fruit[5] tegenwoordig met '0 punten'. Dit betekent dat je, als je het zou kunnen, 'zonder strafpunten' een watermeloen van 4,5 kilo, met het grootste deel van je dagelijkse caloriebehoefte, mag eten – wat lijnrecht indruist tegen de aanpak van het calorieëntellen om gewicht te verliezen. Het hele concept van caloriebalans lijkt dus te wankelen.

Het is tijd voor een nieuwe aanpak, maar welke kant gaan we daarbij op?

FOCUS OP DE VETCEL

Zoals eten veel meer is dan de calorieën en voedingsstoffen die nodig zijn om te overleven, zijn vetcellen veel meer dan passieve opslagruimtes voor overtollige calorieën. Vetcellen nemen calorieën alleen op of geven ze vrij als ze hiertoe instructie krijgen van externe signalen – daarbij speelt insuline een hoofdrol. Te veel insuline zorgt ervoor dat je aankomt en te weinig dat je afvalt. Als we obesitas als een storing in de vetcellen beschouwen, komen we direct tot een compleet nieuw inzicht:

Te veel eten maakt ons niet dik. Door het dik worden gaan we te veel eten.

Anders gezegd: hongergevoel en te veel eten zijn de gevolgen van een verborgen probleem.[6] Die bewering klinkt misschien cru, maar laten we eens kijken wat er gebeurt tijdens de zwangerschap. De foetus groeit niet omdat de moeder meer begint te eten – maar zij eet meer omdat de foetus groeit. Bij zwangere vrouwen is dit normaal en gezond, maar bij obese mensen niet.

Hoe en waarom gebeurt dit? Veel mensen krijgen een impuls waardoor de vetcellen te veel calorieën uit het bloed beginnen op te nemen en op te slaan. Hierdoor zijn er minder calorieën beschikbaar voor de energie die het lichaam nodig heeft. Het brein constateert een probleem en antwoordt met een hongergevoel, inclusief maatregelen om de calorieconsumptie te vergroten (honger) en energie te besparen (lager metabolisme). Meer eten maakt een einde aan deze 'energiecrisis', maar versnelt ook de gewichtstoename. Stoppen met de inname van calorieën draait de gewichtstoename tijdelijk om, maar vergroot onvermijdelijk de honger en vertraagt het metabolisme zelfs nog sterker.

Een onmiskenbare oorzaak van dit probleem zijn de zwaar bewerkte koolhydraten – in de vorm van brood, ontbijtgranen, crackers, chips, gebak, koekjes, snoep en de suikerhoudende dranken die ons eetpatroon in de tijd van het vetarme dieet overspoelden. Alle voedingsmiddelen die vooral geraffineerde granen, aardappelproducten en geconcentreerde suikers bevatten, verteren snel, maar verhogen het insulinepeil enorm en programmeren de vetcellen zo dat ze calorieën beginnen op te slaan. Maar bewerkte koolhydraten vormen niet het enige probleem. Andere aspecten van onze sterk bewerkte voedingsmiddelen en elementen van onze moderne levensstijl, waaronder stress, slaaptekort en gebrek aan beweging, dwingen onze vetcellen tot calorie-opname in de hoogste versnelling.

Gelukkig zijn deze negatieve effecten omkeerbaar.

NEEM DE CONTROLE WEER OVER

De conventionele aanpak op basis van de caloriebalans is tot mislukken gedoemd, omdat die op het verkeerde doel is gericht. Het fundamentele probleem is niet het overschot aan calorieën in het lichaam, maar juist het tekort eraan op de juiste plaats, circulerend in de bloedstroom en beschikbaar voor direct gebruik. Sterk bewerkte koolhydraten stimuleren de vetcellen bovenmatig en zorgen ervoor dat ze als een waanzinnige aan de slag gaan. Ze worden inhalig en consumeren meer calorieën dan ze nodig hebben. Terwijl de vetcellen zich te goed doen aan een feestmaal, lijdt de rest van het lichaam honger. Als onhandelbare kinderen met inschikkelijke ouders nemen deze cellen het bewind over en berokkenen ons metabolisme grote schade. Tegen deze situatie zijn we tamelijk slecht opgewassen.

Uiteraard kunnen we onze calorie-inname een tijdje beperken, maar het lichaam op lange termijn de beschikbare calorieën ontzeggen, maakt het probleem alleen maar groter. Ons lichaam begint zich algauw tegen het opgelegde gebrek te verzetten. Het gaat dus niet om wilskracht, maar eerder om biologie en tijd. Uiteindelijk bezwijken we. We gaan te veel eten en meestal verkeerd, waardoor we in een vicieuze cirkel van gewichtstoename terechtkomen.

Met de conventionele aanpak, het caloriearme dieet, worden de calorieën gedwongen de vetcellen te verlaten, waardoor we afvallen – maar in die strijd neemt het vet de overhand. Voordat de vetcellen krimpen, moet het lichaam lijden. Onze geest zegt misschien 'eet minder', maar ons metabolisme antwoordt 'NEE!' – een strijd die de geest zelden wint.

De oplossing is een wapenstilstand met onze vetcellen, waarbij ze tot rust worden gemaand en ervan worden overtuigd met de rest van het lichaam samen te werken. Om dit voor elkaar te krijgen, moeten we een verandering aanbrengen in *wat* we eten en niet hoeveel we eten. Hieronder vind je de basisstrategie:

1. Stop het hongergevoel door te eten als je honger hebt en eet tot je compleet verzadigd bent.
2. Breng je vetcellen tot rust met een dieet dat het insulinepeil en de verbranding (naast insuline een tweede onruststoker) verlaagt en de calorieën naar de rest van je lichaam doorstuurt.

3. Volg een eenvoudige levensstijl met de nadruk op aangename lichaamsbeweging, slaap en weinig stress om het metabolisme te verhogen en je gedrag permanent te veranderen.

Vat dit nieuwe bestaan op als een gehoorzaamheidstraining van je vetcellen. In deel 2 laat ik je stap voor stap zien hoe je dit doet.

WINNEN TIJDENS HET VERLIEZEN

Veel mensen denken bij 'dieet' aan lijden en daar is een goede reden voor. Veel diëten vereisen grote opofferingen (minder eten, honger) in ruil voor abstracte toekomstbeloftes (afslanken, diabetes voorkomen). Dat vraagt om mislukking. Soms beginnen we met de beste voornemens aan een dieet, maar we geven ons al snel over aan verleidingen als onze inspanningen niet worden beloond. Dat ligt in onze aard.

Het Nooit Meer Trek Dieet in deel 2 stelt zich ten doel de wetenschap van het metabolisme aan je kant te krijgen en zo met minimale inspanning de grootste winst te behalen. Als wat we eten ons metabolisme stimuleert, boeken we direct resultaat, zelfs nog voor we de eerste kilo kwijt zijn: minder honger en verleidingen, een langer aanhoudende verzadiging, meer energie en een stabielere gemoedstoestand. Alsof je eindelijk de juiste versnelling op je fiets hebt gevonden. Opeens ga je veel sneller vooruit met minder inspanning. Op die manier vergroot je je levensvreugde terwijl je blijft afvallen.

Je kunt je afvragen hoe iemand plezier kan hebben in het volgen van een afvaldieet. Maar is het probleem niet juist dat we ons te vaak aan verleidingen overgeven en niet van lekker eten kunnen afblijven? Waarom zouden we te veel eten als het niet zo lekker was?

Natuurlijk doen we van alles om direct te kunnen genieten, maar daarvoor moeten we later een lange lijdensweg afleggen. Dat is de essentie van verslaving. Voor veel mensen betekent eten heen en weer geslingerd worden tussen een knagende honger en geen pap meer kunnen zeggen. Daarbij kunnen sterk bewerkte voedingsmiddelen een paar minuten genot opleveren, maar daarna val je direct in een diep dal vol negatieve effecten op je fysieke en mentale welzijn. Gelukkig zijn we, anders dan bij veel andere klassieke verslavingen, in staat deze vicieuze cirkel snel te doorbreken en weer plezier in het leven te krijgen, zelfs tijdens het afvallen. Als we heerlijk, voedzaam eten tot ons nemen, is er weinig ruimte over voor andere verleidingen.

SENSATIONEEL VERSUS DUURZAAM AFVALLEN

De populaire diëten van nu beloven vaak een extreem gewichtsverlies, maar de meeste voldoen niet aan de verwachting. En zelfs als ze dat deden, wat heb je er dan aan om binnen tien dagen ongeveer zes kilo af te vallen terwijl je honger hebt, moe bent en je best moet doen om ervoor te zorgen dat je niet opnieuw aankomt? Dergelijke diëten eisen soms ook een psychologische tol. Veel mensen zijn als het ware vervreemd van hun lichaam en hebben zich aangeleerd uiterst belangrijke signalen met informatie over de inwendige mens te veronachtzamen. Caloriebeperkende diëten vereisen dat je zo'n signaal – honger – negeert en voorzien in allerlei trucjes om dit te doen. Drink veel water, bel een vriend(in), maak een wandeling – zolang je je honger maar vergeet. Of: eet van een klein bord, zodat je de illusie hebt dat je meer hebt gegeten. Het probleem is dat deze strategie de verstandhouding tussen lichaam en geest alleen maar slechter maakt.

In werkelijkheid hebben we de controle over ons lichaam aan de 'experts' uitbesteed. Maar geen enkele dieetboekenschrijver zou ooit kunnen weten welke hoeveelheid calorieën voor iedereen de juiste is. De caloriebehoefte is afhankelijk van leeftijd, lengte, lichamelijke activiteit en individuele stofwisselingsverschillen. Bovendien zijn sommige mensen niet tot snel gewichtsverlies in staat, mogelijk is dit genetisch bepaald.

Het Nooit Meer Trek Dieet is ontwikkeld om van binnenuit te werken, waarbij de inwendige voorwaarden voor gewichtsverlies natuurlijk overkomen. Volg het maaltijdplan, eet als je honger hebt en stop als je verzadigd bent, maar voor je het gevoel hebt dat je teveel gegeten hebt. Zo vindt je lichaam het gewichtsverlies dat bij je past – voor sommige mensen is dat één kilo per week en voor andere maar twee ons. Maar de resultaten zijn, zonder afzien of honger, spectaculair en blijvend.

Samen met mijn team leidde ik de zestien weken durende testfase van het Nooit Meer Trek Dieet. De deelnemers waren 237 mannen en vrouwen, onder wie 137 medewerkers van het kinderziekenhuis in Boston en 100 mensen die op een oproep in een landelijk gezondheidstijdschrift hadden gereageerd. Uit reacties van de deelnemers bleek niet alleen dat ze afvielen, maar ook dat ze andere voordelen ondervonden, die succes op de lange termijn beloofden, zoals:

- Minder honger
- Langere verzadiging na de maaltijd
- Meer plezier in eten
- Meer energie
- Stabielere gemoedstoestand
- Betere gezondheid
- Minder gewichtgerelateerde complicaties

De ervaringen van de deelnemers zijn in het hele boek, en met name in deel 2, terug te vinden.

AAN DE SLAG

Dit dieet is, net als alle andere diëten – niet volledig beproefd. Aan het testdieet nam geen controlegroep deel en het was niet bedoeld voor wetenschappelijk onderzoek. We weten niet zeker hoe de resultaten bij een groot publiek uitpakken. Maar de ideeën in dit boek zijn de kroon op een eeuw van onderzoek naar het caloriebalansmodel bij obesitas. Ze laten ons op een totaal andere manier nadenken over waarom we aankomen en wat we daaraan kunnen doen.[7] Voor degenen die interesse hebben in de wetenschap heb ik achter in het boek honderden ondersteunende studies van talrijke researchteams opgenomen.

Altijd Trek? is gebaseerd op de volgende kerngedachte: omdat een beperkte inname van calorieën tijdelijk tot gewichtsverlies leidt, biedt het lichaam weerstand door het hongergevoel te versterken en het metabolisme te vertragen. Vroeg of laat bezwijken we en lijken de kilo's er weer aan te vliegen, zoals bij een ballon die je in een emmer water probeert te duwen. Bij een verbetering van de *kwaliteit* van wat we eten worden de vetcellen zo hergeprogrammeerd dat ze minder calorieën opslaan, zodat je 'vaste lichaamsgewicht' wordt verlaagd. Hierdoor val je op een natuurlijke manier af, zoals de ballon als er wat water uit de emmer wordt gegoten.

Mijn boek berust op twintig jaar ervaring als arts en researcher op Harvard Medical School. In die tijd kreeg ik tientallen dieetstudies onder ogen, schreef ik ruim honderd peerreviewed wetenschappelijke artikelen en behandelde ik duizenden patiënten met gewichtsproblemen. Ik ben overtuigd van het succes van deze aanpak en geloof dat je hierdoor afvalt, je beter voelt, diabetes type 2 en andere chronische ziektes voorkomt en de kwaliteit van je leven over het algemeen verbetert – zonder de strijd die bij conventionele diëten wordt geleverd.

De verhalen van de mensen die het dieet hebben gevolgd zijn waargebeurd en gebaseerd op authentieke ervaringen. De deelnemers aan het testdieet hebben hun verhaal vrijwillig verteld en kregen daar niet voor betaald.

Nu nodig ik je uit om de calorieën te vergeten, op de kwaliteit van je eten te focussen en voor jezelf te bepalen of dit dieet voor jou geschikt is.

Mijn Nooit Meer Trek Verhaal

Een tijdje terug sprak ik af met mijn moeder en (half)broers en -zussen. Het verbaasde me eigenlijk allang niet meer dat ze allemaal te zwaar waren – een van mijn halfbroers, pas 38 jaar oud, woog 272 kilo! Ik heb altijd mijn uiterste best moeten doen om af te vallen, maar nu weet ik waarom.

Ik heb vroeger veel diëten geprobeerd, had altijd honger en was voortdurend op zoek naar eten. Ik vond de volvette producten in dit dieet doodeng! Twintig jaar was mij het volgende verteld: 'Eet alleen lightproducten.' Ik dacht dat ik de eerste tien dagen al zo'n tien kilo zou aankomen. Maar toen ik merkte dat alles goed smaakte, ik niet meer snakte naar tussendoortjes en ik bleef afvallen, was ik verbijsterd. Het druiste in tegen alles wat ik over afvallen had geleerd, en ik ben verpleegkundige.

Als je eenmaal gewend bent dat je van alle bewerkte koolhydraten moet afzien, smaken bijvoorbeeld bessen superzoet. Ik ben nu dol op fruit. Ik at een koekje en vond het te zoet, het smaakte me zelfs niet meer. En ik ben blij dat dit niet weer een van die stressvolle standaarddiëten is waarbij iedereen steeds op dezelfde problemen stuit.

De vorm van mijn gezicht en lichaam veranderde snel. Ik voel me mentaal sterker en heb meer energie. Lichter zijn draagt daartoe bij. Ik ben vaker afgevallen, maar bruiste nooit zo van energie. Ik voel me zoveel beter. Ik leg mezelf minder op en ben beslist relaxter. Dit dieet komt als een geschenk uit de hemel, het is mijn 'dieet voor het leven'.

– Lisa K., 52 jaar, Dedham, Massachusetts

Gewichtsverlies: 8,6 kg. Afname tailleomvang: 15,2 cm

HOOFDSTUK 2

Het probleem

Om gewicht te verliezen, hoef je alleen maar minder te eten en meer te bewegen.

In de boekjes is het: calorieën erin – calorieën eruit = opgeslagen calorieën.

Al meer dan een eeuw hangen deskundigen dit idee aan.

Dagelijks piekeren miljoenen Amerikanen over calorieën omdat ze hopen af te vallen.

Helaas is blijvend gewichtsverlies voor de meesten van ons niet weggelegd.

De kennis over voeding lijkt te zijn blijven steken in de middeleeuwen. We zijn de laatste decennia wel het een en ander te weten gekomen, maar in de praktijk is er weinig veranderd. We ontdekten hormonen die van grote invloed op het lichaamsgewicht zijn. We ontwikkelden geavanceerde psychologische theorieën over eetgedrag. Machines kunnen exact bepalen hoeveel calorieën er per dag in het lichaam worden opgenomen en uitgescheiden. Maar we kunnen de voortschrijdende obesitasepidemie niet verklaren en we lijden massaal aan voedingsgerelateerde ziekten.

Misschien ligt het aan onze genen, die zijn geëvolueerd in tijden van schaarste.

Of aan de moderne samenleving, met te veel lekker eten.

Of aan een gebrek aan zelfbeheersing en wilskracht.

Uit dit gebrek aan kennis is een duizelingwekkend aantal diëten gegroeid: vetarm, koolhydraatarm, eiwitrijk, suikervrij, glutenvrij, paleo ... ieder voor zich door zijn aanhangers met welhaast religieus fanatisme opgehemeld.

Helaas vergroot slecht onderzoek de misverstanden. Anders dan moderne klinische trials voor medicijnen, werken onderzoeken naar voeding vaak met slechts tientallen, in het beste geval een paar honderd proefpersonen, die dan maximaal een jaar gevolgd worden. Daar komt bij dat ze vaak op ondoelmatige onderzoeksmethoden berusten en melden de proefpersonen maar enkele blijvende veranderingen in de voeding. Het is niet vreemd dat zulk onderzoek tegenstrijdige en ontmoedigende resultaten oplevert. En omdat geen enkel dieet op consistente successen kan bogen, blijven de experts veelal vasthouden aan het concept van een calorieënbalans als ultieme voedingswaarheid.

'Alle calorieën zijn hetzelfde.'
'Er bestaan geen slechte voedingsmiddelen.'
'Gewoon minder eten en meer bewegen.'

Volgens de website Choose MyPlate van het ministerie van Landbouw is 'een gezond gewicht een kwestie van evenwicht. Het geheim is de balans zien te vinden tussen "energie in" en "energie uit" ...' Een geheim, zeg dat wel![1] Niemand, zelfs geen diëtist, kan die caloriebalans precies bepalen. Zonder verfijnde technieken is het ondoenlijk om op 350 calorieën per dag nauwkeurig te schatten hoeveel we eten en verbranden. Maar een caloriegat van die omvang maakt misschien juist het verschil uit tussen slank blijven of binnen een paar jaar een morbide obesitas ontwikkelen.[2] Trouwens, als het tellen van calorieën de sleutel tot gewichtscontrole is, hoe wisten de mensen dan grote schommelingen in hun gewicht te vermijden toen het concept 'calorie' nog niet was bedacht?

Mijn Nooit Meer Trek Verhaal

Ik maak mezelf wijs dat het alleen maar een getal is en niet zegt wie ik ben, maar, jeetje, het speelt elke dag een rol. Is het hoog? Weer mislukt. Is het laag? Oké, ik ben op weg. Joepie! Weer hoog? Shit! Ik heb het weer verpest. En zo gaat het maar door. Mijn gewicht heeft me frustratie, moedeloosheid, schaamte en uitputting bezorgd. Het heeft me geld gekost, omdat ik tijdschriften, boeken en diëten heb gekocht die me succes beloofden, maar niets hebben opgeleverd.

– Yvonne N., 63 jaar, St Paul, Minnesota
Gewichtsverlies: 5,7 kg. Afname tailleomvang: 1,3 cm

DE VEERTIGJARIGE VETARMGEKTE

Het leek logisch: als je geen vet áán je lijf wilt, moet je er ook geen vet ín stoppen. Vet bevat 9 calorieën per gram (zo'n 120 calorieën per eetlepel), koolhydraten en eiwitten maar 4 calorieën per gram. Vanaf de jaren 1970 raadden voedingsdeskundigen dan ook iedereen een vetarm dieet aan, in de overtuiging dat minder vet eten automatisch zou leiden tot verminderde calorieopname en preventie van obesitas.

Zo begon het grootste gezondheidsexperiment in de geschiedenis. De decennia erna spendeerde de federale overheid miljoenen dollars aan een campagne Amerikanen ervan te overtuigen minder vet te eten, culminerend in de oorspronkelijke voedselpiramide (zie afbeelding blz. 18). Deze piramide uit 1992 adviseerde om gematigd om te gaan met alle soorten vet en in plaats daarvan veel graanproducten te eten – tot wel elf porties per dag! De voedingsindustrie sloot zich van harte bij de campagne aan, in het besef dat men het vet in de producten nu mocht vervangen door goedkope geraffineerde koolhydraten, er 'gezond' op kon zetten en de waren voor een hogere prijs kon verkopen. Sindsdien staan de schappen vol met voorverpakte producten als vetvrije koekjes, magere dressings, halfvolle pindakaas en talloze variaties hierop. Tegelijkertijd kregen vetrijke natuurlijke voedingsmiddelen, zoals noten, olijfolie, avocado en kaas een slechte naam. Tegenwoordig verkoopt een doorsnee zuivelafdeling misschien vijftig soorten magere en halfvolle yoghurt (vrijwel allemaal flink gezoet), maar moet u zoeken naar de gewone, volle variant. Tot voor kort werd suiker gepromoot als een goede manier om vet te vervangen[3] en werden gezoete drankjes aangeprezen als vetvrij.

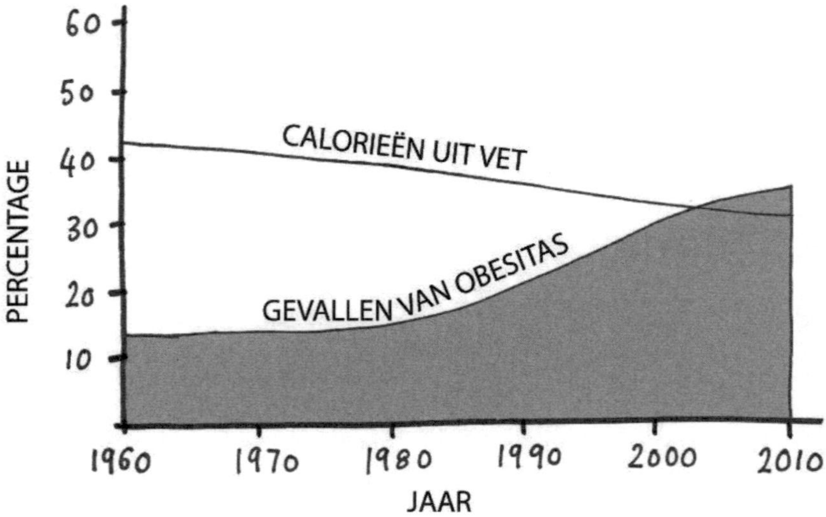

Tegengestelde tendensen in vetconsumptie en voorkomen van obesitas

Jammer genoeg vielen de resultaten nogal tegen. In de jaren 1960 namen Amerikanen ruim 40 procent van hun calorieën in als vet. Tegenwoordig nadert de vetinname de door de overheid aanbevolen 30 procent, maar is het aantal obesitasgevallen omhoog geschoten, zoals te zien is in de afbeelding hierboven. Deze tegengestelde tendensen zijn waarschijnlijk niet toevallig.[4]

Mijn Nooit Meer Trek Verhaal

De meeste mensen denken: hoe minder vet je eet, hoe beter. Ik was laatst in de supermarkt en zag dat er meer calorieën in gezoete magere yoghurt zaten dan in ongezoete volle. Idioot als je bedenkt hoeveel suiker daarin zit. Volgens mij realiseren we ons niet dat vetten heel belangrijk zijn om minder trek te hebben.

– Eric F., 42 jaar, Needham, Massachusetts
Gewichtsverlies: 7,7 kg. Afname tailleomvang: 7,6 cm

Het vetarme dieet bereikte zijn hoogtepunt in de jaren 1990. In haar enthousiasme lanceerde de Amerikaanse overheid als onderdeel van het Women's Health Initiative (WHI) de grootste klinische dieettrial ter wereld.[5] Voor $700 miljoen volgden 50.000 vrouwen uit de hele VS na de menopauze gedurende acht jaar een vetarm dieet of behoorden tot een controlegroep. De studie vertoonde echter een fundamenteel gebrek: een duidelijk bias voor het vetarme dieet. De vrouwen in die groep kregen intensieve begeleiding voor voeding en lifestyle – niet alleen ter vermindering van vetten in hun voeding, maar ook ter bevordering van groenten, fruit, granen en voedingsvezels – met alleen al in het eerste jaar achttien groepssessies en een individuele sessie. Daarna was er elk kwartaal een onderhoudsgesprek en optioneel maandelijkse bijeenkomsten met de peergroup. In schril contrast hiermee kregen de vrouwen in de controlegroep uitsluitend schriftelijke voorlichting. Gelet op de drastische verschillen in aandacht tussen de twee groepen viel te verwachten dat de vetarme groep het veel beter deed dan de controlegroep. De resultaten laten iets heel anders zien.

Volgens een bekend principe in klinisch onderzoek dat bekendstaat als het Hawthorne-effect,[6] veranderen mensen hun gedrag korte tijd als zij weten dat zij geobserveerd worden. In dieetonderzoeken verliezen proefpersonen vaak gewicht als zij aandacht van de onderzoekers krijgen, ongeacht het voedingsadvies dat wordt gegeven. Als de aandacht afneemt en de nieuwigheid van het onderzoek verdwijnt, komen zij weer aan.

De belangrijkste resultaten van het WHI-onderzoek werden gepubliceerd in 2006 en veroorzaakten een storm in de media. Vrouwen uit de vetarme groep waren niet meer dan ruim 2 kg ten opzichte van de controlegroep afgevallen, en dit kleine verschil slonk tot 0,5 kg tegen het einde van het onderzoek.[7] Bovendien was er geen afname in het aantal gevallen van kanker, diabetes of hart- en vaatziekten.[8] Hoe je het ook bekeek, dit was een onmiskenbaar fiasco van het vetarme dieet.

Sindsdien zijn er vele kleinere, maar betere onderzoeken uitgevoerd, waarbij alle proefpersonen even intensief begeleid werden. Zo konden de effecten van verschillende diëten direct, eerlijk en betekenisvol vergeleken worden. Er zijn diverse systematische beschouwingen uitgevoerd (zogenaamde meta-analyses). De resultaten zijn ontnuchterend. Vetarme diëten leidden tot minder gewichtsverlies dan vettere diëten, waaronder mediterrane en koolhydraatarme[9] – wat zou kunnen betekenen dat de veertig jaar lang meest aanbevolen methode om minder calorieën te eten meer kwaad dan goed heeft gedaan.

Mijn Nooit Meer Trek Verhaal

Het zal wel even duren voor ik gewend ben aan een vetrijk dieet. Te lang is me gezegd dat ik om af te vallen vet moest zien te vermijden. Maar dat heeft bij mij nooit gewerkt, tenminste niet op de lange termijn. Ik geloof eigenlijk niet dat het eten van vet me zal helpen mijn vet kwijt te raken. Ik ga me nog wel een tijd schuldig voelen als ik iets eet waarvan ik zo lang dacht dat het slecht voor mijn gewicht was.

– Donna A., 51 jaar, Selah, Washington
Gewichtsverlies: 10 kg. Afname tailleomvang: 12,7 cm

TE WEINIG BEWEGING?

Misschien is het probleem niet een overmatige inname van calorieën, maar een te lage verbranding. Een eeuw geleden bewogen de meeste mensen regelmatig door werken, reizen en recreëren. Tegenwoordig doen de meesten zittend werk, gebruiken auto's om zich te verplaatsen en brengen hun vrije tijd door voor een beeldscherm. Ligt het antwoord in lichamelijke activiteit?

Honderden onderzoeken stelden deze vraag en zetten vrijwel elk denkbare benadering in om de lichamelijke inspanning te verhogen: cardiofitness, krachttraining, een combinatie van cardio en krachttraining; op school of op het werk; meer of minder intensief; een paar keer per dag of juist op speciale tijden; dat alles in combinatie met allerhande voedingsvoorschriften. Aan deze studies deden duizenden proefpersonen mee, van kinderen tot bejaarden, en al met al schetsen zij een helder beeld. Sommige mensen verliezen een paar kilo, anderen komen wat aan, maar de meesten merken geen enkele verandering in hun gewicht.[10]

Waarom levert lichaamsbeweging nauwelijks gewichtsverlies op? Een eenvoudige verklaring is dat we van fysieke inspanning honger krijgen en daarom meer gaan eten.[11] Zo krijg je van een stevige wandeling voor het eten meer trek en geniet je meer van de maaltijd. En (helaas voor lijners), calorieën gaan er makkelijker in dan uit. Een jogger verbrandt misschien 200 calorieën in een halfuur en vult die binnen een minuut weer aan met een sportdrank.

Mijn Nooit Meer Trek Verhaal

Ik probeerde altijd gewicht kwijt te raken door te sporten. Maar dan zei ik tegen mezelf: 'Ik heb vanochtend 6 km gerend, dus nu mag ik wel dit of dat hebben.' Dan werd al mijn inspanning weer teniet gedaan door de slechte dingen die ik at.

– Eric D., 44 jaar, Catonsville, Maryland
Gewichtsverlies: 9,5 kg. Afname tailleomvang: 7,6 cm

Misschien compenseren we inspanning door op andere momenten minder actief te zijn.[12] In een goed opgezet onderzoek[13] deden 37 adolescenten met obesitas in verschillende mate aan sport – intensief, matig intensief of helemaal niet – op drie verschillende ochtenden. Zoals verwacht verbrandden de tieners meer calorieën tijdens de training dan tijdens rust. Maar het calorieverbruik kelderde de middag na de intensieve training. Het gevolg was dat het totaal aantal calorieën dat op een dag verbrand werd hetzelfde bleef, ongeacht de zwaarte van de training. Hoe actiever we op het ene moment zijn, hoe minder actief we later misschien zijn.

Hoe zit het met preventie? Observatieonderzoek toont aan dat magere mensen vaak actiever zijn dan zware. Als lichamelijke inspanning dan niet leidt tot serieus gewichtsverlies, zou dagelijks sporten dan niet kunnen helpen voorkomen dat je zwaarder wordt? Ook hier wekt het antwoord wellicht verbazing. Twee recente onderzoeken onder in totaal 5000 Europese kinderen maakten gebruik van de beste statistische berekeningen om oorzaak en gevolg te ontwarren.[14] Beide concludeerden dat een zittend bestaan niet leidt tot meer lichaamsvet, zoals je zou denken.

Integendeel, het proces van vetaccumulatie zou veroorzaken dat mensen minder actief worden.

Bovenstaande is niet bedoeld om een zittend leven te propageren. Lichamelijke inspanning heeft veel voordelen (zoals besproken wordt in deel 2), maar tenzij je sport op marathonniveau behoort een lager lichaamsgewicht daar niet toe.

Mijn Nooit Meer Trek Verhaal

Vorig jaar volgde ik een dieet, waarvoor ik vijf keer per week naar de sportschool ging en ik kleinere porties moest eten. Ik viel 4,5 kg af, maar zodra ik minder ging sporten en weer normaal at, draaide mijn lichaam 180 graden om – uiteindelijk ben ik 11 kg aangekomen.

– Kristin Z., 44 jaar, Dorcester, Massachusetts
Gewichtsverlies: 9 kg. Afname tailleomvang: onbekend

GENETISCH BEPAALD?

Sommigen eten wat en wanneer ze willen en komen nooit een grammetje aan. Anderen komen al aan als ze langs de bakker lopen. Als je in de tweede categorie valt, lijkt het leven soms oneerlijk.

Uiteraard verschillen fysieke kenmerken enorm, afhankelijk van de genen die je hebt geërfd, inclusief je gewicht. Recent onderzoek wijst erop dat tientallen genen tot op zekere hoogte van invloed zijn op het lichaamsgewicht,[15] maar de meeste maar heel weinig. Samen beïnvloeden ze de kans is dat je aankomt echter sterk.

Soms veroorzaken genmutaties zware obesitas, meestal in de vroege jeugd. Een zo'n gen maakt leptine, een cruciaal vetcelhormoon dat in de jaren 1990 is ontdekt, dat de hersenen en andere organen vertelt wanneer er voldoende lichaamsvet is opgeslagen. Mensen zonder leptine voelen zich continu uitgehongerd en hebben een onstilbare trek, hoe zwaar ze ook zijn. Behandeling met leptine bij dit erfelijke syndroom leidt tot een spectaculaire transformatie. Vrijwel onmiddellijk wordt de honger gestild en verbetert het metabolisme, wat leidt tot probleemloos gewichtsverlies, soms tot meer dan honderd kilo.[16]

Helaas is dit het enige voorbeeld van een wondermedicijn tegen obesitas en werkt het alleen voor de enkele tientallen mensen wereldwijd met deze genetische vorm van leptinedeficiëntie. Toediening van leptine heeft amper effect bij andere oorzaken van obesitas. Alle andere beschikbare medicijnen leiden op zijn best tot bescheiden gewichtsverlies en dragen het risico van ernstige bijverschijnselen. Gelukkig geldt voor de meeste mensen dat een genetische aanleg wat anders is dan genetisch bepaald zijn.

In elk geval kan erfelijkheid niet verklaren waarom obesitas epidemische vormen aanneemt. Sinds de Tweede Wereldoorlog hebben de meeste mensen in ontwikkelde landen meer dan genoeg voedsel, maar obesitas greep pas om zich heen in de jaren 1970 in de VS, in de jaren 1980 in Europa en in de jaren 1990 in Japan. De obesitasepidemie heeft zich veel te snel verspreid om te kunnen toeschrijven aan genetische veranderingen. De genen zijn dan wel niet zo snel veranderd, de omgeving is dat wel.*

TE VEEL LEKKER ETEN?

Gezondheidsspecialisten en wetenschappers hebben uitvoerig beschreven hoe de voedingsmiddelenindustrie de drie basissmaken – zoet, vet en zout – manipuleert om hedendaagse bewerkte voedingsmiddelen onweerstaanbaar te maken.[17] De steeds smakelijker producten, betogen zij, overprikkelen de genotscircuits in de hersenen, wat leidt tot dwangmatig eten. Zo maakte Lays reclame voor zijn chips met de slogan: 'Bet you can't eat just one'.

Zoals in hoofdstuk 3 uitgebreid aan de orde zal komen, zijn sterk bewerkte industriële voedingsproducten de eerste verdachten in de obesitasepidemie. Maar wat voor bewijs is er dat te veel lekker eten het probleem is? Moeten we ons beperken tot flauwe

* Er is geen simpele manier om vast te stellen welk deel van obesitas voortkomt uit genetische en welk deel uit omgevingsfactoren. En zelfs als dat wel zo was, zouden die percentages verschillen tussen populaties en in de tijd. Voor een samenleving waarin de meest mensen gezond eten, zouden de weinige gevallen van obesitas vooral bepaald worden door genen. Maar voor een samenleving waarin de meesten slecht eten, zou het omgekeerde gelden (en de VS zit dichter bij dit uiterste).

kost – typische dieetproducten als gebakken kipfilet en gestoomde broccoli – om ons te beschermen tegen overeten? Waarom zijn er dan in landen die bekendstaan om hun heerlijke kookkunst, zoals Frankrijk, Italië en Japan, beduidend minder gevallen van obesitas dan in de VS en veel andere landen?

Hoewel we het vaak niet beseffen, is smakelijkheid (palatabiliteit) geen inherente eigenschap van voedsel. Baby's hebben wel een aangeboren voorkeur voor zoet boven bitter, een instinct waardoor ze van borstvoeding houden en geen giftige substanties tot zich nemen. Maar door ze er op een goede manier mee te laten kennismaken, ontgroeien kinderen dit instinct en leren ze steeds meer smaken lekker te vinden, zoals hartig, zuur, scherp en bitter. Zonder dit normale ontwikkelingsproces was de mensheid al generaties geleden na het spenen van honger omgekomen.

Palatabiliteit varieert enorm tussen individuen, culturen en tijden. Sommigen houden van lever, anderen haten het. Dat geldt ook voor blauwe kaas, oesters, kokos, spruitjes, ketchup en koriander. Veel Japanners zijn gek op gefermenteerde sojabonen *(epi)* met een sterke ammoniakgeur en slijmerige textuur. Maar er zijn restaurants in Japan die deze delicatesse niet aan westerlingen wensen te serveren, omdat ze weten hoe die reageren. Veel Aziaten en Afrikanen die gewend zijn aan traditionele voeding vinden Amerikaans fastfood in eerste instantie weerzinwekkend.

Na de eerste jeugd heeft het meeste voedsel letterlijk 'een verworven smaak', voornamelijk bepaald door je biologische reacties. Denk maar aan de eerste keer dat je zwarte koffie proefde of een slokje bier nam. Waarschijnlijk smaakte het vreselijk. Maar door herhaling gaat het lichaam die smaken associëren met de aangename effecten van cafeïne en alcohol. Daarom drinken veel volwassenen 's morgens koffie en 's avonds een biertje. Bij taart, koek, chips en andere sterk bewerkte koolhydraten is het de stoot suiker die je binnenkrijgt die de biologische beloning vormt. Het werkt ook omgekeerd. Als je iets heel lekkers eet, bijvoorbeeld aardbeientaart, en je vlak daarna ziek wordt van een voedselvergiftiging, kun je een intense afkeer voor dergelijke producten ontwikkelen die behoorlijk lang kan aanhouden.

De perceptie van de palatabiliteit kan heel snel veranderen, afhankelijk van de staat van het lichaam. Stel dat je het ontbijt en de lunch hebt overgeslagen om plaats over te houden voor een groot feestdiner. Hoe smaakt dan het eerste hapje van een romig pasteitje? Maar na de vis en het vlees, de kazen en het dessert en iets teveel drank, hoe denk je dan over dat pasteitje?

In langetermijnonderzoeken bij mensen zijn de effecten van palatabiliteit soms moeilijk te onderscheiden van andere aspecten van de voeding, maar dierstudies zijn informatief gebleken. Net als mensen hebben knaagdieren een voorkeur voor zoet, vooral in vloeibare vorm. Zij houden niet van bitter eten en gaan dat gewoonlijk uit de weg. Ratten die onbeperkt toegang hebben tot suikerwater of andere oplossingen van koolhydraten in water eten te veel en ontwikkelen overgewicht. Maar ze worden even dik als er een bittere chemische stof in de koolhydraatoplossing wordt gedaan. Klaarblijkelijk overwinnen ze hun instinctieve afkeer van bitter. De biologische reacties op voedsel overheersen (en bepalen voor een groot deel) de perceptie van de palatabiliteit.[18]

Afgezien van de kosten zouden de mensen minstens zoveel genieten van een diner in een goed Italiaans restaurant als van een snelle hap bij McDonald's. Toch wordt een mediterraan voedingspatroon consequent in verband gebracht met minder lichaamsgewicht dan een eetpatroon gebaseerd op fastfood.[19] Het is moeilijk te geloven dat Amerika de nummer 1 van de wereld in obesitas is omdat dat land het lekkerste eten ter wereld zou hebben.

Mijn Nooit Meer Trek Verhaal

Ik ging laatst naar een fastfoodrestaurant omdat een vriendin er wilde eten. Uiteindelijk heb ik het grootste deel van mijn lunch weggegooid. Het smaakte niet zo lekker als ik me herinnerde. Het voelde goed – geen schuldgevoel over het verspillen van eten, maar eerder een gevoel van opluchting dat ik mezelf niet gedwongen had een hele maaltijd op te eten die ik eigenlijk niet lekker vond.

– Carin M., 42 jaar, Parker, Colorado

Gewichtsverlies: 1,8 kg. Afname tailleomvang: 11,4 cm

GEBREK AAN WILSKRACHT?

Hippocrates, de vader van de westerse geneeskunde, zei: 'Obese mensen ... zouden hard moeten werken ... slechts een keer per dag moeten eten, nooit een bad nemen, op een hard bed moeten slapen en zo lang mogelijk naakt rondlopen.'[20] De zeven hoofdzonden stellen vraatzucht op één lijn met woede, hebzucht, jaloezie, lust, trots en luiheid.

Al ruim 2000 jaar beschouwt de westerse samenleving obesitas als karakterfout, of minstens als bewijs van een gebrek aan zelfbeheersing. Waarschijnlijk daarom worden mensen vanwege hun gewicht blootgesteld aan mishandeling, discriminatie en vooroordelen, ook al zou zoiets ten opzichte van vrijwel elke andere fysieke eigenschap of medische gesteldheid onaanvaardbaar zijn.

Mijn Nooit Meer Trek Verhaal

Mijn gewicht speelt mee bij alles wat ik doe. Ik wilde geen Thanksgiving met mijn familie vieren, omdat ik me zo dik en depressief voelde. Ik heb in 2014 geen toespraken geboekt, omdat ik inzat over mijn gewicht. Ik zie de wereld door dit filter van minder-dan, dat mijn intelligentie en ideeën niet op waarde worden geschat omdat ik mijn gewicht niet onder controle heb – hoe zou ik iemand kunnen helpen zijn leven te veranderen? Die vraag achtervolgt me. Het gevoel dat ik opvallend dik ben, maakt dat ik de dingen die ik leuk vind niet meer doe. Ik wil de energie hebben om ergens anders aan te denken, van de bank op te staan en weer van het leven te genieten zonder dat rotstemmetje in mijn kop dat zegt dat ik te dik ben.

– Kim S., 47 jaar, South Jordan, Utah

Gewichtsverlies: 11,3 kg. Afname tailleomvang: 8,9 cm

In een van de weinige onderzoeken naar deze kwestie keken de researchers of stereotypen over mensen met obesitas een basis in de realiteit hebben. Uitgaande van representatieve nationale data werden lichaamsgewicht en persoonlijkheidskenmerken van 3176 Amerikaanse volwassenen vergeleken. Men vond verwaarloosbaar of geen verband tussen gewicht en de mate van plichtsgetrouwheid, meegaandheid, emotionele stabiliteit en extraversie. Demografische factoren als leeftijd en geslacht hadden wel een significant verband met deze eigenschappen.[21] Dit en ander onderzoek toont aan dat iemands maten niets met het innerlijk te maken hebben.

Het is voor bijna iedereen moeilijk om af te vallen, ongeacht het startgewicht. Iemand van 1,75 m en een normale 75 kg zou het waarschijnlijk niet minder moeilijk vinden om 10 kg af te vallen dan iemand van dezelfde lengte die 50 kg meer woog.

Mijn Nooit Meer Trek Verhaal

Mannen horen nou eenmaal losjes en blij te zijn. Of je nu eet zoals Michael Phelps of als wijlen Chris Farley, je hoort er geintjes over te maken. Je hoort niet te laten merken dat het je wat kan schelen. Vrouwen kunnen rustig over eten praten; mannen horen er achteloos over te zijn, makkelijk, en de zaak zelfs een beetje belachelijk te maken. Je gevecht moet onzichtbaar blijven.

– Jason F., 41 jaar, Boston, Massachusetts
Gewichtsverlies: 4,9 kg. Afname tailleomvang: 14 cm

Tot nu toe kwamen de gewichtseffecten van beweging, erfelijkheid, lekker eten en wilskracht aan de orde. Hoewel die alle enigszins van invloed kunnen zijn, lijkt er een kritieke factor te ontbreken. Decennialang hebben we calorieën geteld, vetvrije producten gegeten, ons in het zweet gesport en onze wilskracht op de proef gesteld en wat heeft dat opgeleverd? Bijna iedereen volgt een dieet, maar het dieet voldoet niet. Vrijwel alle huidige strategieën om obesitas te bestrijden, lijken gedoemd te mislukken. Dit is een groot probleem en het zal nog erger worden.

EEN TSUNAMI VAN OBESITASGERELATEERDE ZIEKTEN

Regelmatig verschijnen er artikelen over obesitas in de media, maar wat in alle aandacht verlorengaat, is hoe snel deze epidemie is ontstaan. Vijftig jaar geleden had 13 procent van de volwassenen in de VS een BMI in de klasse obesitas.[22] Tegenwoordig is dat 35 procent. Nog eens 34 procent valt in de klasse overgewicht, dus minder dan een op de drie volwassenen heeft een gezond gewicht.[23] De epidemie spaart geen deel van de samenleving of van het land, hoewel mensen met lage inkomens en uit sommige etnische groepen er meer van te lijden hebben.

Recente cijfers suggereren dat de jaarlijkse stijgingen in obesitascijfers sinds de jaren 1970 tot stilstand zijn gekomen, wat een glimpje hoop oplevert. Maar zelfs zonder verdere stijging zal de tol van obesitas nog tientallen jaren toenemen, omdat de epidemie opeenvolgende stadia kent[24] (zie afbeelding hieronder). In stadium 1 steeg het aantal gevallen van obesitas aan het eind van de 20ste eeuw heel snel. Maar de ontwikkeling van complicaties als diabetes en leververvetting bij mensen met obesitas kan jaren duren (stadium 2) en het duurt nog meer jaren voordat een dergelijke complicatie tot een levensbedreigende gebeurtenis leidt, zoals een hartaanval, hersenbloeding, cirrose of nierfalen (stadium 3).

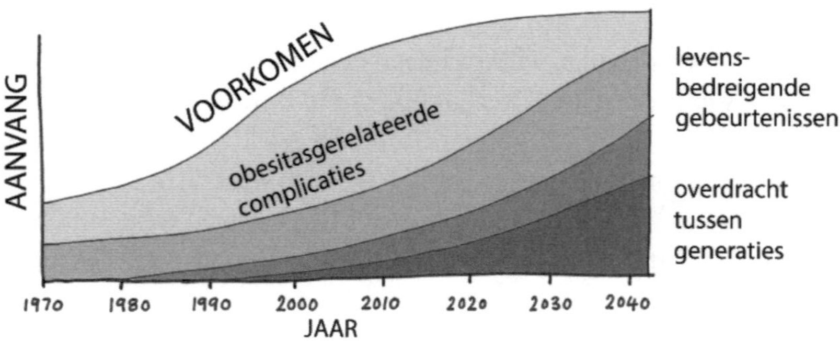

Vier stadia van de obesitasepidemie

Nu al heeft bijna een op twee volwassen Amerikanen diabetes of prediabetes[25] en lijdt een op de drie aan leververvetting,[26] wat bewijst hoe snel de epidemie al om zich heen heeft gegrepen. Op middelbare leeftijd slikken velen een cocktail van zware pillen tegen hoge bloeddruk, cholesterol en bloedsuiker, om een hartaanval en hersenbloeding op afstand te houden. Als de eerste generatie met epidemische obesitas de oude dag bereikt, zullen neurodegeneratieve ziekten als Alzheimer spectaculair toenemen, een nog grotere last voor de familie en de zorg.

In stadium 4 wordt de epidemie steeds sneller van de ene generatie op de andere overgedragen. Zwaar zijn als kind leidt om verschillende redenen tot obesitas op latere leeftijd, zoals is te zien in onderstaande afbeelding. De obesitas van een vrouw vergroot bij haar kinderen het risico, niet alleen omdat ze genen en omgeving delen, maar ook vanwege 'foetale programmering'.

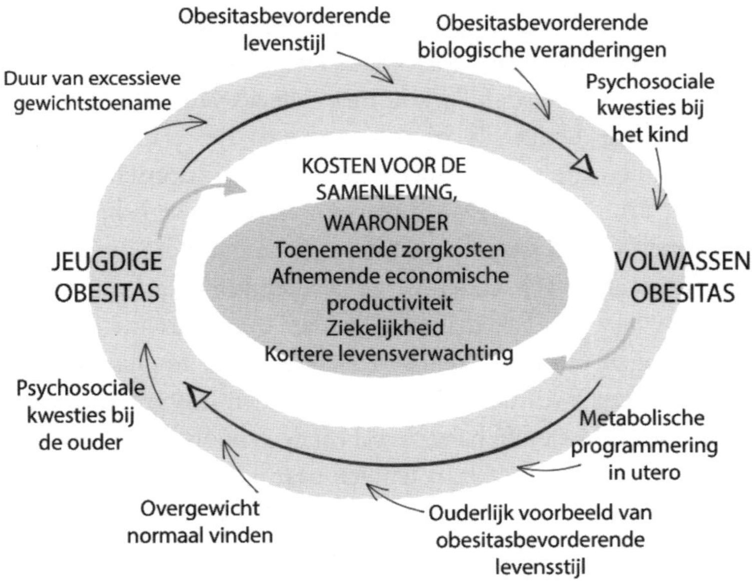

Versnelling van obesitas tussen de generaties

Bewerking van JAMA 2012; 307(5): 498–508[27], met toestemming

Overgewicht is van invloed op praktisch elk orgaan in het lichaam, waaronder de baarmoeder. Bij een zwangerschap die gecompliceerd wordt door obesitas kan de foetus blootgesteld worden aan een abnormale intra-uteriene omgeving – waaronder een hoge bloedsuikerwaarde, gewijzigde hormoonspiegels en ontstekingen – op kritieke momenten in de ontwikkeling, wat tot blijvende veranderingen in de stofwisseling kan leiden.

Om de effecten van prenatale blootstelling te onderzoeken, verdeelde men vrouwtjesratten van dezelfde stam in twee groepen. De ene werd met standaardvoeding slank gehouden, de andere groep werd met speciale voeding obees gemaakt. Daarna werden de dieren bevrucht. De nakomelingen van de obese moeders werden dikker en hadden een hogere bloedsuikerspiegel dan de nakomelingen van de slanke moeders, ondanks het feit dat de kinderen uit beide groepen dezelfde genetische bouw hadden en hetzelfde voer kregen.[28] Zo'n experiment zou om praktische en ethische redenen bij mensen niet uitvoerbaar zijn, maar zorgvuldig gecontroleerde observatieonderzoeken bevestigen hetzelfde beeld bij mensen.

Een paar jaar geleden keek ik met collega's van Princeton University en de University of Arkansas naar de relatie tussen de gewichtstoename van de moeder tijdens de zwangerschap en het gewicht van het kind. Door broers en zusters te vergelijken werden genetische en andere verschillen tussen families uitgesloten.[29] Voor de analyses gebruikten we de bevolkingsregisters van Arkansas, New Jersey en Pennsylvania, die data over duizenden mensen uit alle lagen van de bevolking verschaften. De resultaten waren duidelijk: hoe zwaarder de zwangere moeder, hoe groter de kans op overgewicht van de baby, zowel bij de geboorte als halverwege de jeugd. Mogelijk verklaart dat een paar honderdduizend gevallen van obesitas wereldwijd per jaar. De bevindingen tonen aan dat overgewicht in de ene generatie de volgende mogelijk vatbaar maakt voor een levenslang verhoogd risico op obesitas, los van erfelijkheid en de neiging van kinderen om hun ouders na te doen.

Kortom, waarschijnlijk dragen vele factoren bij aan een gevaarlijke intergenerationele obesitascyclus die het menselijk lijden zal doen toenemen en de komende decennia catastrofale consequenties voor de Amerikaanse economie zal hebben.

In 2005 voorspelden wij dat obesitas de levensverwachting in de Verenigde Staten voor het eerst sinds de Burgeroorlog zou doen dalen – in een mate die gelijkstond aan het totaal aantal gevallen van kanker – als er niet iets aan zou worden gedaan.[30] Gelukkig is deze voorspelling nog niet uitgekomen, maar de voortekenen zijn zorgwekkend. Tussen 1961 en 1983, voor de piek in de obesitasepidemie, steeg de levensverwachting in de VS tamelijk consistent en was er in geen enkele regio een terugval van betekenis te bespeuren. Maar tussen 1983 en 1999 daalde de levensverwachting significant in 11 counties voor mannen en 180 counties voor vrouwen.

Zorgwekkend is dat de counties met een relatieve of absolute daling overeenkomen met de gebieden waar de obesitasepidemie het meest heeft toegeslagen, voornamelijk gelegen in het zuiden en middenwesten. Deze tendens zet zich de laatste jaren voort.[31]

De medische kosten om obesitasgerelateerde ziekten in de VS te behandelen, worden geschat op $190 miljard per jaar (in dollars van 2005), oftewel 20,5 procent van de totale zorgkosten, waarbij de indirecte kosten, voortkomend uit een lagere arbeidsproductiviteit, niet zijn inbegrepen.[32] In 2020 zullen de jaarlijkse kosten voor diabetes naar verwachting oplopen tot $500 miljard.[33] Het griezeligste is misschien nog wel een recent rapport van het Brookings Institute dat zegt dat als alle 12,7 miljoen Amerikaanse kinderen met obesitas als volwassene obees zullen blijven, de totale kosten voor de samenleving tot meer dan $1,1 biljoen zullen oplopen ($92.000 per persoon).[34] Deze enorme bedragen kunnen het verschil uitmaken tussen stabiliteit of bankroet van Medicare, tussen exploderen of krimpen van de zorgkosten, tussen investeren in of verwaarlozen van de Amerikaanse infrastructuur (inclusief onderwijs, vervoer, telecommunicatie en research). Dit alles heeft directe implicaties voor de toekomstige internationale concurrentiepositie van de Amerikaanse economie.

Zonder obesitas konden de Democraten flink spenderen aan sociale doelen, hadden de Republikeinen een begrotingsevenwicht en konden de twee partijen misschien samenwerken. Daar zou iedereen blij om moeten zijn. Maar met zoveel zorgkosten voor obesitasgerelateerde ziekten en zoveel minder inkomsten door een lagere productiviteit is de vijver voor beschikbare fondsen voor alle andere dingen geslonken, wat wellicht bijdraagt aan de polarisatie en verlamming in de Amerikaanse politiek.

We hoeven niet toe te geven aan dit afschrikwekkende scenario. Nieuw onderzoek wijst de weg naar een nieuwe manier van denken over gewichtstoename en de behandeling ervan.

Mijn Nooit Meer Trek Verhaal

Ik heb een drukke tweeling van 17 en een fulltime baan. Soms was iets kant-en-klaars maken de enige manier om eten op tafel te krijgen. Dat dacht ik tenminste. De eerste week van het dieet deed ik mijn best zelf het eten te bereiden, maar ik dacht wel: 'Ik heb geen tijd om die dressing te maken. Hoe speel ik dit klaar?'

Toen belandde mijn man in het ziekenhuis voor een openhartoperatie. Dan heb je het over stress. Ik ben dat weekend vijf keer bijna gestopt met het dieet. Uit pure koppigheid zei ik: 'Nee. Hij komt er doorheen en dan heb jijzelf nog niet wat je wilt wat betreft je gezondheid.' Hij haalde het en nu ben ik op weg.

Toen ik begon woog ik ruim 90 kg. De meeste diëten die ik ooit heb geprobeerd, draaiden om strijd en ontbering: 'Wanneer kan ik weer eten?', 'Wat doe ik bij een eetbui?', 'Waarom heb ik zo'n trek?'. Geen calorieën tellen was totaal nieuw. Ik kon niet geloven dat ik zou afvallen bij het eten van vet voedsel – zelfs slagroom en rood vlees. Mijn moeder zei letterlijk: 'Het gaat je niet lukken zo.'

De basisstructuur helpt je beter te kiezen. Ik denk nu over het eten van deze week in plaats van over twee uur. En mijn behoefte aan zoet is compleet veranderd. Ik kan een koekje doormidden breken in plaats van er drie te nemen. Het is me ook gelukt mijn gezin aan te pakken. De eerste keer dat ik de shepherd's pie uit de recepten maakte, zei ik niet wat erin zat. Mijn kinderen begonnen te eten, maar mijn man keek me aan en zei: Je mag geen aardappelpuree hebben.' Toen zei ik: 'We eten geen aardappelpuree.' Zelfs toen ik vertelde dat het gemaakt was van witte bonen en bloemkool aten ze door en nu eten we het heel vaak. Twee weken terug zei mijn 17-jarige zoon: 'Volgens mij heb ik vandaag teveel koolhydraten gehad.'

Het dieet heeft mijn hele kijk op eten, sporten en gezondheid veranderd. Voor het eerst zie ik de mogelijkheid opdoemen niet te dik te zijn. Ik ben verpleegster, dus je zou denken dat ik daar al veel eerder achter had moeten komen!

– Lauren S., 52 jaar, North Andover, Massachusetts
Gewichtsverlies: 12,7 kg. Afname tailleomvang: 11,5 cm

HOOFDSTUK 3

De theorie

> 'Als we lezen dat 'de dikke vrouw de oplossing in eigen hand heeft – of liever tussen haar kiezen' ... impliceert dat dat obesitas vaak het gevolg is van een onbevredigende dieetboekhouding ... [Hoewel de logica suggereert dat lichaamsvet] kan afnemen met het veranderen van de balans door minder in te nemen, meer uit te scheiden of beide ... is het probleem niet zo simpel en ongecompliceerd als wordt voorgesteld.'
>
> *Journal of the American Medical Association (JAMA), 1924*[1]

Het grootste deel van de vorige eeuw berustte de manier van denken over lichaamsgewicht op de natuurwet dat energie niet kan worden gecreëerd of vernietigd. Ergo, opgenomen calorieën minus verbruikte calorieën is gelijk aan opgeslagen calorieën. Omringd door heerlijk eten, gaat de redenering, neigen we ernaar meer calorieën te eten dan we kunnen verbranden en het overschot wordt afgezet als vet (zie afbeelding blz. 50). Volgens deze zienswijze is lichaamsvet een inert object, zoals water in een badkuip. Wie teveel heeft, moet minder eten (de kraan dichtdraaien) en meer bewegen (de afvoer openen). Aangezien van mensen die dat niet kunnen wordt gedacht dat ze een gebrek aan kennis of zelfbeheersing hebben, is de standaardbehandeling om af te vallen voorlichting over calorieën en advies over beheersing. Het probleem is dat dit in de praktijk nauwelijks iets uithaalt.

Mijn Nooit Meer Trek Verhaal

Ik heb met veel diëten geprobeerd om af te vallen en dan had ik in het begin succes, maar na een tijdje stabiliseerde het gewicht en daarna kwam ik het grootste deel van wat ik kwijt was weer aan. Ik heb echt een dieet nodig dat bij mij werkt.

– Betty T., 76 jaar, Garland, Texas
Gewichtsverlies: 7,7 kg. Afname tailleomvang: 7,6 cm

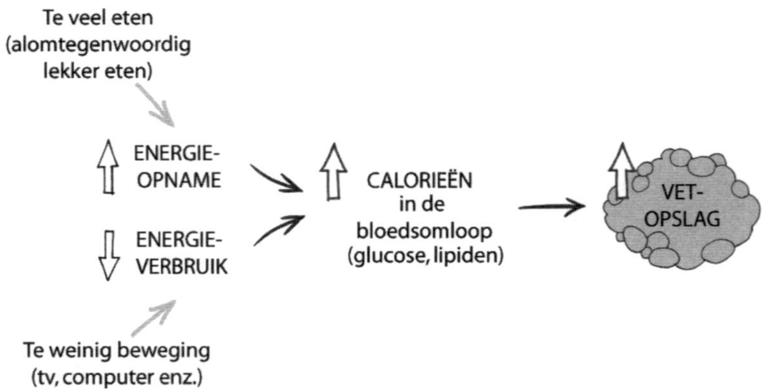

Caloriebalanstheorie over obesitas

Researchers in Philadelphia en New York analyseerden in 1959 voor het eerst systematisch verschillende medische diëten om af te vallen. Ze richtten zich op de beste studies die de dertig jaar daarvoor waren gepubliceerd.[2] Ze kwamen tot een opvallende conclusie: de diëten werkten niet. Veel deelnemers haakten af. De mensen die het volhielden, vielen nauwelijks af. En degenen die dat wel deden, kwamen bijna allemaal binnen twee jaar weer aan. De auteurs benadrukten dat deze resultaten, 'hoe mager ook, [waarschijnlijk] toch beter zijn dan die van een doorsnee arts'.

Begin jaren 1990, ruim dertig jaar later, vroegen de National Institutes of Health een team van experts de methoden van hun tijd te evalueren.[3] Hun bevindingen leken verdacht veel op die uit het eerste overzicht. Deelnemers die hun dieet volhielden, verloren maximaal 10 procent van hun gewicht. Het meeste daarvan kwam er in een jaar weer bij, en vrijwel alle kilo's waren binnen vijf jaar terug. Helaas bieden de huidige statistieken niet veel meer hoop. Volgens een nationaal onderzoek[4] geeft slechts een op de zes volwassenen Amerikanen met een hoge BMI aan ooit een jaar lang minstens 10 procent van zijn gewicht te zijn kwijtgeraakt. En zelfs dit magere aantal – dat slechts een fractie van het totale overgewicht van de respondenten vertegenwoordigt – is vermoedelijk geflatteerd, want mensen zijn geneigd in zelfrapportages hun successen te hoog aan te slaan. Ook de resultaten onder kinderen zijn niet veel beter. De meeste interventies worden 'gekenmerkt door kleine veranderingen in het relatieve gewicht of de vetzucht en door substantiële terugval'.[5] Afgaande op deze data lijkt de conventionele behandeling van obesitas te zijn mislukt.

Het ligt niet aan ons vermogen calorieën te tellen of aan gebrek aan zelfbeheersing, maar aan het huidige begrip van de oorzaak – en genezing – van obesitas. Zoals het *JAMA* prima verwoordde, werkte de caloriebalanstheorie al niet aan het begin van de 20ste eeuw. Er is geen reden aan te nemen dat hij dat wel doet in de 21ste, waar het steeds gemakkelijker is om te veel te eten.

HET LICHAAMSGEWICHT IS BIOLOGISCH BEPAALD

Door calorieën te minderen zal het gewicht korte tijd afnemen, waardoor de illusie ontstaat dat we ons gewicht ook op de lange termijn onder controle hebben. Veel lichamelijke functies staan echter onder tijdelijke en niet onder permanente controle. Veel mensen zijn bijvoorbeeld in staat door snel te ademen de hoeveelheid kooldioxide in hun bloed een paar minuten omlaag te brengen, maar er zijn er niet veel die dat langer kunnen.

Onderzoekers weten al jaren waarom conventionele diëten niet werken op de lange termijn, hoewel die kennis veelal wordt veronachtzaamd. Zodra we het aantal calorieën verminderen, neemt het lichaam sterke tegenmaatregelen om extra gewichtsverlies tegen te gaan. Hoe meer we afvallen, hoe sterker het lichaam terugvecht.

In een klassieke studie uit de jaren 1980 ondervoedden onderzoekers van de Rockefeller University in New York vrijwilligers, opdat die 10 tot 20 procent van hun gewicht verloren, en bestudeerden daarna tijdens langdurige opname in het researchcentrum hun stofwisseling.[6] Of de deelnemers bij aanvang nu een normaal of een hoog gewicht hadden, hun stofwisseling vertraagde – veel meer dan verklaard kon worden uit alleen het gewichtsverlies. Uiteraard maakte ondervoeding de deelnemers hongeriger.

Dit verklaart wat iedereen die wel eens aan de lijn heeft gedaan bekend zal voorkomen. Als je minder calorieën eet, wordt je lichaam efficiënter en verbrandt het minder calorieën, ook al krijg je juist steeds meer zin in extra calorieën. Die combinatie van meer trek en een vertraagde stofwisseling is hét recept voor mislukken. Na een paar weken calorie-onthouding – lang voordat je streefgewicht in zicht is – word je moe en krijg je zin het sporten op te geven en met een bak ijs op de bank te ploffen. Wie de uitdaging aangaat, aan het dieet vasthoudt en actief blijft, krijgt een steeds tragere stofwisseling en moet nog minder calorieën eten om te blijven afvallen.

Mijn Nooit Meer Trek Verhaal

Ik worstel al tien jaar met mijn gewicht. Als ik al afval, komt het meeste er weer aan. Ik baal zo van mezelf dat het me maar niet lukt een gezond gewicht te bereiken. Ik loop zo'n 10 km per week, eet best gezond, maar blijf aankomen. Ik heb altijd trek.

– Pam A., 56 jaar, Vernon Hills, Illinois
Gewichtsverlies: 4,1 kg. Afname tailleomvang: 2,5 cm

Het gewichtscontrolesysteem van het lichaam werkt ook de andere kant op. Als vrijwilligers worden gedwongen aan te komen door ze onder zorgvuldig gecontroleerde omstandigheden dwangvoeding te geven, versnelt hun stofwisseling en verliezen ze hun belangstelling voor voedsel. Nadat de periode van verplicht eten afloopt (tot opluchting van de vrijwilligers), zakt het gewicht weer snel naar ieders gebruikelijke niveau.[7]

In feite is het voor iedereen moeilijk om zijn gewicht significant te veranderen, omhoog of omlaag. Net zoals een zwaargewicht moeite heeft 20 kg af te vallen, is het voor een mager persoon moeilijk 20 kg aan te komen. Bij zowel te veel als te weinig eten brengen biologische reacties het gewicht terug naar de startpositie – een soort 'setpunt voor het lichaamsgewicht' dat voor een groot deel genetisch bepaald is (zie afbeelding hieronder). Bij wie obesitasgenen van zijn ouders heeft geërfd, werken de biologische reacties die het lichaamsgewicht verdedigen harder dan bij iemand die deze genen niet heeft geërfd.

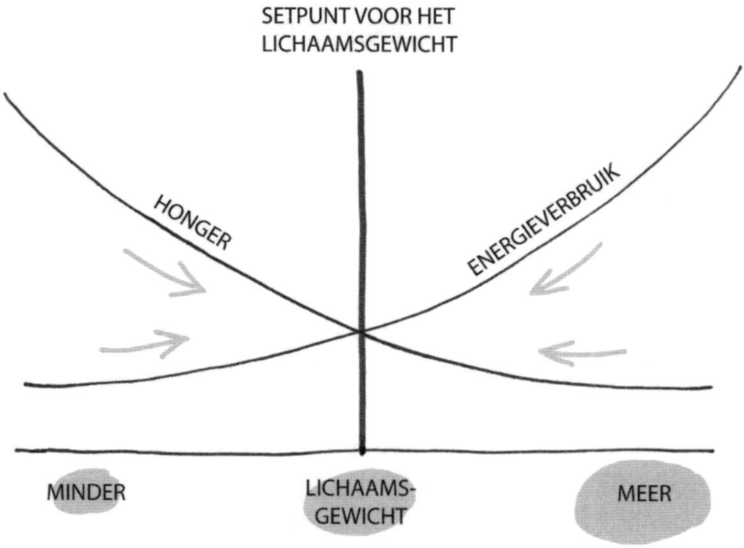

Setpunt voor het lichaamsgewicht

Wat zou er gebeuren als je tijdens een koortsaanval zou proberen je temperatuur te laten zakken door een bad in ijswater te nemen? Je lichaam zou tegenstribbelen – met sterke rillingen en vernauwing van de bloedvaten om warmte op te wekken en vast te houden – en je zou al snel niets liever willen dan warm en droog te zijn. Daarom worden ijsbaden tegenwoordig niet langer als goede behandeling gezien. Aspirine is effectiever, omdat die het 'setpunt voor de lichaamstemperatuur' bij koorts verlaagt, zodat overtollige warmte gemakkelijker (en prettiger) kan vervliegen. Op een bepaalde manier is de caloriebalanstheorie over obesitas te vergelijken met het beschouwen van koorts als een probleem met de hittebalans. Theoretisch is er niets mis mee, maar in de praktijk helpt het niet.

Maar als biologische processen en niet wilskracht op lange termijn het gewicht bepalen, hoe komt het dan dat het aantal gevallen van obesitas wereldwijd zo snel is gestegen? Nog belangrijker: wat kunnen we eraan doen? Het antwoord ligt in de vetcellen.[8]

HET NUT VAN LICHAAMSVET

In onze door gewicht geobsedeerde maatschappij is het normaal om neer te kijken op het vet in ons lichaam. Maar het vetweefsel is een goed georganiseerd orgaan dat een belangrijke rol speelt bij gezondheid en levensduur. Een van de vele functies is dat vet als een stootkussen om vitale organen als de nieren ligt, een andere dat het tegen kou beschermt. Lichaamsvet betekent gezondheid en verleent schoonheid, mits het in de juiste hoeveelheden op de juiste plaatsen zit. Maar cruciaal is de functie van brandstoftank – een strategische calorieënreserve om uithongering te voorkomen.

Vergeleken met andere, even grote diersoorten hebben mensen uitzonderlijk grote hersenen, die erg veel calorieën vergen. De metabolische vereisten van de hersenen zijn zo groot dat ze, in rust, een op de drie ingenomen calorieën verbruiken. Dat is absoluut. Een onderbreking zou onmiddellijk tot bewustzijnsverlies leiden, al snel gevolgd door beroerte, coma en dood. Dat is lastig, want tot nog voor kort in de menselijke geschiedenis was de toegankelijkheid van calorieën onbetrouwbaar. Onze voorouders kampten met lange perioden van gebrek als de jacht of de oogst mislukte, tijdens strenge winters of op lange bootreizen. De sleutel tot overleving was lichaamsvet.

Als we langer dan een paar uur niet eten, moet het lichaam voor zijn energie teruggrijpen op opgeslagen brandstoffen. Die zijn er in drie basissoorten, die iedereen die wel eens een etiket leest zal kennen: koolhydraten, eiwitten en vetten. Koolhydraten worden goed toegankelijk opgeslagen in de lever, eiwitten in de spieren, maar beide in verdunde vorm, omgeven door veel water. Daarentegen zijn opgeslagen vetten zeer geconcentreerd, omdat vetweefsel erg weinig water bevat. Bovendien zit er in zuivere koolhydraten en eiwitten minder dan de helft aan calorieën dan in zuivere vetten, zodat die een relatief magere bron van energie vormen. Lever en spieren bevatten maar een fractie van de calorieën van vetweefsel (ruim 1300 tegenover 7777 per kg). Bij gebrek aan lichaamsvet zou zelfs een gespierde man wegkwijnen als hij dagen niet at, terwijl alleen de allermagerste volwassenen niet genoeg lichaamsvet hebben om een paar weken vasten te doorstaan.

De vetcellen zijn niet slechts inerte opslagplaatsen. Na het eten nemen ze actief overtollige calorieën op, die ze op gecontroleerde wijze afgeven als dat nodig is. Het vetweefsel verspreidt en reageert op allerlei chemische signalen en neurale boodschappen, waardoor stofwisseling en immuunsysteem beter afgestemd zijn. Maar als vetcellen niet goed werken, ontstaan er grote problemen.

VET MET TREK

Velen denken dat gewichtstoename de onvermijdelijke consequentie van het eten van te veel calorieën is, waarbij de vetcellen de passieve ontvangers van die overvloed zijn (zie afbeelding blz. 50). Maar vetcellen doen niets belangrijks zonder specifieke instructies – zeker geen opslag of afgifte van calorieën, hun belangrijkste functies.

Insuline: de vetcelmeststof

Veel stoffen die in het lichaam worden gemaakt of in de voeding zitten, zijn van directe invloed op het gedrag van de vetcellen. De belangrijkste daarvan is insuline. Dit hormoon, dat in de alvleesklier wordt gemaakt, is bekend om zijn vermogen de bloedsuikerspiegel omlaag te brengen. Problemen met de productie of de werking van insuline leiden tot de gebruikelijke vormen van suikerziekte, diabetes type 1 (voorheen juveniele diabetes) en type 2 (een veelvoorkomende complicatie van obesitas). Maar insuline doet veel meer dan het reguleren van de bloedsuikers, zoals de doorstroming van calorieën door het lichaam.

Direct na het begin van de maaltijd stijgt het insulinepeil om de binnenkomende calorieën – glucose uit koolhydraten, aminozuren uit eiwitten en vrije vetzuren uit vetten – naar de verschillende weefsels te sturen voor gebruik of opslag. Een paar uur later worden de opgeslagen brandstoffen door het dalende insulinepeil weer toegelaten tot het bloed. Er doen ook andere hormonen en biologische input aan dit ballet mee, maar insuline is onbetwist de prima ballerina.

Het effect van insuline op de opslag van calorieën is zo sterk dat we dit hormoon de ultieme vetcelmeststof kunnen noemen. Zo ontwikkelden ratten na insulineinfusies een lage bloedsuikerspiegel (hypoglykemie), aten ze meer en kwamen ze aan. Zelfs toen hun voedsel werd beperkt tot dezelfde hoeveelheid als de controlegroep, werden ze dikker.[9] Omgekeerd hadden muizen die genetisch waren gemanipuleerd om minder insuline te produceren gezondere vetcellen, verbrandden meer calorieën en kwamen niet aan, zelfs toen ze op een dieet werden gezet waar muizen normaal gesproken dik van worden.[10]

Bij mensen leidt een hoge insulineafgifte van de alvleesklier door genetische aanleg of andere redenen tot gewichtstoename.[11] Mensen met diabetes type 1, die veel insuline toegediend krijgen, komen zoals te verwachten valt aan, terwijl mensen afvallen die ten onrechte te weinig insuline krijgen, hoeveel ze ook eten. Bovendien leiden medicijnen die de insulineafgifte van de alvleesklier bevorderen vaak tot extra kilo's, terwijl pillen die de afgifte blokkeren gewichtsverlies als gevolg hebben.[12]

Als vetcellen van te veel insuline in grootte en aantal toenemen, wat prikkelt de alvleesklier dan tot het aanmaken van zoveel insuline? Het antwoord is koolhydraten, in het bijzonder suiker en de sterk bewerkte zetmeelsoorten die snel in suiker worden omgezet.[13] In principe al die voorverpakte 'low fat'-producten die voornamelijk zijn gemaakt van geraffineerde granen, aardappelproducten en geconcentreerde suikers die onze voeding zijn binnengeslopen toen we zo gericht waren op het eten van minder vet.

Vetcellen doen overeten

Tot zover Endocrinologie 1, een vak dat elke eerstejaars geneeskunde moet kennen. Maar het leidt tot een verbluffende mogelijkheid: het omkeren van de gebruikelijke manier van denken over obesitas. *Overeten zorgt niet voor de groei van vetcellen, vetcellen zijn geprogrammeerd te groeien en daarom eten we te veel.*

Door te veel geraffineerde koolhydraten stijgt vlak na het eten de bloedsuikerspiegel. De alvleesklier maakt meer insuline aan dan vroeger. Het hoge insulinegehalte stimuleert vetcellen tot het opslaan van hoge concentraties glucose, vetzuren en andere calorierijke stoffen in het bloed. Het is net als met zo'n draaihek op het station (zie afbeelding hieronder). Je kunt eindeloos de ene kant op, maar dwarsstangen blokkeren de andere richting. Insuline leidt calorieën binnen in vetcellen, maar verhindert de weg terug. Binnen een paar uur kan het lichaam niet meer bij de brandstof, sneller dan normaal. Eten is een goede manier om het aantal calorieën te doen stijgen en bewerkte koolhydraten werken het snelst. De hersenen weten dit en doen ons verlangen naar zetmeelrijke, zoete producten. Waar heb je meer zin in als je bloedsuikerspiegel op barsten staat: een kom fruit, een glas melk, een flinke kipfilet of een kaneelbroodje (met allemaal evenveel calorieën)?

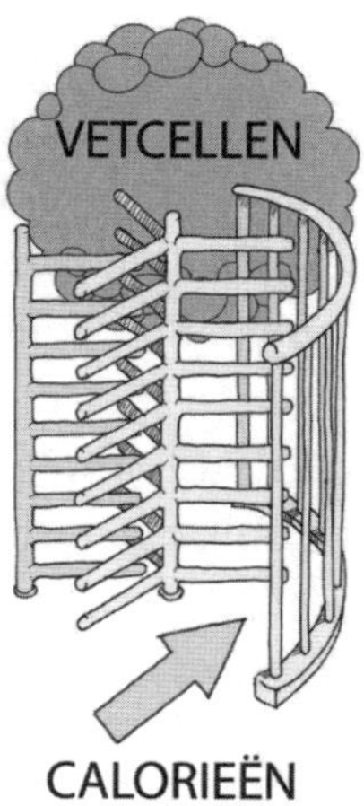

Tourniquet voor calorieën

Meestal geven we toe aan de verleiding en kiezen het kaneelbroodje of een van de talloze andere vormen van snelle suikers die tegenwoordig overal te krijgen zijn. Maar het lost de energiecrisis slechts tijdelijk op, vormt het begin van de volgende cyclus van hoge pieken en diepe dalen en versnelt op de duur gewichtstoename.

Mijn Nooit Meer Trek Verhaal

Ik heb van alles geprobeerd om af te vallen. Als puntje bij paaltje komt, sta ik op een feestje altijd weer voor de schaal koek of gebak, en ik zwicht altijd, maar naderhand voel ik me zo beroerd. Die diëten met weinig calorieën werken niet en na een tijdje maken ze je geestelijk helemaal kapot.

– Eric D., 44 jaar, Catonsville, Maryland
Gewichtsverlies: 9,5 kg. Afname tailleomvang: 7,6 cm

Het alarmsysteem van de hersenen

Als je een dieet van weinig calorieën volgt en de verleiding om meer te eten weerstaat, zal het aantal toegankelijke calorieën in het bloed blijven zakken, wat paniek in de hersenen teweegbrengt – begrijpelijk gezien de catastrofale gevolgen van zelfs maar een korte onderbreking in brandstoftoevoer. Oude delen van de hersenen, die de stofwisseling in de gaten houden, slaan daarop alarm: je krijgt enorme trek, kunt aan niets anders dan aan eten denken en wordt steeds zwakker. Tegelijkertijd stromen er stresshormonen als adrenaline (ofwel epinefrine) en cortisol in het bloed in een dringende poging de calorieopslag in het vetweefsel en de lever open te gooien.

De combinatie van veel stresshormonen en weinig brandstof lijkt op een staat van uithongering die normaal gesproken pas ontstaat na uren vasten. Uiteindelijk geef je toe aan de honger of wordt een deel van de opgeslagen calorieën terug de bloedsomloop in gedwongen. Maar als zo'n cyclus regelmatig terugkeert, vertraagt de stofwisseling en wordt het vrijwel onmogelijk om kilo's kwijt te raken. De gebruikelijke 'eet minder, beweeg meer'-benadering gaat voorbij aan de grondoorzaak van gewichtstoename, heeft bijeffecten en is voor de meeste mensen gedoemd te mislukken. Zo maken diëten met weinig calorieën de zaken alleen maar erger.

Te veel calorieën in het lichaam, te weinig op de goede plaats

Deze situatie lijkt op oedeem, een toestand waarbij vocht uit de bloedvaten lekt en zich elders in het lichaam ophoopt (bijvoorbeeld in de benen), wat zwellingen veroorzaakt. Hoewel er te veel water in het lichaam aanwezig is, hebben mensen met oedeem vaak een onlesbare dorst. Dat komt doordat er niet genoeg water in het bloed zit, waar het juist nodig is. Iemand met oedeem aanraden minder te drinken is even ineffectief als minder eten om af te vallen, want het miskent het onderliggende probleem. Insuline (en andere oorzaken, die nog aan de orde komen) programmeert vetcellen om te veel vet op te slaan. Mensen eten chronisch te veel omdat ze proberen de calorieënreserve in het bloed op orde te houden om aan de vraag van de hersenen te kunnen voldoen, dit ter compensatie van de calorieën die worden overgeheveld naar overprikkelde vetcellen. Totdat het onderliggende probleem wordt aangepakt, is dit een nooit-eindigende strijd en zorgen die extra calorieën voor nog meer extra gewicht. Het fundamentele probleem is een kwestie van distributie: niet een teveel aan calorieën, maar een tekort op de goede plek. We beschouwen obesitas als een zaak van overschot, maar eigenlijk is het een kwestie van uithongering!

Deze radicaal andere benadering (zie afbeelding blz. 60) voorspelt dat het eten van sterk bewerkte koolhydraten, zoals dat kaneelbroodje of een bagel, een stijging veroorzaakt van het aantal calorieën dat opgeslagen wordt als vet, een daling van het aantal calorieën in het bloed, honger en activering van die delen van de hersenen die gaan over eetbuien, allemaal binnen een paar uur. Op den duur zal een voedingspatroon dat op dergelijke levensmiddelen gebaseerd is de stofwisseling vertragen en andere grote nadelige effecten op het lichaam hebben. En dat is precies wat mijn collega's en ik in twintig jaar onderzoek zijn tegengekomen.

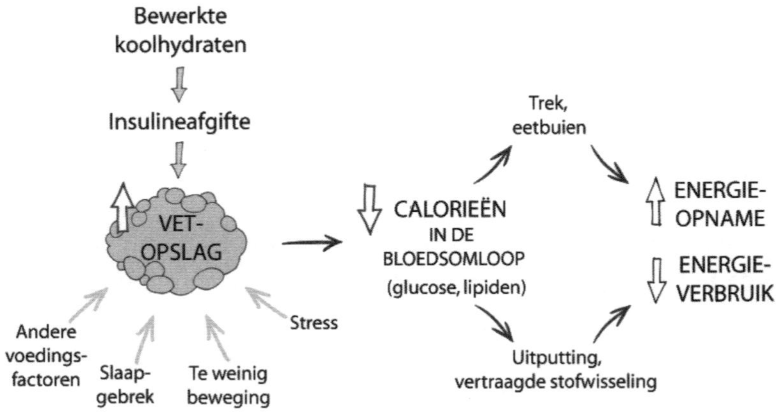

Vetceltheorie over obesitas

Niet alle ontbijten zijn gelijk

In ons eerste onderzoek, dat halverwege de jaren 1990 werd uitgevoerd en gepubliceerd in het tijdschrift Pediatrics,[14] gaven we twaalf adolescente jongens drie verschillende ontbijten na een nacht slapen in het researchinstituut. Elk ontbijt bevatte exact evenveel calorieën, maar varieerde in het aantal en soort koolhydraten. Het eerste ontbijt was een kant-en-klare havermoutpap, waarin een sterk bewerkte koolhydratenvariant was verwerkt. (Hoewel instant havermout technisch gesproken 'volkoren' is, wordt de graankorrel verpulverd tot kleine deeltjes en dan op hoge temperatuur bereid.) Het tweede ontbijt, van minimaal bewerkte koolhydraten, bestond uit havergrutten, waarin de structuur van de korrel vrijwel intact blijft. Havergrutten moeten langer worden gekookt en worden langzamer verteerd dan instant havermout, waardoor er in het lichaam sprake is van een minder grote toename van glucose en insuline. Beide havermoutpappen bevatten dezelfde voedingsstoffen (ca. 65 procent koolhydraten en 20 procent vetstoffen). Het derde ontbijt bestond uit een groenteomelet en fruit. Deze maaltijd bevatte meer eiwitten en vetten, minder koolhydraten en helemaal geen graanproducten.

Zoals verwacht stegen bloedsuiker- en insulinewaarden aanvankelijk naar een hoog, medium en laag niveau na respectievelijk de instantpap, havergrutten en omelet met fruit. Maar wat omhooggaat, moet ook omlaag komen. Een uur na de instantpap begon de bloedsuikerspiegel snel te dalen. Na vier uur was deze lager na de instantpap (met ongeveer 10 mg per deciliter) dan de andere ontbijten, en zelfs lager dan na de nacht vasten. Dit verschil is groot genoeg om honger op te wekken en te gaan eten.[15] De hoeveelheid vrije vetzuren, de andere grote brandstofbron in de bloedsomloop, was vier uur na de instantpap ook lager dan na de andere ontbijten, een dubbele klap voor de spijsvertering.

Zijn deze resultaten wetenschappelijke toevalligheden? Veranderingen in de stresshormonen suggereren iets anders. Het adrenalinepeil zwol vier uur na de instantpap aan, maar bleef stabiel na de andere maaltijden, wat erop wijst dat de hersenen een ware metabolische crisis doormaakten. Sommige proefpersonen zagen er na de instantpap manifest bezweet en bibberig uit – symptomen van hypoglykemie.

De tieners kregen dezelfde maaltijd als lunch, daarna mochten ze de hele middag zo veel of zo weinig als ze wilden nemen van grote schalen lekkers – brood, broodjes, vleeswaren, kaas, roomkaas, smeersels, koekjes en fruit. Na de instantpap aten ze substantieel meer (ongeveer 1400 calorieën) dan na de havergrutten (900 calorieën) of de omelet met fruit (750 calorieën). Dat is een verschil van 650 calorieën na maaltijden met dezelfde hoeveelheid calorieën, maar in andere vormen!

Vergelijkbare effecten zijn waargenomen in een tiental studies van verschillende researchgroepen.[16] Als ook maar een klein deel van het verschil van 650 calorieën maal na maal, dag in dag uit bij het grote publiek zou optreden, dan was dat een verklaring voor een groot deel van de toename in lichaamsgewicht sinds de jaren 1970, toen de consumptie van sterk bewerkte koolhydraten een vlucht nam. Concluderend kunnen we stellen dat maaltijden met evenveel calorieën een paar uur later tot spectaculair verschillende resultaten kunnen leiden, zoals te zien is in de afbeelding op blz. 62.

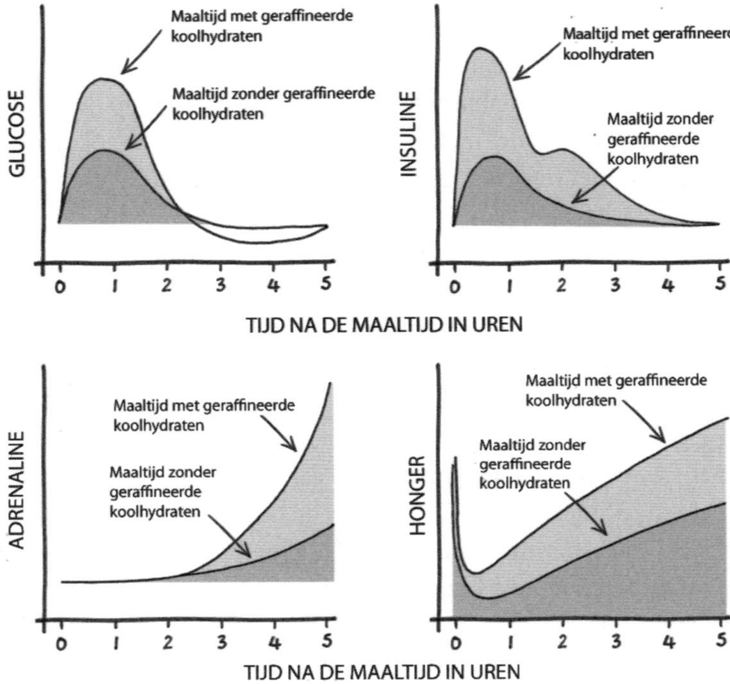

Hormonen en hongergevoel na het nuttigen van maaltijden met en zonder geraffineerde koolhydraten

De hersenen en snelle koolhydraten

Wat gebeurt er in de hersenen nadat je te veel geraffineerde koolhydraten hebt gegeten, als de brandstof in het bloed opraakt? Om deze vraag te beantwoorden, gaven we twaalf mannen met een hoge BMI twee milkshakes, een met maisstroop (met sterk bewerkte, snelle suikers) en de andere met ongekookt maismeel (met langzame suikers). Verder bevatten de milkshakes dezelfde voedingsstoffen (eiwitten, vetten en koolhydraten) en waren ze even zoet, wat bereikt werd door licht verschillende hoeveelheden kunstmatige zoetstof toe te voegen. De mannen kregen de milkshakes in willekeurige volgorde. Noch de proefpersonen, noch de onderzoekers wisten welke er eerst kwam.

De resultaten werden gepubliceerd in het *American Journal of Clinical Nutrition.*[17] Net als bij het eerste onderzoek waren bloedsuiker- en insulinespiegel de eerste twee uur na de snelle milkshake hoger. Maar na vier uur daalde de glucose en hadden de mannen meer trek dan na de langzame milkshake. Op dat moment werd een scan van de hersenen gemaakt met de functionele MRI-techniek (fMRI of functionele kernspintomografie). De scans toonden één gebied, de nucleus accumbens, dat na de snelle milkshake als een laser oplichtte. Het effect was sterk en consistent en trad bij alle proefpersonen op, wat de statistische betrouwbaarheid van de resultaten verhoogde. De nucleus accumbens is het epicentrum van beloning, hunkering en verslaving – zoals aan alcohol, tabak of cocaïne. De activering van dit hersengebied bij een dieet om af te vallen vermindert de wilskracht, waardoor het wel heel erg moeilijk wordt nee te zeggen tegen dat kaneelbroodje.

Het concept 'eetverslaving' is controversieel, omdat mensen, anders dan bij andere verslavingen, voedsel nodig hebben om te overleven. Dit onderzoek suggereert echter dat sterk bewerkte koolhydraten (snelle suikers) het basisbeloningssysteem in de hersenen overnemen, niet doordat ze zo lekker zijn (beide milkshakes waren even zoet), maar vanwege de directe invloed op de stofwisseling. Het is al moeilijk genoeg om tegen honger te vechten, maar als de nucleus accumbus gaat meedoen, is het over en uit.

Het soort calorieën dat je eet, bepaalt hoeveel je er verbrandt

Aan de ene kant tonen deze kortetermijnonderzoeken aan dat we slechts één maaltijd verwijderd zijn van het doorbreken van de vicieuze cirkel. Maar ze roepen de vraag op of de effecten langer dan een dag aanhouden. Om die te beantwoorden, voerden we een langdurig voedingsonderzoek uit, waarbij wij 21 jongvolwassenen gedurende zeven maanden voorzagen in alles wat ze aten. Eerst brachten we hun gewicht 10 tot 15 procent omlaag (ongeveer 10 kg) door ze te weinig eten te geven. Daarna stabiliseerden we dit gewicht op dit nieuwe, lagere niveau door ze wat meer voedsel te geven. Tot slot bestudeerden we ze drie keer een maand tijdens drie verschillende diëten, elk met dezelfde hoeveelheid calorieën, maar met andere percentages macronutriënten: veel koolhydraten (60 procent), consistent met de aanbevelingen van de overheid, een matige hoeveelheid koolhydraten (40 procent), zoals het mediterrane voedingspatroon, en weinig koolhydraten (10 procent), zoals het Atkinsdieet.

De proefpersonen verbrandden zo'n 325 calorieën per dag meer op het dieet met weinig koolhydraten dan op dat met veel. Dit verschil is gelijk aan een uur matige lichamelijke inspanning, zonder er iets voor te doen. Op het dieet met een matige hoeveelheid koolhydraten verbrandden ze 150 calorieën per dag meer dan op dat met veel – dat is een uur lichte lichamelijke inspanning.

Het dieet met veel koolhydraten had ook het slechtste effect op risicofactoren voor hartklachten, zoals insulineresistentie, hypertriglyceridemie en weinig HDL-cholesterol. Deze resultaten, gepubliceerd in de *JAMA* in 2012,[18] bewijzen dat niet alle calorieën voor het lichaam hetzelfde zijn. Het soort calorieën dat het lichaam in gaat, bepaalt hoeveel calorieën er weer uit komen.

De studie kent twee beperkingen. Ten eerste stonden de proefpersonen, ondanks pogingen zo veel mogelijk aspecten van de voeding en de levensstijl te controleren, niet voortdurend onder observatie. Het is onmogelijk zeker te weten hoe goed ze zich thuis, op feestjes of op reis aan het dieet hielden. Ten tweede duurde elk dieet slechts een maand. Om de werkelijke effecten van een dieet op de lange termijn te begrijpen, zijn veel langere interventies nodig. Een goede uitvoering is extreem duur en bij mensen moeilijk uitvoerbaar. Om die reden bestudeerden we daarnaast een diersoort waarvan we de voeding en omgeving net zo lang als we wilden exact konden controleren.

Mijn Nooit Meer Trek Verhaal

Op de sportschool deed ik mee aan een actieve stofwisselingstest. Die meet waar je lichaam energie van krijgt, bij steeds meer inspanning. Na de warming-up en even testen vroeg mijn trainer of ik mijn dieet onlangs had veranderd. Ik zei ja en vertelde hem over het laten staan van suiker en koolhydraten en het eten van veel eiwitten, groenten en volvette dingen. Hij was stomverbaasd over mijn resultaten. Hij riep er zelfs anderen bij om naar mijn cijfers te kijken. De test verdeelt de gegevens in vier trainingsvelden en behalve bij de hoogste inspanning kwam al mijn energie (calorieverbranding) uit mijn vetcellen – nul uit koolhydraten. Hij was compleet onder de indruk. Conclusie: met het juiste dieet krijg je energie uit je vetcellen en het gewicht dat je verliest is echt vet! Geweldig!

– Dan B., 45 jaar, Lehi, Utah

Gewichtsverlies: 6,8 kg. Afname tailleomvang: 2,5 cm

Minder calorieën eten en toch aankomen

In een onderzoek, gepubliceerd in *The Lancet*,[19] bestudeerden we twee groepen ratten van dezelfde stam die identieke voeding kregen, behalve dat het soort koolhydraten verschilde. De ene groep at zetmeel uit bonen, amylose, een taai klein molecuul dat langzaam wordt verteerd. De andere groep kreeg zetmeel uit witte aardappelen, amylopectine, een groot pluizig molecuul dat snel wordt verteerd. We pasten de totale hoeveelheid voedsel dat elk dier kreeg aan, om het gemiddelde gewicht in beide groepen gedurende de achttien weken van het onderzoek constant te houden (wat overeenkomt met ongeveer vijftien rattenjaren).

Na zeven weken hadden de dieren met het dieet van snelle koolhydraten om extra gewichtstoename te voorkomen minder voedsel nodig dan de ratten die de langzame koolhydraten aten – *een bewijs dat hun stofwisseling aan het vertragen was*. Aan het eind van onderzoek analyseerden we de lichaamssamenstelling van de ratten door te kijken hoe chemische merkstoffen zich door het lichaam verspreidden. Hoewel beide groepen exact evenveel wogen, hadden de ratten met het dieet van snelle koolhydraten 70 procent meer lichaamsvet (en overeenkomstig minder spierweefsel).

Deze feiten weerleggen de caloriebalanstheorie over obesitas. Het gangbare advies om af te vallen of te voorkomen dat je aankomt, is de inname van calorieën te beperken. Dat is precies wat we deden bij de groep met de snelle koolhydraten – in feite stonden die ratten op een dieet met weinig calorieën. Maar hoewel ze mínder hadden gegeten, hadden ze méér vet gekregen. Ook de risicofactoren voor hartklachten waren toegenomen. In overeenstemming met de vetceltheorie over obesitas (zie afbeelding blz. 60) verhoogden de snelle koolhydraten het insulinepeil, waardoor calorieën werden opgeslagen als vet, ten koste van het spierweefsel en de algehele gezondheid van het dier.

Knaagdieren zijn geen mensen. Voor definitieve antwoorden hebben we klinische trials van voldoende omvang, reikwijdte en duur nodig. Sinds kort beginnen de data over hoe de samenstelling van het voedsel de samenstelling van het lichaam beïnvloedt echter binnen te stromen. Zo lieten Iris Shai van de Ben Gurion University in Israël, Meir Stampfer van Harvard en hun collega's een paar honderd volwassenen met een flinke tailleomvang ofwel weinig vet ofwel weinig koolhydraten/mediterraan eten en registreerden ze gedurende achttien maanden veranderingen in lichaamsvet. De eerste analyses suggereren dat deze diëten totaal verschillende effecten hadden op het vetgehalte in onderbuik, lever, alvleesklier, hart en andere organen, veel verderstrekkend dan gewichtsverlies.* Researchers van Penn State gaven 48 volwassenen cholesterolverlagend voedsel, aangevuld met 250 calorieën uit vette amandelen of uit koolhydraatrijke muffins, elk zes weken lang. Het buikvet verminderde significant bij het amandeldieet.[20]

Ook belangrijke observatieonderzoeken, zoals de Nurses' Health Study en de Health Professionals Follow-Up Study, bieden een consistente boodschap over sterk bewerkte koolhydraten. Onderzoekers van Harvard bekeken hoe veranderingen in het voedingspatroon relateerden aan gewichtsverandering in opeenvolgende perioden van vier jaar tussen 1986 en 2006. In 2011 beschreven ze de resultaten in het *New England Journal of Medicine*.[21] Boven aan de lijst voor gewichtstoename stonden aardappelproducten en gesuikerde drankjes, op de voet gevolgd door geraffineerde granen. Daarentegen hielden noten, volle melk en kaas geen verband met gewichtstoename of *werden zelfs gedacht tot gewichtsverlies te leiden*. Het lijkt er dus op dat de volvette producten die we tientallen jaren hebben vermeden misschien wel de sleutel tot afvallen zijn!

---

* Ongepubliceerde resultaten, met toestemming van Iris Shai.

Slechte voeding houdt calorieën in de vetcellen vast

Laten we het management van de caloriebrandstof van het lichaam vergelijken met een bandstoftank. Stel, iemand heeft een huisje in het bos met een geautomatiseerd verwarmingssysteem dat brandt op gas. Zodra de binnentemperatuur daalt, zendt de thermostaat een elektronische boodschap naar de gastank voor meer brandstof, gaat er een klep open, stroomt het gas door de leiding naar de kachel en wordt het warmer. Als de temperatuur in het huisje de gewenste waarde heeft bereikt, zendt de thermostaat een boodschap naar de gastank om het klepje te sluiten.

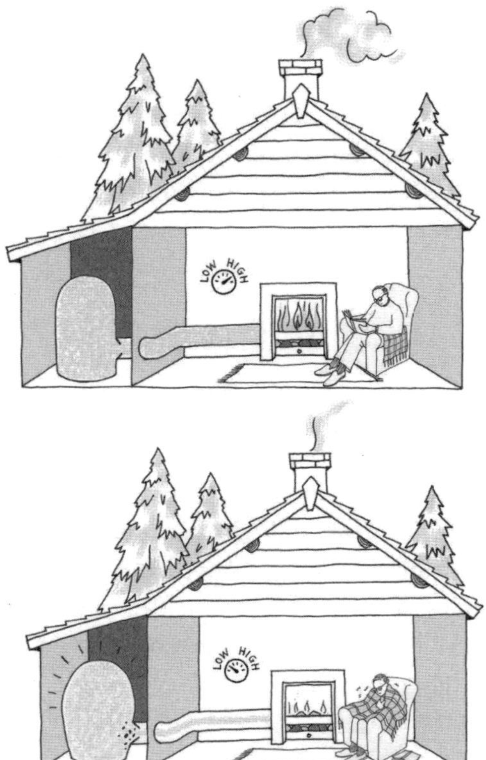

Analogie met verwarming op gas: problemen ontstaan als de uitlaatklep verstopt raakt en het gas niet uit de opslagtank kan.

Wat zou er gebeuren als de man – in een misplaatste poging tot zuinigheid – de tank zou vullen met brandstof van slechte kwaliteit en de uitlaatklep verstopt zou raken, waardoor er minder gas kon uitstromen? De kachel kreeg dan niet genoeg brandstof en het zou koud worden. Het zou slim zijn om het systeem schoon te maken en over te gaan op betere brandstof. Maar in plaats daarvan besluit de gierigaard er meer slecht gas bij te doen, zodat de druk in de tank oploopt. De noodoplossing werkt een tijdje, omdat de verhoogde druk aanvankelijk extra gas uit de tank stuwt.

Op dezelfde manier overwint meer vetopslag het probleem om de calorieën die er door een slechte voeding in zijn gekomen weer uit de vetcellen te krijgen. Maar die strategie werkt niet eindeloos. Zolang de brandstofblokkering blijft zitten – voor de hypothetische huizenbezitter en voor mensen met overgewicht – wordt het probleem alleen maar erger. Het residu blijft de uitlaatklep verstoppen (in het lichaam is dat het mechanisme voor vrijgave van vetcelcalorieën), wat steeds meer druk in de tank (lichaamsvet) vergt om het huisje warm (de spijsvertering gaande) te houden – dat wil zeggen, tot het systeem in een kritieke fase geraakt.

KWAAD VET

Overmatige gewichtstoename kan een tijd doorgaan zonder ernstige consequenties. Anders dan andere organen heeft vetweefsel het vermogen om calorieën op te slaan en uit te dijen terwijl het zijn normale taken vervult. Maar dat vermogen is niet onbegrensd. Uiteindelijk bereiken de vetcellen een kritische drempel en geven ze noodsignalen af. Dan snelt het immuunsysteem te hulp en daarmee heb je de poppen aan het dansen.

Chronische ontsteking

Uithongering en infecties behoren tot de grootste bedreigingen van dieren in de natuur. Het is dan ook niet gek dat lichaamsvet, dat calorieën opslaat, en het immuunsysteem, dat vijandige bacteriën bestrijdt, nauw verbonden zijn. Vetweefsel bevat de geconcentreerdste energieopslag, een biologische hoofdprijs voor invasieve bacteriën, als ze er konden komen. Waarschijnlijk daarom circuleren infectiebestrijdende witte bloedlichaampjes voortdurend door het vetweefsel, constant op jacht naar indringers.[22] Witte bloedcellen en vetcellen geven een veelvoud van chemische boodschappen aan elkaar die de stofwisseling optimaliseren, infecties bestrijden en de algehele gezondheid bevorderen. Die goed afgestemde relatie wordt echter verstoord bij obesitas.

Als vetcellen een bepaalde grootte bereiken – die van persoon tot persoon verschilt – gaat er van alles mis. De interne machinerie van de cel lijdt onder de inspanning zo veel vet in stand te houden. Sommige cellen hebben last van zuurstofgebrek, doordat ze hun bloedtoevoer ontgroeid zijn. Zo raken ze in nood en kunnen er zelfs cellen afsterven, waarbij chemische stoffen weefselbeschadiging signaleren. Zodra die noodsignalen ontvangen worden, vragen aanwezige witte bloedcellen om versterking van immuuncellen elders in het lichaam en gaan ze over tot de aanval. Deze snelle actie is levensreddend bij een bacteriële invasie, maar nu is er geen infectie te bestrijden en maakt de reactie het alleen maar erger.[23]

Normaal komt het immuunsysteem alleen in actie bij dreiging van buitenaf of letsel, waarbij het de indringers vernietigt en de schade herstelt. Zodra dit werk is gedaan, komt het systeem tot rust. Als het immuunsysteem permanent wordt uitgedaagd kan het machtige wapentuig van het immuunsysteem zich tegen het eigen lichaam richten, wat chronische ontstekingen tot gevolg heeft. Dit schadelijke proces treedt extra dramatisch aan het licht bij auto-immuunziekten als de ziekte van Crohn, reumatoïde artritis, lupus erythematodes (LE) en multiple sclerose (MS).

Bij obesitas leidt de activering van het immuunsysteem door panische vetcellen tot een escalerende cyclus van ontsteking en letsel, met potentieel ernstige gevolgen (zie afbeelding blz. 70). Het ontstoken vetweefsel braakt een giftige mix van chemicaliën in de bloedsomloop en verspreidt ziekte. Chronische ontsteking in de wanden van de bloedvaten veroorzaakt een vernauwing van de slagaders, atherosclerose of aderverkalking genoemd, resulterend in een verhoogde kans op een hartaanval of hersenbloeding. In de lever kan chronische ontsteking leiden tot hepatitis en cirrose, in de spieren tot het verlies van het vetvrije lichaamsgewicht (lbm), in de longen tot astma, in de hersenen tot andere stofwisselingsziekten en mogelijk tot neurodegeneratieve kwalen als Alzheimer (door sommigen nu wel diabetes type 3 genoemd[24]).

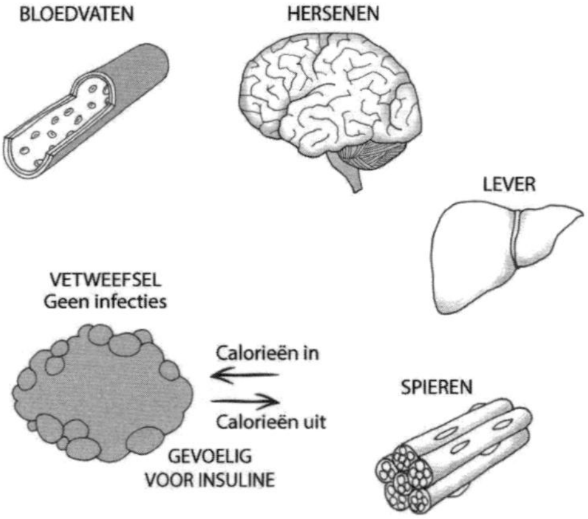

'Gezond vet'

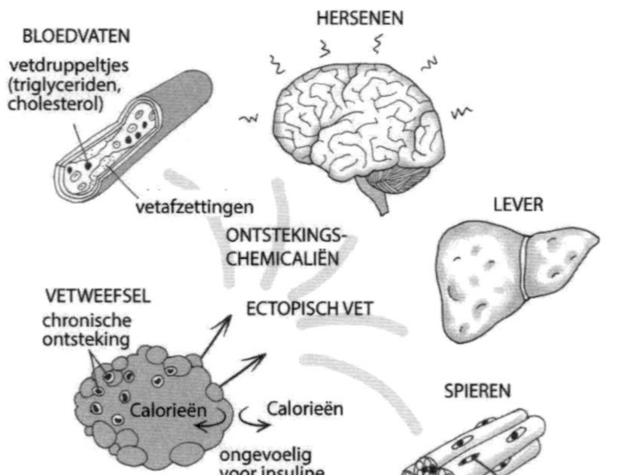

'Kwaad vet'

insulineresistentie, chronische ontsteking en systeemziekte

Insulineresistentie, diabetes type 2 en andere kwalen

In deze fase, na jaren van aanhoudende toename, kan het lichaamsgewicht stabiliseren, omdat chronische ontsteking tot insulineresistentie leidt, met een verstoring van het vermogen van vetcellen om meer calorieën op te nemen en op te slaan als gevolg. Insulineresistentie is een ingewikkeld concept. Om het basisprincipe te begrijpen, moet je je insuline voorstellen als een sleutel die precies past in een slot (de insulinereceptor) aan de buitenkant van cellen in het hele lichaam. Normaal ontsluit insuline de receptoren met gemak en opent hij celdeuren die glucose binnenlaten. Tevens stimuleert insuline celprocessen die te maken hebben met groei, onder andere door de activiteit van vele genen te veranderen. Bij insulineresistentie wordt het slot roestig en stijgt het insulinepeil in het bloed in een poging de celdeur open te breken. Insulineresistentie komt echter niet gelijkmatig in het lichaam voor, zodat het ene orgaan te weinig door insuline geprikkeld wordt (omdat het slot erg roestig is), terwijl het andere te veel krijgt (omdat het slot betrekkelijk roestvrij blijft) – een disbalans die bijdraagt aan de medische gevolgen van obesitas.

Deze stabilisatie van het gewicht is beslist niet zo gunstig als het lijkt. Chronische ontsteking blokkeert ook de opname en afgifte van calorieën door de vetcellen, waardoor trek en overeten aanhouden. Alleen kan het teveel aan calorieën nu nergens heen, zodat dat zich gaat opstapelen op abnormale plaatsen als de lever en de spieren. Deze abnormale vetopslag, ectopisch vet geheten, verergert insulineresistentie en maakt de weg vrij voor diabetes.[25]

Als de alvleesklier uitgeput raakt en niet meer genoeg insuline aanmaakt om de insulineresistentie te compenseren, ontstaat diabetes type 2. Wanneer dat gebeurt, kan het lichaam geen koolhydraten meer verwerken en stijgt de bloedsuiker boven het gewone niveau (groter dan of gelijk aan 126 mg per dl tijdens vasten of 200 mg per dl twee uur na de inname van glucose). Chronisch hoge bloedsuiker legt samen met andere metabolistische verstoringen bij diabetes een extra druk op de organen, wat de kans op een hartaanval, nierfalen, blindheid, amputaties en andere problemen sterk vergroot.

Merkwaardig dat de standaardbehandeling voor diabetes sinds de jaren 1970 een vetarm, koolhydraatrijk dieet is – hetzelfde voedingspatroon dat het probleem in de eerste plaats veroorzaakt heeft! We geven ook geen melksuiker (lactose) aan iemand met een lactose-intolerantie. Waarom zo veel koolhydraten geven aan iemand die per definitie een koolhydratenintolerantie heeft?

Mijn Nooit Meer Trek Verhaal

Toen ik aan het dieet begon, had ik een hoge bloeddruk, hypertriglyceridemie en een hoge CRP (een aanwijzing voor chronische ontsteking). In zestien weken waren al die waarden normaal! Mijn dokter zei dat ze zich voor het eerst in jaren geen zorgen over mijn diabetes maakte, omdat ik het zo goed onder controle had. Het zou geweldig zijn als ik uiteindelijk van de diabetesmedicijnen af kon.

– Ruth S., 65 jaar, Stillwater, Minnesota
Gewichtsverlies: 6,8 kg. Afname tailleomvang: 6,3 cm

Als chronische ontsteking de hypothalamus bereikt, rijzen er ernstige nieuwe problemen.[26] De hypothalamus, een oud deel van de hersenen, heeft de eindregie over de stofwisseling. Hij ligt op het kruispunt van twee lijnen door je hoofd, een tussen de ogen en het achterhoofd, de ander tussen de toppen van de oren. De hypothalamus integreert signalen uit het lichaam, zoals het vetcelhormoon leptine (zie hoofdstuk 2) en andere plekken in de hersenen, en past het hongergevoel en de snelheid van de stofwisseling aan om te voorkomen dat het lichaamsgewicht te veel schommelt. Schade aan dit deel van de hersenen kan leiden tot een extreme vorm van obesitas, die welhaast onbehandelbaar is.

In laboratoriumonderzoeken ontwikkelen normale muizen al snel nadat ze op een obesitasbevorderend dieet zijn gezet een hypothalamusinfectie met hersenletsel in dat gebied. Daarentegen zijn muizen die genetisch gemanipuleerd zijn om hypothalamusinfectie te blokkeren, beschermd tegen obesitas.[27] Voorlopige studies bij mensen met obesitas wijzen op hersenletsel dat lijkt op wat bij dieren is waargenomen.[28] Deze resultaten suggereren dat gewichtstoename onomkeerbaar wordt, tenzij er maatregelen genomen worden om hypothalamusinfectie tegen te gaan.

Onvermijdelijk nemen ook cardiovasculaire complicaties toe, zoals hoge bloeddruk, hypertriglyceridemie, verlaagd HDL- (goed) cholesterol en leververvetting – componenten van het 'metabool syndroom'. Moderne medicijnen kunnen deze symptomen enige tijd onder controle houden, maar hartaanval en hersenbloeding blijven op de loer liggen, tenzij de onderliggende problemen – veel insuline en chronische ontsteking – worden aangepakt.

Mijn Nooit Meer Trek Verhaal

Ik was bang voor het volvette eten in fase 1, vooral omdat ik te veel cholesterol heb. Er is altijd gezegd dat we niet veel vet mochten eten. Maar aan het eind van het dieet waren mijn labresultaten zo veel beter dat mijn dokter mijn cholesterolmedicijnen heeft gehalveerd.

– Betty T., 76 jaar, Garland, Texas
Gewichtsverlies: 7,7 kg. Afname tailleomvang: 7,6 cm

Na hart- en vaatziekten is kanker de belangrijkste doodsoorzaak in de VS en voor velen de grootste gezondheidsbedreiging. Ook hier brengt een ongezonde voeding risico's mee. Insuline stimuleert niet alleen de groei van vetcellen, maar van weefsels overal in het lichaam. Bij obese volwassenen worden cellen in het hele lichaam soms tientallen jaren geprikkeld door insuline en andere groeibevorderende stoffen (waaronder hormonen in gezinnen met 'insulineachtige groeifactoren'). Het eten van te veel sterk bewerkte koolhydraten maakt het erger. Op den duur kunnen cellen zich onttrekken aan het normale moleculaire controlestelsel dat de groei beperkt, wat tot kanker leidt. Chronische ontsteking kan die kwaadaardige transformatie bespoedigen, zoals is beschreven voor slokdarm-, maag-, darm-, alvleesklier-, long- prostaat- en borstkanker. De American Society of Clinical Oncology concludeerde onlangs dat obesitas de oorzaak is van honderdduizend gevallen van kanker per jaar, de kans op terugval vergroot en 15 tot 20 procent van alle aan kanker gerelateerde sterfgevallen veroorzaakt.[29]

Kwaad vet tot rust brengen

Uit grote observatieonderzoeken blijkt dat het lichaamsgewicht aardig spoort met obesitasgerelateerde chronische ziektes,[30] maar die relatie klopt niet helemaal. Sommige mensen slaan grote hoeveelheden vet op een gezonde manier op, vooral op heupen, billen en dijen (een peerfiguur), zonder insulineresistentie en chronische ontsteking te ontwikkelen, in ieder geval een tijdlang.[31] Bij anderen, waaronder mensen met teveel buikvet (een appelfiguur), vindt de overgang van normaal naar ontstoken vetweefsel soms al plaats bij een relatief laag gewicht – een toestand die ook wel wordt aangeduid met de term 'tofi', de Engelse afkorting voor 'dun van buiten, vet van binnen' *(thin on the outside, fat on the inside)*.[32] Daarom is slank zijn op zich geen garantie tegen de ravage die wordt veroorzaakt door insulineresistentie en chronische ontsteking. Miljoenen Amerikanen met een theoretisch normaal gewicht lopen gevaar op alle bovengenoemde complicaties, vanwege hun combinatie van genetische aanleg en voeding.

Vijftig jaar lang meende men dat een vetarm dieet helpt om chronische ziekten te voorkomen. Dat idee lag ten grondslag aan de klinische trial Women's Health Initiative, die in 1991 begon (waarvan de teleurstellende resultaten besproken werden in hoofdstuk 2 – zie blz. 35) en bepaalde de opzet van het onderzoek Look Ahead van tien jaar later. Het doel van Look Ahead was het terugbrengen aan het aantal hart- en vaatziektes, een veelvoorkomende complicatie van diabetes. Het onderzoek werd uitgevoerd in zestien ziekenhuizen in de VS. Zo'n 5000 volwassenen met diabetes type 2 kregen een vetarm dieet met intensieve lifestylecoaching, óf normale zorg. Het onderzoek, in 2013 gepubliceerd in het *New England Journal of Medicine*,[33] werd voortijdig beëindigd wegens 'futiliteit'. Analyses van onafhankelijke statistici vonden onder de deelnemers met het intensieve vetarme dieet géén afname van het aantal hart- en vaatziekten en géén vooruitzicht op verbetering.

Toevallig werd datzelfde jaar een ander onderzoek, PREDIMED genaamd, in hetzelfde prestigieuze tijdschrift gepubliceerd.[34] Dit onderzoek schreef aan 7500 Spaanse volwassenen met risicofactoren voor hart- en vaatziekten een van de volgende drie diëten voor: mediterraan met veel olijfolie, mediterraan met veel noten of conventioneel vetarm. Er golden geen beperkingen voor het aantal calorieën en het doel was niet om af te vallen. PREDIMED werd eveneens vroeg beëindigd, maar in dit geval omdat de resultaten de verwachtingen overtroffen. Beide volvette groepen vertoonden zo'n significante reductie in cardiovasculaire ziekten (zo'n 30 procent) dat voortzetting van de trial voor de groep met het conventionele dieet onethisch zou zijn geweest.

Deze twee recente onderzoeken zouden de deur voor het standaard vetarme dieet dicht moeten doen. Sterker nog, ze tonen aan dat een bescheiden verbetering in de voeding – specifieker: meer vet en minder snelle suikers – obesitasgerelateerde ziekten bij elk gewicht kunnen voorkomen. Hoogwaardige voeding lijkt 'kwaad vet' zelfs zonder af te vallen tot rust te brengen. Met gewichtsverlies erbij zouden de gezondheidsvoordelen waanzinnig zijn.

EETLUST, BINGE EATING EN EETVERSLAVING

Vrijwel iedereen heeft wel eens de controle over zijn eetgedrag verloren, tot grote spijt naderhand. Wie heeft zich niet een keer opgeblazen gevoeld na het kerstdiner? Maar waarom geven zovelen uit gewoonte toe aan knagende trek en eetbuien, ondanks intense schuldgevoelens en een oprechte wens af te vallen? Zo beschouwd heeft iedereen met overgewicht (met andere woorden: de meeste volwassen Amerikanen) per definitie een eetstoornis, omdat ze regelmatig overeten.

Eetstoornissen worden vaak gezien als psychologisch probleem, als gebrekkige impulsbeheersing. De behandeling bestaat dan ook meestal uit gedragstherapie, met als doel lastige situaties te ontlopen, 'gevaarlijk voedsel' te vermijden en alternatieve strategieën te ontwikkelen. Toch mislukt zo'n benadering vaak, omdat het de biologische drijfveren van knagende trek miskent.

Neem bijvoorbeeld de ziekte van Addison, een ernstige bijnierschorsinsufficiëntie bij tieners en jongvolwassenen. Hierbij verliest het bijnierschors onder andere het vermogen aldosteron aan te maken, een hormoon dat de nieren helpt bij het vasthouden van natrium. De ziekte is goed te behandelen met hormoonvervangers, maar de diagnose wordt aanvankelijk vaak gemist, waardoor er een ernstig natriumgebrek kan ontstaan. In dat geval reageren de hersenen op een logische manier: snakken naar zout om het constante verlies in de urine te compenseren. Denk nu eens aan een tiener met ongediagnosticeerde Addison, die een onbedwingbare behoefte aan chips, pretzels en andere zoutjes krijgt. De verontruste ouders consulteren waarschijnlijk een psycholoog over dit veranderde eetgedrag. De psycholoog adviseert misschien counseling om op zoek te gaan naar de emotionele achtergronden van de vreemde eetlust. Maar hoeveel therapie ook, het zal niet helpen, omdat het probleem biologisch van aard is – te veel zoutverlies in de urine.

Zo zullen ook psychologische benaderingen van binge eating beperkt succes hebben als de vetcellen te veel calorieën opnemen en te weinig voor de rest van het lichaam overlaten. Je kunt niet weten of gedragsproblematiek, zoals een eetstoornis, een psychologische (of zelfs een psychiatrische) oorzaak heeft voordat de mogelijke biologische oorzaken zijn behandeld.

Zoals hiervoor is besproken, zorgt een te hoog insulinepeil, opgewekt door snelle suikers, ervoor dat vetcellen te veel calorieën opzuigen, waardoor er te weinig calorieën overblijven voor de juiste plaatsen. Als er te weinig calorieën in de bloedsomloop circuleren, gaat er in de hersenen een alarm af, wat tot trek en onbedwingbare eetlust leidt. En dan met name heel veel zin in sterk bewerkte koolhydraten – chips, koekjes, crackers, snoep, taart en dat soort dingen – omdat deze snelle suikers je binnen een paar minuten beter doen voelen. Het probleem is, je voelt nog uren daarna slechter, grond voor de volgende verslavende cyclus. Op een bepaalde manier lijken sterk bewerkte koolhydraten op drugs, die des te verslavender zijn naarmate ze sneller worden opgenomen.[35] Zo staat onbewerkt cocablad (dat een tijd duurt om te kauwen en te verteren) in Zuid-Amerika al eeuwen bekend als veilig middel tegen hoogteziekte en andere kwalen. Maar als het actieve ingrediënt, cocaïne, voor een snellere werking wordt geraffineerd en geconcentreerd, leidt dat tot serieuze fysieke en psychologische verslavende effecten.

Mijn Nooit Meer Trek Verhaal

Vandaag at ik een ouderwetse donut. Daar was ik altijd gek op. Ik at hem, maar toen ik hem op had, besefte ik dat ik er niets aan vond. Het was niet wat ik ervan verwachtte. Ik dacht dat ik elke hap zalig zou vinden ... maar niets. Ik denk dat mijn lichaam aan het veranderen is. Ik at hem omdat ik me herinnerde dat ik ze zo lekker vond – niet omdat ik trek had. Ik snakte er niet naar. Hij was er gewoon.Voortaan wil ik mezelf eraan herinneren hoeveel lekkerder echt eten is.

– Angelica G., 50 jaar, Sacramento, Californië
Gewichtsverlies: 5,2 kg. Afname tailleomvang: 7,6 cm

Een gedachte-experiment: beeld je in dat je net een fikse ruzie met je partner hebt gehad. Je beste vriend of vriendin is er niet om erover te praten en je belandt in de keuken om troost te zoeken bij voedsel. Stel nu dat je maar vier dingen kunt vinden, elk met ongeveer 400 calorieën:

brood – 5 boterhammen (sterk bewerkte koolhydraten)
bessen – 600 gram (onbewerkte koolhydraten)
boter – 5 gram (vetten)
gedroogd vlees – 5 porties van 30 gram (eiwitten)

Wat zou je het snelst naar binnen kunnen werken? Waarvan kreeg je de minste waarschuwingssignalen uit je lichaam (een vol gevoel, ongemak, misselijkheid)? Waarvan zou je het snelst opnieuw trek krijgen? Wat zou hoogstwaarschijnlijk een eetbui veroorzaken? Waarschijnlijk heb je steeds brood als antwoord gegeven. De andere items zijn veel moeilijker om op te schrokken, en als je daarvoor zou kiezen, zou je dat niet snel nog eens doen.

Uiteraard zijn er mensen die lijden aan serieuze eetstoornissen, zoals boulimia, waarvoor ze gespecialiseerde psychiatrische hulp nodig hebben. En zelfs het allerbeste voedsel kan geen emotionele leegtes vullen. Psychologische hulp kan een belangrijke bijdrage leveren aan het omgaan met de uitdagingen van het leven en positieve gedragsveranderingen bewerkstelligen. Maar snelle suikers bereiden de weg voor een eetbui, onafhankelijk van hoe je je voelt. Haal ze eruit en veel voedingsgerelateerde gedragsproblemen gaan spontaan vooruit. Bij de meeste onbewerkte producten geeft het lichaam ondubbelzinnig aan wanneer het genoeg heeft gehad.

Mijn Nooit Meer Trek Verhaal

Het kan dus echt, geen onbedaarlijke trek hebben! Ik wist niet dat het mogelijk was, maar als ik dit dieet volg, ben ik rustig en niet benauwd over voedsel en denk ik niet de hele tijd aan eten. Ik merk nu dat vol zitten van koolhydraten een heel ander gevoel is, eentje dat veel minder prettig is – meer als een aangespoelde walvis. Vroeger zat ik helemaal vol en had ik nog steeds verschrikkelijk veel zin in iets anders.

– Pamela G., 56 jaar, Chantilly, Virginia
Gewichtsverlies: 3,6 kg. Afname tailleomvang: 8,9 cm

IETS OM OP TE KAUWEN

Optimale gezondheid balanceert tussen tegengestelde biologische acties – samentrekken en ontspannen van het hart, in- en uitademen, waken en slapen. Als het hart steeds te krachtig samentrekt, of de ademhaling te diep gaat, heeft het lichaam te lijden. Datzelfde geldt voor voeding. Na het eten stromen er calorieën het lichaam in om de energieopslag bij te vullen. Een paar uur later keert het tij en stromen de calorieën de andere kant op, de opslagplaatsen uit. Normaal gesproken verloopt dit heen-en-weerballet gladjes, met lichte, gezondheidsbevorderende effecten op het lichaam. Maar het moderne industriele voedingspatroon heeft dit natuurlijke ritme verstoord (zie afbeelding blz. 62), door de bloedsomloop direct na het eten met te veel calorieën te overspoelen en even later met een tekort te laten zitten. Het lichaam verwerkt de extremen zo goed mogelijk door tijdens de calorieovervloed het insulineniveau en tijdens de schaarste de stresshormoonspiegel te verhogen. Maar de grote schommelingen in hormonen en stofwisseling vergen hun tol van het lichaam. Het ligt voor de hand dat ze ook de hersenen beïnvloeden.[36]

In een goed gecontroleerd voedselonderzoek gaven researchers van de University of Wales 71 studentes een ontbijt met langzame of met snelle koolhydraten en testten daarna hun cognitieve vermogens. Ze merkten dat het geheugen, speciaal voor moeilijke woorden, de hele ochtend verminderd werkte na het snel verterende ontbijt. Het effect was het meest uitgesproken een paar uur na de maaltijd (een deficit van 33 procent).[37]

Vergelijkbare resultaten werden gevonden in Toronto onder 21 patiënten met diabetes. Na een maaltijd met snel verterende koolhydraten stonden woordgeheugen, werkgeheugen, selectieve aandacht en executieve functies op een lager niveau dan na een maaltijd met dezelfde hoeveelheid koolhydraten maar in langzaam verterende vorm.[38]

Deze cognitieve tekorten kunnen als ze aanhouden bij kinderen en jongvolwassenen leiden tot de diagnose aandachtstekortstoornis (ADD). Er zijn natuurlijk talloze redenen waarom kinderen tegenwoordig concentratieproblemen kunnen hebben, variërend van te lang voor een scherm zitten tot te weinig slaap krijgen. Maar voornoemde en andere onderzoeken suggereren dat een teveel aan sterk bewerkte koolhydraten het probleem kan verergeren.

Stel, je geeft aan je twaalfjarige zoon voor het ontbijt een volkorenbroodje met magere roomkaas en een glas sap, zoals gepropageerd in de voedingspiramide van 1992 (zie afbeelding blz. 18). Deze etenswaren klinken heel gezond, maar zijn sterk bewerkt en bevatten weinig eiwitten en vetten die tegenwicht bieden aan de snel verterende koolhydraten. Waarschijnlijk zouden halverwege de ochtend de calorieën in zijn bloed verdwenen zijn en stresshormonen opkomen – niet echt hét biologische recept voor concentratie en leren. Vreemd genoeg hebben de stimulerende medicijnen om ADD te behandelen een grofweg vergelijkbaar biologisch effect als het stresshormoon adrenaline. Zouden deze medicijnen helpen tegen de bloedsuikerschommelingen die ontstaan door de sterk bewerkte voeding die kinderen tegenwoordig eten?

Mijn Nooit Meer Trek Verhaal

Ik ben depressief, maar ik praat er niet over vanwege de vooroordelen. Met dit dieet is er weer vrolijkheid in mijn leven. Ik kan het niet uitleggen, net zo min als ik de depressie kan uitleggen. Ik voel dat ik vanbinnen aan het veranderen ben. Na dit dieet gaat alles anders.

– Joyce D., 70 jaar, Roswell, Georgia
Gewichtsverlies: 3,6 kg. Afname tailleomvang: 11,4 cm

Hoe is het intussen met ons algehele welzijn, te midden van de aanslagen op lichaam en geest door de moderne, sterk bewerkte voeding? Denk eens aan het gebruik van geneesmiddelen en stemmingsbeïnvloedende stoffen in het algemeen – inclusief producten waarvoor veel reclame wordt gemaakt. Cafeïne om 's morgens wakker te worden, alcohol om 's avonds bij te komen, tranquillizers om te kunnen slapen. Ibuprofen tegen pijn, maagzuurremmers voor de spijsvertering, viagra bij erectiestoornissen. Velen zijn afhankelijk van pillen om te kunnen omgaan met vermoeidheid, prikkelbaarheid, angsten, concentratieproblemen, depressie en andere psychische aandoeningen. Zou de juiste voeding – door de insulinespiegel op peil te houden en chronische ontsteking tegen te gaan – een eind kunnen maken aan die afhankelijkheid van chemicaliën? Veel wetenschappelijk bewijs doet dit vermoeden.

Mijn Nooit Meer Trek Verhaal

Het beste aan dit dieet is de stemmingsstabilisatie en dat ik kon stoppen met mijn antidepressiva! Ik sta versteld dat het verlangen naar suiker weg is, maar wat nog fijner is, is dat ik af ben van de medicatie die ik moest nemen sinds de geboorte van mijn tweede zoon, zeven jaar geleden. Ik ben nog steeds wel eens triest, maar niet meer zo erg en ik voel me 's nachts niet meer zo machteloos als eerst. Ik weet dat mijn gewicht nog wel verder zal zakken, maar het echte pluspunt is dat ik me goed voel.

– Karen L., 44 jaar, Savage, Minnesota
Gewichtsverlies: 3,2 kg. Afname tailleomvang: 5 cm

WAAROM WE HET MIS HADDEN

Jaarlijks sponsort de farmaceutische industrie vele grensverleggende klinische trials naar de effectiviteit van nieuwe medicijnen, die allemaal de potentie hebben miljarden dollars op te brengen. Met zoveel winst op het spel zorgt de medische industrie wel dat de research goed wordt uitgevoerd. Bij de zogeheten fase 3-trials gaan grote bedragen om (soms meer dan $ 100 miljoen), doen veel proefpersonen mee (in principe duizenden), bestrijkt het onderzoek een lange periode (vaak vele jaren), zijn hooggekwalificeerde wetenschappers betrokken, wordt streng gecontroleerd of het protocol wordt gevolgd (zoals gratis verstrekking van het te testen medicijn) en gelden uitgebreide procedures met betrekking tot de kwaliteitscontrole.

In scherp contrast daarmee moet voedingsresearch het doen met minimale budgetten. Een betere voeding zou enorme besparingen opleveren door preventie en behandeling van obesitas, maar geen enkel groot concern profiteert daarvan. De federale bekostiging door de National Institutes of Health is gekrompen, terwijl de kosten voor klinisch onderzoek blijven stijgen.[39] Zodoende zijn er voor de meeste onderzoeken naar afvallen veel te weinig middelen – zelden meer dan een paar honderdduizend dollar – en heeft de kwaliteit te lijden. De overgrote meerderheid van deze onderzoeken werkt met enkele tientallen (soms een paar honderd) proefpersonen, bestrijkt een korte periode (maximaal een jaar), wordt uitgevoerd door wetenschappers met een wisselende mate van expertise, heeft te weinig fondsen om gedragsveranderingen te stimuleren en kent een matige kwaliteitscontrole. Meestal bestaat de voorlichting uit instructies over wat men moet eten, maar is er geen hulp bij het kopen en bereiden van dat eten. Omdat ze zo weinig steun krijgen, veranderen de meeste deelnemers aan voedingsonderzoeken nauwelijks van gedrag en eindigen te vergelijken groepen (bijvoorbeeld mensen met een vetarm versus een koolhydraatarm dieet) met vrijwel hetzelfde voedingspatroon. Het is niet vreemd dat deze onderzoeken in alle groepen tot weinig gewichtsverlies leiden.

Dergelijk onderzoek is wel verkeerd uitgelegd als 'alle diëten zijn hetzelfde' of 'je aan het dieet houden, welk dieet dan ook, is het enige wat helpt'. Maar dit zijn foute conclusies. Zulke drogredenen zouden een kritische toetsing bij ander klinisch research niet doorstaan. Zouden we een veelbelovend nieuw kankermedicijn moeten laten vallen omdat de proefpersonen aan het experiment hun pillen niet innamen?

Gelukkig gaat het soms wel goed. Het onderzoek DIRECT, in 2008 gepubliceerd in het *New England Journal of Medicine*,[40] vergeleek een conventioneel (vetarm), een mediterraan (middelvet) en een Atkinsachtig dieet (vetrijk) onder 322 deelnemers met een hoge BMI. Het onderzoek werd uitgevoerd op een werkplaats in Israël, waar de proefpersonen – naast algemene voorlichting over voeding – hun dagelijkse hoofdmaaltijd kregen, afhankelijk van de dieetgroep waarbij ze waren ingedeeld. Zo wisten de onderzoekers zeker dat de drie groepen ook echt verschillend aten. Ook de partners kregen voorlichting, zodat die thuis steun konden bieden. Het onderzoek duurde twee jaar, waardoor er genoeg tijd was voor het optreden van langetermijneffecten.

Ondanks het feit dat de dieetdoelen niet geheel werden behaald, vallen de resultaten van dit opmerkelijke onderzoek op in vergelijking met de weinig overtuigende uitkomsten van minder goede research. Het gewichtsverlies was het grootst bij het vetrijke dieet, gemiddeld bij het middelvette dieet en het laagst bij het vetarme dieet – sterk significant verschillend vanuit statistisch oogpunt. Bovendien leverden het vette dieet meer gunstige veranderingen in triglyceriden, HDL-cholesterol en, bij proefpersonen met diabetes, de suikerspiegel. We hebben meer zorgvuldig gecontroleerd onderzoek als dit nodig om een einde te maken aan de huidige misverstanden over diëten om af te vallen.

DE DROGREDEN VAN DE LEGE CALORIE

Een fundamenteel probleem met de caloriebalanstheorie over obesitas is dat die alle calorieën over een kam scheert, onafhankelijk van de bron, wat heel raar overkomt. Volgens deze theorie zou een taartje of een perzik het lichaam op dezelfde manier beïnvloeden, als we er tenminste evenveel van eten – wat indruist tegen het gezond verstand. Als dat waar zou zijn, waarom zouden we dan diëtisten nodig hebben, wiens werk het is om te adviseren wat we wel en niet moeten eten? Sommige calorieën zijn blijkbaar meer gelijk dan andere! Om dit dilemma te omzeilen, hebben voedingsdeskundigen de lege calorie bedacht. Zeker, te veel frisdrank is niet verstandig, zeggen ze, maar niet vanwege de negatieve effecten van suiker zelf. De enige zorg is dat toegevoegde suikers – die geen vezels, vitaminen, mineralen en andere essentiële voedingsstoffen bevatten – de plaats innemen van iets wat meer voedingsstoffen bevat. Dit argument stond in 2014 kort en bondig in een hoofdartikel in het prestigieuze *American Journal of Clinical Nutrition*:[41]

> Als officieel erkend diëtist zal ik de mensen zeker niet vertellen dat ze meer suiker moeten eten. Maar het moge duidelijk zijn dat toegevoegde suikers 4 [calorieën per gram] leveren, evenveel als alle andere verteerbare koolhydraten, en niet tot meer gewichtstoename leiden dan enige andere caloriebron. De grondgedachte achter het verminderen van de inname van toegevoegde suikers (...) is het verminderen van calorieën en daarmee het verhogen van de nutriëntendichtheid.

Moeten we nu werkelijk geloven dat een glas cola even gezond zou zijn als een grote appel (allebei met ongeveer 100 calorieën), als we die dronken met een dosis Metamucil en een multivitaminepil erbij?

Wat niet wil zeggen dat voedingsstoffen niet belangrijk zijn. Kennis van voedingsstoffen heeft bijgedragen aan de bestrijding van ondervoedingsziekten als pellagra (tekort aan vitamine B3), scheurbeuk (tekort aan vitamine C) en rachitis (tekort aan vitamine D). Maar een primaire focus op voedingsstoffen is uiterst ineffectief gebleken bij het bestrijden van de epidemieën van chronische ziektes die door overeten worden veroorzaakt.[42] Sterker nog, zoals in dit hoofdstuk is besproken, kunnen voedingsmiddelen met dezelfde voedingsstoffen hormonen en stofwisseling op totaal verschillende wijze beïnvloeden, bepalen of we calorieën opslaan of verbranden, vet- of spierweefsel opbouwen, trek of een vol gevoel hebben, met ons gewicht worstelen of moeiteloos op gewicht blijven en wel of niet lijden aan chronische ontsteking. In het volgende hoofdstuk zal blijken hoe deze onbekende aspecten van voeding kunnen worden ingezet voor een sterk recept voor gewichtsverlies en het voorkomen van ziekte.

Mijn Nooit Meer Trek Verhaal

Een vriendin van mij begon aan een caloriearm dieet op dezelfde dag dat ik met het mijne startte. Zij vindt het 'stom en beperkend' dat ik sommige dingen niet meer eet. Toen we onze plannen vergeleken, vertelde ik dat ik volvette zuivelproducten eet en room in de koffie doe – iets wat ze volkomen belachelijk vond, dat ik producten zou gebruiken die 'je dik maken' en andere weglaten die zij gezond vindt. Toen zij maar doorratelde over de slechte psychologie van het weglaten van sommige producten, begon ik mij tamelijk idioot te voelen. Maar toen zei ze: 'Kijk, mijn dieet is geweldig, want als ik Cheetos bij het ontbijt wil, dan weet ik precies hoeveel ik er mag hebben. Ik had vanochtend Cheetos voor het ontbijt en dat is oké.' Tjee, ik ben zo blij dat ik me niet meer hoef af te vragen hoeveel Cheetos ik mag hebben! Ik weet nu hoe belachelijk dat voelde.

– Holly C., 37 jaar, Raleigh, North Carolina
Gewichtsverlies: 2,3 kg. Afname tailleomvang: 5 cm

HOOFDSTUK 4

De oplossing

Vergeet calorieën
Focus op kwaliteit
Laat je lichaam de rest doen

In hoofdstuk 3 zagen we waarom standaard afvaldiëten zelden werken. Je komt aan als vetcellen te veel calorieën opslaan en te weinig overlaten voor de rest van het lichaam. Vetarme, caloriearme diëten lossen dit probleem niet op en kunnen de zaak juist nog verergeren. Geconfronteerd met caloriegebrek gaat het lichaam in de hongermodus en terugvechten. Je krijgt honger en onbedwingbare eetbuien en de stofwisseling gaat trager lopen – het perfecte recept om weer aan te komen en verstoorde eetgewoontes te krijgen.

Effectiever is het om je *vetcellen te herprogrammeren* en zo gewicht te verliezen. Dat doe je door op een manier te eten die het insulineniveau verlaagt en ontstekingen vermindert. Dan komen de vetcellen tot rust en geven ze hun overtollige calorievoorraden af. Als je lichaam een betere toegang krijgt tot brandstof, verloopt de stofwisseling beter, verdwijnen honger en eetbuien en vindt er op natuurlijke wijze gewichtsverlies plaats. Het is een manier van eten waarbij je niet het gevoel zult hebben dat je je iets moet ontzeggen.

In dit hoofdstuk gaan we dieper in op deze aanpak. Maar het staat je vrij om direct naar het Nooit Meer Trek Dieet in deel 2 te gaan als je genoeg hebt van alle wetenschap.

DE BELANGRIJKSTE VOEDINGSSTOFFEN – KOOLHYDRATEN, EIWITTEN EN VET

Miniquiz nr. 1:
Wat is de minimale hoeveelheid koolhydraten die je nodig hebt om op langere termijn te overleven?

(Antwoord op blz. 88)

Welke belangrijke voedingsstoffen heeft het lichaam nodig om goed te werken? Het antwoord komt misschien als een verrassing. Het lichaam heeft dagelijks nog geen gram eiwitten per kilo lichaamsgewicht nodig om weefsels te herstellen en voor de biochemische reacties van onze stofwisseling. En een volwassene heeft maar een paar gram vet (vooral de essentiële omega 3- en omega 6-vetzuren) nodig voor de instandhouding van de celwanden en de communicatie tussen de cellen. Afgezien van deze minimale hoeveelheden kan onze voeding uit bijna elke combinatie van de belangrijke voedingsstoffen bestaan. Het enige wat we feitelijk niet nodig hebben zijn koolhydraten.

Als we geen koolhydraten binnenkrijgen, kan het lichaam alle brandstof die onze hersenen nodig hebben produceren uit alleen eiwitten en vet. We bezitten een enorme biologische flexibiliteit als het gaat om de voedingsstoffen die we kunnen eten. Daarom konden de Inuit in het noordpoolgebied overleven op een dieet dat vrijwel geheel uit zee- en landdieren bestond. En de jager-verzamelaars verder zuidelijk aten daarentegen vooral plantaardige diëten, aangevuld door vlees.[1]

Tegenwoordig hebben we een vrijwel onbeperkte keus aan voedsel, en dat leidt tot de vraag: wat is de optimale verhouding tussen koolhydraten, eiwitten en vetten om niet te zwaar te worden en chronische ziektes te voorkomen? Het antwoord op die vraag vormt het belangrijkste onderscheid tussen de populairste afvaldieten, van het koolhydraatrijke Ornishdieet tot het uiterst koolhydraatarme ketogene dieet (zie het diagram op blz. 87).

Fase 1 van ons dieet ligt in het rechterdeel van het diagram, in de buurt van, maar minder streng dan het Atkinsdieet. Fase 2

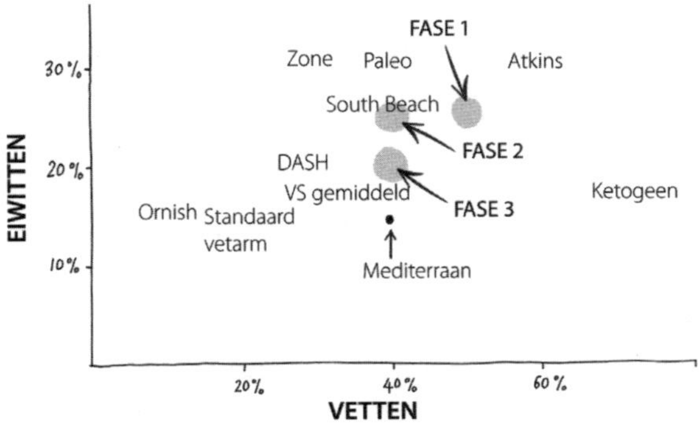

Vergelijking van populaire afvaldiëten

lijkt qua voedingsstoffen op het South Beach-, Zone- en paleodieet. Fase 3 komt in de buurt van een typisch mediterraan dieet. Deze laatste fase ligt precies in het midden van het diagram, wat erop wijst dat het een van de minst strenge van alle opties is.

In de twee weken van fase 1 halveren we de hoeveelheid koolhydraten, van de in de VS gebruikelijke 50 procent van de totale calorie-inname tot 25 procent van het totaal (100 tot 150 gram, gebaseerd op de gemiddelde energiebehoefte). De koolhydraten verminderen is de snelste en gemakkelijkste manier om de insulineniveaus te verminderen en te gaan afvallen. In fase 2 en 3 nemen de hoeveelheden koolhydraten weer toe, tot ongeveer 40 procent van het totale aantal calorieën. Het type koolhydraten doet er in alle fases toe, zoals we in de volgende paragraaf zullen zien.

Eiwitten spelen niet alleen een rol in fundamentele biologische processen, maar ook in de gewichtsbeheersing, onder meer doordat ze de afgifte van het hormoon glucagon stimuleren.[2] Glucagon, dat net als insuline in de alvleesklier wordt geproduceerd, werkt tegengesteld aan insuline door brandstof aan de reservevoorraden te onttrekken, waardoor de energiedip een paar uur na de maaltijd wordt voorkomen. Glucagon en insuline hebben dus een tegengesteld effect op de stofwisseling. Eiwitten in de juiste hoeveelheid vormen met andere woorden een tegenwicht tegen koolhydraten.

Maar voor je nu aanvalt op een enorme steak, moet je bedenken dat de biologische bandbreedte voor de hoeveelheid eiwitten die je kunt eten veel kleiner is dan voor de andere belangrijke voedingsstoffen. Een eiwitinname van meer dan 35 tot 40 procent van de totale caloriebehoefte overstijgt het vermogen van de lever om aminozuren (de bouwstenen van eiwitten) aan te maken, en dat leidt weer tot de productie van giftige hoeveelheden ammonia.[3] Tijdens ons dieet consumeer je 100 tot 140 gram eiwitten per dag, wat neerkomt op ongeveer 25 procent van je dagelijkse calorie-inname in fase 1 en 2. In fase 3, wanneer je gewicht en calorie-inname stabiliseren, vermindert de verhouding tot 20 procent.

De rest van de calorieën is afkomstig van vetten, vooral van de soorten die in olijfolie en noten voorkomen. Zoals we in hoofdstuk 3 hebben gezien, zijn deze vetten in feite heel gezond. Ze vertragen de snelheid van de spijsvertering, zorgen ervoor dat je je nog uren na de maaltijd vol voelt, en verlagen het risico op hart- en vaatziektes. En het eten wordt er lekkerder door – in ons dieet krijg je geen vetarme dressings of sausjes! In fase 1 leveren vetten 50 procent van je totale calorie-inname, en ze komen in de plaats van alle bewerkte koolhydraten. Deze grote hoeveelheid zal de insulineafgifte verlagen, de vetcellen tot rust brengen en je stofwisseling weer op het juiste spoor zetten. In fase 3 vermindert het aandeel vetten tot 40 procent, ongeveer net zoveel als dat van de koolhydraten, en dat maakt je flexibeler in je voedselkeuze.

(Miniquiz nr. 1, antwoord: 0)

WEINIG KOOLHYDRATEN OF LANGZAME KOOLHYDRATEN?

Miniquiz nr. 2:

Welk van de volgende producten verhoogt het bloedsuiker- en insulinegehalte na consumptie het sterkst, gerekend per calorie

1. gebakken aardappels
2. ijs
3. tafelsuiker

(Antwoord op blz. 93)

Mensen met ernstige stofwisselingsproblemen, zoals insulineresistentie of diabetes type 2, profiteren van een langdurige vermindering van de koolhydraatinname – tot 25 procent van de dagelijkse calorie-inname, zoals in fase 1, of zelfs nog minder. Studies laten zien dat sommige patiënten een aanzienlijke gezondheidsverbetering ervaren door een ketogeen dieet, waarbij nauwelijks nog koolhydraten worden ingenomen.[4] Zonder koolhydraten daalt de afgifte van insuline en schakelt het lichaam van glucose over op ketonen (afbraakproducten van vetten) als belangrijkste brandstof. Sommige wetenschappers beschouwen ketonen als een soort 'superbrandstof', die mentale prestaties, uithoudingsvermogen en een gevoel van fitheid zou bevorderen, en misschien ook het verouderingsproces vertraagt.[5] Ketogene en andere uiterst koolhydraatarme diëten zijn echter op de lange duur moeilijk vol te houden, en het is niet zeker of er geen nadelige effecten zullen optreden. Doorgaans is het echter niet nodig om de koolhydraatinname zo sterk te beperken.

Net zoals calorieën verschillen in de manier waarop ze het lichaam beïnvloeden, zo verschillen ook koolhydraten. Alle koolhydraten worden afgebroken tot glucose, maar de snelheid waarmee dat in het spijsverteringskanaal gebeurt, varieert aanzienlijk tussen verschillende soorten voedingsmiddelen. Dit verschil hangt samen met de de glykemische index (GI).[6]

De GI zegt iets over de snelheid waarmee koolhydraten de bloedsuikerspiegel laten stijgen, van 0 (geen effect) tot 100 (gelijk aan glucose). Per gram laten de meeste zetmeelrijke voedingsstoffen het bloedsuikergehalte zeer snel oplopen, en daarom hebben ze een hoge GI-waarde; ze zijn snel. Sterk bewerkte graanproducten, zoals wit brood, witte rijst en ontbijtgranen en ook aardappels verteren zo snel dat hun GI nog groter is dan die van tafelsuiker (sacharose). Als ontbijt kun je dus een kom cornflakes zonder suiker nemen, of een kom suiker zonder cornflakes. Het smaakt verschillend, maar na het passeren van de slokdarm hebben ze dezelfde uitwerking. Minimaal bewerkte granen, zetmeelarme groenten, vruchten, peulvruchten, noten en ongezoete zuivelproducten hebben een milder effect op de bloedspiegel en ook een lagere GI; dit zijn langzame koolhydraten.

Een verwant begrip is de glykemische lading (GL), waarbij ook rekening wordt gehouden met de hoeveelheid koolhydraten die wordt geconsumeerd (zie Appendix A, blz. 317–320).[7] Watermeloen heeft een hoge GI, maar in een standaardportie zitten maar weinig koolhydraten, dus de GL is gematigd. Daarentegen hebben aardappels een hoge GI, en bovendien bevat een portie veel koolhydraten, zodat de GL hoog is. Onderzoek heeft aangetoond dat de GL op een betrouwbare manier voorspelt hoe de bloedsuikerspiegel na een maaltijd verandert – veel beter dan door alleen de hoeveelheden koolhydraten te meten, zoals mensen met diabetes geleerd is te doen.

In honderden studies is het effect onderzocht van GI en GL op het lichaamsgewicht en de gezondheid.[8] In het grootste klinische onderzoek dat in zijn soort ooit is verricht,[9] kregen 773 volwassenen uit acht Europese landen, die met een standaard afvaldieet ten minste 8 procent waren afgevallen, willekeurig diëten toegewezen die varieerden in GI en eiwitgehalte. Na zes maanden bleek de groep met een langzaam, eiwitrijk dieet (met de laagste GL) niet opnieuw te zijn aangekomen. Deelnemers aan het snelle, eiwitarme dieet (met de hoogste GL) kwamen het meest aan, en de deelnemers aan de andere twee combinaties – langzaam, eiwitarm en snel, eiwitrijk (beide met een gematigde GL) – toonden een gematigde gewichtstoename. Als je van de resultaten een grafiek maakt, is de conclusie duidelijk: hoe langzamer de koolhydraten, hoe beter het resultaat.

Ook zonder naar het lichaamsgewicht te kijken bestaat er een verband tussen eetpatronen met een hoge GI/GL en chronische ziektes. Een analyse van alle gepubliceerde gegevens hierover wees uit dat personen met een eetpatroon met een hoge GI (dus met snelle koolhydraten) een 20 procent grotere kans op diabetes hebben dan met een lage GI.[10] Het ligt voor de hand dat de grote variatie van het bloedsuikergehalte bij een hoogglykemisch eetpatroon stress veroorzaakt bij de insulineproducerende cellen van de alvleesklier. Als die cellen het toch al zwaar hebben vanwege insulineresistentie, chronische ontstekingen of genetische risicofactoren, kan een hoogglykemisch eetpatroon de laatste druppel zijn.

Voedingsmiddelen met een hoge GI en hoge GL worden ook gelinkt aan hart- en vaatziektes. In een studie naar 75.000 vrouwen bleek een hoogglykemisch eetpatroon de kans op coronaire hartziektes in tien jaar tijd te verdubbelen.[11] Dit wijst erop dat het omschakelen van een hoogglykemisch naar een laagglykemisch eetpatroon het risico op hart- en vaatziektes kan halveren – en dat is precies wat is waargenomen bij klinische tests van medicijnen als acarbose, die de vertering van koolhydraten in darm vertragen (maar die medicijnen hebben bijwerkingen).[12]

Bovendien worden hoogglykemische eetpatronen in verband gebracht met borst-, baarmoeder- en darmkanker, beroertes, galstenen, leververvetting en depressiviteit, maar hiervoor is nog meer onderzoek nodig.[13]

Ondanks de sterke bewijzen ten gunste van een laagglykemisch eetpatroon, laten beperkte of kortetermijnstudies afwijkende uitkomsten zien. Onderzoekers uit Boston en Baltimore legden 163 volwassenen vier diëten op, variërend in koolhydraten en GI, maar met evenveel calorieën. De uitkomst was dat laagglykemische diëten na 3,5 tot 5 weken geen verbetering te zien gaven van insulinegevoeligheid, lipides of bloeddruk.[14] Maar de studie was vermoedelijk niet lang genoeg om duidelijke effecten te zien te geven.[15] Zo kregen 316 volwassenen in Groot-Brittannië, verdeeld in drie groepen, 16 weken lang verschillende hoeveelheden volkorenproducten te eten. Hoewel deze studie meer dan drie keer zo lang duurde als de Boston/Baltimore-studie, werden er geen effecten waargenomen op de 22 risicofactoren voor hart- en vaatziektes, zoals lichaamsgewicht, hoeveelheden lipides en bloeddruk.[16] Toch zouden we de aanbeveling om geraffineerde granen te vervangen door volkorenproducten niet graag willen laten vervallen. In elk geval laten andere klinische studies naar laagglykemische diëten wel verbeteringen zien van insulineresistentie, chronische ontstekingen en lipides, vooral als de calorie-inname en het lichaamsgewicht op natuurlijke wijze konden schommelen.[17]

Vergeleken met diëten die de koolhydraatinname sterk beperken, zoals het Atkinsdieet, zijn de effecten van een laagglykemisch dieet eerst niet zo indrukwekkend. Maar er zijn niet veel mensen die eindeloos lang kunnen doorgaan met een bijna volledig koolhydraatvrij dieet. Een laagglykemisch dieet duurt wat langer, maar brengt je wel bij je doel. Het omschakelen van sterk bewerkte naar langzame koolhydraten kan het lichaamsgewicht verminderen en het risico op chronische ziektes verlagen zonder een hele groep gezonde (en lekkere) voedingsmiddelen te hoeven opgeven.

Een ander voordeel van een eetpatroon met nauwelijks bewerkte, laagglykemische voedingsmiddelen is dat er minder gewichtsreducerende operaties nodig zijn.[18] Omdat onbewerkte voedingsmiddelen langzaam verteren, maken sommige bestanddelen een 'reis' over de hele lengte van de dunne darm. Aan het eind van de dunne darm (het ileum) komen daarbij hormonen vrij die de stofwisseling een oppepper geven en een gevoel van verzadiging veroorzaken. Sterk bewerkt voedsel – zoals fastfood – verteert in het begin van het maag-darmstelsel, en dat is te vroeg om dit mechanisme te activeren. Het is dus niet verrassend dat er een verband bestaat tussen het eten van fastfood en diabetes type 2.[19] Om de gevolgen van al dat sterk bewerkte voedsel (waaruit een groot deel van het westerse eetpatroon bestaat[20]) tegen te gaan, worden vaak gewichtsreducerende operaties toegepast. Bij de gebruikelijkste vorm hiervan (de 'Roux-en-Y gastric bypass') wordt het maag-darmkanaal omgeleid, zodat ook snel verteerbaar voedsel een eind verder in de dunne darm terechtkomt. Daardoor treedt er een intens gevoel van verzadiging op, ongeacht wat er is gegeten. Maar in plaats daarvan kunnen we dus ook stoppen met het eten van sterk bewerkt voedsel.

Onbewerkt, langzaam verterend voedsel vormt de basis voor het Nooit Meer Trek Dieet. In fase 1 elimineer je alle graanproducten, aardappels en suiker (afgezien van een kleine hoeveelheid in chocola). In plaats daarvan haal je je koolhydraten uit laagglykemische voedingsmiddelen, zoals zetmeelarme groenten, vruchten, peulvruchten en noten. Maar je kunt er zeker van zijn dat je met drie maaltijden en twee snacks per dag, bestaand uit lekkere, verzadigende ingrediënten, geen honger zult hebben. Je zult verrast zijn hoe gemakkelijk je zonder bewerkte koolhydraten kunt!

In fase 2 komen er lichtbewerkte granen, zetmeelrijke groenten, tropische vruchten als bananen en een beetje suiker bij. En in fase 3 worden enkele sterker bewerkte koolhydraten voorzichtig toegelaten, afhankelijk van de mate waarin je ze kunt verdragen. Voor mensen die glutenvrij eten, kan het Nooit Meer Trek Dieet gemakkelijk worden aangepast, met glutenvrije alternatieven voor tarwe en ander glutenbevattende graansoorten.

(Miniquiz nr. 2, antwoord: 1. gebakken aardappels)

TYPEN VET

Miniquiz nr. 3:

Wat is ongezonder voor je hart – wit brood of roomboter?

(Antwoord op blz. 96)

De afgelopen decennia werd vet als de ongezondste van de drie hoofdvoedingsstoffen beschouwd, en verzadigd vet zou wel de allerergste boosdoener zijn.[21] Verzadigde vetzuren, zoals in roomboter en kokosolie, zijn bij kamertemperatuur vast. Daarentegen zijn enkelvoudig onverzadigde vetzuren (in olijfolie en noten) en meervoudig onverzadigde vetzuren (in vette vis, bepaalde noten en plantaardige olie) vloeibaar bij kamertemperatuur.

Verzadigde vetzuren kregen een slechte naam in de jaren 1960, omdat ze het LDL-cholesterol in het bloed verhogen, en dat vergroot de kans op hart- en vaatziektes. Sindsdien hebben de nationale voedingsbureaus steeds geadviseerd de inname van verzadigd vet zoveel mogelijk te beperken. Vooral daarom steeg de consumptie van margarine, gemaakt van gedeeltelijk geharde plantaardige oliën (zogeheten transvetten) in de jaren 1970 en 1980. Transvetten, die bij kamertemperatuur vast zijn, vormden een aantrekkelijk alternatief voor roomboter. Ongelukkig genoeg bleken deze onnatuurlijke vetten nog veel slechter te zijn dan verzadigd vet; in feite zijn het een soort gifstoffen.[22] In de laatste jaren is hun gebruik aan banden gelegd, maar voor die tijd veroorzaakten transvetten jaarlijks tienduizenden doden in de westerse wereld als gevolg van hart- en vaatziektes.[23]

Wat verzadigde vetten betreft, begint de weegschaal de andere kant op door te slaan. Er zijn tegenwoordig zelfs populaire dieetboeken die ze aanprijzen. Verzadigd vet verhoogt niet alleen het slechte LDL-cholesterol, maar ook het gunstige, hartbeschermende HDL-cholesterol. Daarentegen verlagen snelle koolhydraten het HDL-cholesterol en verhogen ze de hoeveelheid triglyceriden in het bloed, en dat is in combinatie veel slechter voor je hart en bloedvaten dan verzadigd vet.[24] Deense onderzoekers ontdekten in een studie naar 50.000 volwassenen die 12 jaar werden gevolgd, dat het vervangen van verzadigd vet door snelle koolhydraten leidde tot een 33 procent hogere kans op een hartaanval.[25] Het vervangen van verzadigd vet door langzame koolhydraten verminderde de kans, maar die inwisseling komt niet vaak voor. Wanneer mensen in de westerse wereld minder verzadigde vetten eten, stappen ze meestal over op meer geraffineerd zetmeel en suiker – en niet op vruchten, peulvruchten of noten.[26]

Twee geruchtmakende studies lieten geen verband zien tussen de consumptie van verzadigd vet en hart- en vaatziektes.[27] Maar in die studies werd de maatlat laag gelegd. Het gemiddelde eetpatroon in de VS en andere westerse landen bestaat voor een groot deel uit sterk bewerkt voedsel, wat betekent dat de bevolking als geheel vatbaar is voor hart- en vaatziektes en diabetes. Dat een bepaald onderdeel van het eetpatroon de toch al grote kans niet nog groter maakt, zegt daarom niet zoveel.

Veel studies laten zien dat een eetpatroon met onverzadigd in plaats van verzadigd vet de kans op ziektes vermindert. Bij een analyse van zogeheten gerandomiseerde onderzoeken met controlegroep, met in totaal ongeveer 13.000 deelnemers, bleek het vervangen van verzadigde vetten door meervoudig onverzadigde vetzuren het aantal hart- en vaatziektes met 19 procent te laten dalen, met betere resultaten naarmate het nieuwe dieet langer duurde.[28] Enkelvoudig onverzadigde vetzuren hebben waarschijnlijk hetzelfde gunstige resultaat.[29] Het lijkt er ook op dat verzadigde vetten chronische ontstekingen en insulineresistentie veroorzaken. Vergeleken met onverzadigd vet liet verzadigd vet diverse negatieve effecten zien: meer ontstekingsmarkers in het bloed, een slechtere elasticiteit van de bloedvaten en een ongezonde insulineactiviteit.[30] In een proefdierstudie is aangetoond dat verzadigd vet ontstekingsreacties op gang brengt, ontstekingen veroorzaakt van de hypothalamus (het belangrijke gebied in de hersenen dat onder meer honger en stofwisseling reguleert), insulineniveaus verhoogt en de activiteit van de vetcellen verandert.[31]

Twee recente studies laten zien dat net als koolhydraten ook vetcalorieën niet allemaal hetzelfde zijn. In de ene kregen 39 volwassenen met een normaal gewicht 750 calorieën per dag meer dan nodig binnen door muffins te eten bereid met verzadigd vet (van palmolie) of met meervoudig onverzadigd vet (zonnebloemolie). Na zeven weken waren beide groepen zoals verwacht ongeveer 1,3 kg aangekomen, maar de totale hoeveelheid lichaamsvet en in de lever opgeslagen vet waren significant groter in de verzadigdevettengroep, terwijl de onverzadigdevettengroep juist meer vetvrij lichaamsweefsel had gekregen.[32] In het andere onderzoek kregen 34 jonge volwassenen drie weken lang een dieet dat veel verzadigde of juist enkelvoudig onverzadigde vetten omvatte, en enige tijd later nog eens drie weken lang het andere dieet. Verder waren de diëten gelijk, en noch de deelnemers noch de onderzoekers wisten welk type vet het eerst werd gegeven. De uitkomst was dat deelnemers die de verzadigde vetten kregen in rust een langzamere stofwisseling hadden, minder fysiek actief waren, en bovendien sneller kwaad werden.[33] Het is geen verrassing dat de kwaliteit van het vet dat we eten zelfs invloed heeft op onze emoties als je bedenkt welke effecten chronische ontsteking en insulineresistentie op ons lichaam en onze hersenen hebben.

Maar ook zijn niet alle verzadigde vetten gelijk. De verzadigde vetten in zuivelproducten lijken gezonder dan die in rood vlees.[34] Verzadigde vetzuren met middellange ketens, zoals in kokosolie, worden snel verteerd en blijven niet lang genoeg aanwezig om veel last te veroorzaken. Om het nog ingewikkelder te maken, ook de hoeveelheid en soort koolhydraten in ons dieet oefenen invloed uit op de lipides in ons bloed, waarbij vooral verzadigd vet en bewerkte koolhydraten een gevaarlijke combinatie vormen.[35] Zonder brood is roomboter misschien wel heel gezond.

In de discussie over verzadigde vetten ligt de waarheid vermoedelijk in het midden. Ze zijn geen health food, maar ook niet volksgezondheidsvijand nummer één.

Met het Nooit Meer Trek Dieet eet je veel onverzadigde, maar ook wel wat verzadigde vetten. Sommige voedingsmiddelen met veel verzadigd vet – zoals gefermenteerde zuivelproducten (bijvoorbeeld yoghurt en kwark), kokosolie en chocola – kunnen een heerlijk onderdeel vormen van een kwaliteitsdieet, en er is geen reden om ze vermijden. Een dot crème fraiche met verse bessen vormt een veel gezonder dessert dan een suikerrijk toetje. Het Nooit Meer Trek Dieet omvat bovendien een aantal porties vis per week die langeketen-omega 3-vetten leveren. Deze meervoudig onverzadigde vetzuren vormen de bouwstenen van belangrijke ontstekingsremmende celsignalen,[36] en in de westerse wereld eten we er in het algemeen niet genoeg van. Als je liever geen vis eet, is het gebruik van visolie aan te raden, vooral voor mensen die aan chronische ontstekingen lijden. Vegetariërs kunnen lijnzaadolie of bepaalde soorten noten in hun dieet opnemen, maar de omega 3-vetzuren in planten hebben kortere ketens en zijn minder efficiënt in het lichaam.

(Miniquiz nr. 3, antwoord: wit brood)

DIERLIJK OF PLANTAARDIG?

Miniquiz nr. 4:

Waarin zitten de meeste eiwitten (per gram)?

1. hardgekookt ei
2. kipnuggets
3. hotdog
4. tempé (een sojabonenproduct)

(Antwoord op blz. 97)

Volgens sommige dieetboeken is vlees een soort vergif. Andere prijzen vlees juist aan als kwaliteitsvoedsel. Ook hier ligt de waarheid vermoedelijk in het midden.

Sinds de dageraad der mensheid heeft vlees een belangrijk bestanddeel gevormd van onze voeding, met zijn geconcentreerde hoeveelheden eiwitten, vetten en andere belangrijke voedingsstoffen. Maar de in stallen gehouden koeien en kippen van tegenwoordig verschillen hemelsbreed van de vrij rondlopende dieren die onze grootouders aten, en zeker van de wilde dieren waarop onze verre voorouders jacht maakten.[37] De bio-industrie van tegenwoordig stuit bovendien op ethische bezwaren en kritiek door milieubeschermers.

Een volwassene kan alle nodige voedingsstoffen binnenkrijgen met een vegetarisch dieet dat zuivelproducten en eieren omvat, of met een veganistisch dieet, zonder dierlijke producten. Anders dan vaak wordt gedacht leveren sommige plantaardige producten grote hoeveelheden eiwitten, zoals tempé, met 20 gram per ons – wat gunstig afsteekt tegen even grote porties hardgekookte eieren (11,5 gram), kipnuggets (12,3 gram) of hotdogs (10,6 gram).

Er zijn ook aanwijzingen dat het vervangen van koolhydraten door plantaardige en niet door dierlijke eiwitten en vetten speciale gezondheidsvoordelen biedt. Onder de ongeveer 80.000 vrouwen in de Nurses' Health Study die minder koolhydraten waren gaan eten, bleek een hoge consumptie van plantaardige eiwitten en vetten in de loop van 20 jaar samen te gaan met een 30 procent lagere kans op hart- en vaatziektes, maar een hoge consumptie van dierlijke eiwitten en vetten gaf geen bescherming.[38]

Een verklaring is misschien dat de aminozuren in dierlijke eiwitten meer insuline en minder glucagon doen afscheiden dan de aminozuren in plantaardige eiwitten – zodat een hormooncombinatie ontstaat die schadelijk is voor het serumcholesterol en het vetcelmetabolisme.[39] Andere nadelen van een modern, op vlees gebaseerd eetpatroon zijn de opname van ongezonde vetten, grote hoeveelheden ijzer en een chronische blootstelling aan hormonen, conserveringsmiddelen en milieuvervuilende stoffen.

We hebben zelf de keus hoeveel vlees, zuivelproducten en eieren we eten. Dat is ook een kwestie van persoonlijke voorkeur, cultuur, ethiek en zorgen om het milieu. Vanuit gezondheidsperspectief is er wetenschappelijk gezien geen reden om dierlijke producten te vermijden. Voor ons welzijn en dat van de aarde lijkt een nadruk op plantaardige producten echter verstandiger. Daarom biedt het Nooit Meer Trek Dieet vegetarische opties voor alle recepten.

(Miniquiz nr. 4, antwoord: 4. tempé)

PROBIOTICA, PREBIOTICA EN POLYFENOLEN

Miniquiz nr. 5:

Waar of niet waar: Er leven meer microben in ons spijsverteringskanaal dan we cellen in ons lichaam hebben.

(Antwoord op blz. 100)

Mensen hebben altijd een nauwe band gehad met microben, door ons constante contact met voedsel, water, vuil, dieren en elkaar. Ons spijsverteringsstelsel bevat een enorme hoeveelheid bacteriën, virussen en andere micro-organismen, in totaal naar schatting meer dan 100.000 miljard[40] – vergeleken met 35.000 miljard lichaamscellen. De meeste van deze micro-organismen zijn goedaardig of zelfs nuttig. Maar in de westerse samenleving hebben de biodiversiteit en soortenrijkdom van deze zogeheten darmflora om verschillende redenen te lijden: de verminderde blootstelling aan microben in onze moderne, 'hygiënische' leefomgeving, de vele sterk bewerkte voedingsmiddelen die we eten, en het frequente gebruik van antibiotica.[41]

Naast de functie die de darmflora heeft in de spijsvertering, speelt dit microbioom ook een rol in het in stand houden van de gezondheid van de darmwand – de barrière die de darminhoud scheidt van het inwendige van ons lichaam. Met een goed eetpatroon produceren nuttige bacteriën in onze darmflora fermentatieproducten (zoals korteketen-vetzuren) die de dikke darm gezond houden door de niet-doorlaatbare verbindingen tussen aan elkaar grenzende cellen te verstevigen. Sommige bacteriën laten bovendien de immuuncellen in het darmkanaal rustig functioneren door een complexe reeks interacties die nog maar kort geleden zijn ontdekt. Maar als de darmflora het verkeerde type of de verkeerde hoeveelheid bacteriën omvat, kan de darmwand beschadigd raken en gaan lekken, waardoor onvolledig verteerd voedsel en bacteriële afbraakproducten in de bloedbaan terechtkomen. Door langdurige blootstelling aan deze giftige stoffen slaat het immuunsysteem op hol, wat de kans op diabetes en andere aan obesitas gelinkte complicaties versterkt.[42] Een lekkende darm wordt met nog veel meer ziektes in verband gebracht, zoals astma, artritis, eczeem, psoriasis, prikkelbaredarmsyndroom, chronischevermoeidheidssyndroom, multiple sclerose, depressiviteit, schizofrenie en de ziekte van Alzheimer.[43]

Wat heeft dit te maken met gewichtsverlies? De darmflora van mensen met en zonder obesitas lijkt in veel opzichten van elkaar te verschillen.[44] Toen Deense onderzoekers 192 volwassenen van verschillend lichaamsgewicht onderzochten, konden er twee groepen met een onderling verschillende darmflora worden onderscheiden. Vergeleken met personen met een rijke darmflora hadden personen met een minder rijk gevarieerde darmflora vaker last van insulineresistentie en chronische ontstekingen, en bovendien waren ze zwaarder.[45]

In een studie die een paar jaar geleden nog sciencefiction had geleken, kregen van elkaar gescheiden levende groepen muizen, die in een steriele omgeving waren grootgebracht, een poeptransplantatie van menselijke tweelingen van verschillend lichaamsgewicht. De uitkomst was dat muizen die poep van zware donors hadden ontvangen veel vetter werden dan muizen met poep afkomstig van de lichte donors. Bovendien bleek dat het onderbrengen van de muizen in één ruimte tot gevolg had dat bacteriën van de magere muizen zich in de andere groep verspreidden, waardoor die beschermd werden tegen excessieve gewichtstoename.[46]

Hoe kunnen we een gezonde darmflora krijgen? Het antwoord is zeker niet om te stoppen met onze handen te wassen en minder hygiënisch te worden. Wel moeten we net als in een tuin de juiste zaadjes planten, de bodem bemesten en het onkruid verwijderen. Dat doen we met probiotica, prebiotica en polyfenolen.

Probiotica zijn levende, heilzame bacteriën en gisten die voorkomen in bepaalde voedingsmiddelen en voedingssupplementen. Prebiotica zijn bepaalde stoffen in planten, meestal 'vezels' genoemd, die niet verteerd worden in de dunne darm, maar in de dikke darm voedsel vormen voor nuttige bacteriën. En polyfenolen zijn bepaalde verbindingen in planten, vooral in gekleurde groenten en vruchten (met name bessen), die de groei van giftige microben remmen – waardoor nuttige bacteriën extra kansen krijgen.[47] Bovendien worden sommige polyfenolen, zoals curcumine uit de kurkumaplant, vanuit het spijsverteringskanaal in het lichaam opgenomen, waar ze een ontstekingsremmend effect hebben.[48] Onbewerkt plantaardig voedsel en levende gefermenteerde producten versterken de darmflora, waardoor onze inwendige 'tuin' ons helpt in plaats van ons tegen te werken.[49]

Of je in het Nooit Meer Trek Dieet nu de standaardopties kiest of de vegetarische, in alle fases krijg je een overvloed aan plantaardig voedsel, dat voor een gezonde darmflora zorgt. Yoghurt staat vaak op het programma – let erop dat je producten koopt waarin een levende yoghurtcultuur aanwezig is. Probeer ook andere bronnen van probiotica te consumeren, zoals gefermenteerde augurken (dus niet ingelegd met azijn), zuurkool, Koreaanse kimchi en kefir. Ook probioticadrankjes van goede kwaliteit zijn heel gezond. In de recepten worden bovendien veel specerijen toegepast, voor de smaak, maar ook als bron van polyfenolen. En vermijd emulgeermiddelen, zoals carboxymethylcellulose (E466), polysorbaat 80 (E433) en lecithine (E322), die de beschermende slijmlaag van de darmen afbreken.[50]

(Miniquiz nr. 5, antwoord: waar)

SUIKER EN ZOETSTOFFEN

Miniquiz nr. 6:
Is fructose giftig?

(Antwoord op blz. 103)

In de jaren 1990 werd suiker vaak nog als ongevaarlijk beschouwd, en werden thee en koffie – met suiker – in de reclame aangeprezen omdat er weinig vet in zit.[51] Tegenwoordig beschouwen sommige deskundigen de hoge consumptie van fructose, een bestanddeel van tafelsuiker, als het grootste probleem van het westerse eetpatroon, verantwoordelijk voor de obesitas- en de diabetesepidemie.[52] Maar ook hier is de waarheid genuanceerder.

De meeste soorten suiker bestaan uit drie bouwstenen – glucose, fructose en galactose – op verschillende manieren gecombineerd.

Zoetstoffen als tafelsuiker (sacharose), honing en glucose-fructosestroop bevatten ongeveer gelijke hoeveelheden glucose en fructose. Omdat fructose veel zoeter smaakt dan glucose of galactose, vinden suikers zonder fructose (zoals lactose en maltose) slechts een beperkte toepassing.

Met de sterke nadruk op de vermindering van de vetconsumptie sinds de jaren 1970, steeg het gebruik van fructose bevattende zoetstoffen aanzienlijk, vooral in de vorm van drankjes.[53] Zou die trend hebben bijgedragen aan de obesitasepidemie? Anders dan glucose, dat door alle cellen gebruikt kan worden, wordt fructose vrijwel uitsluitend in de lever verteerd. Te veel fructose in één keer overstelpt de lever, waarbij het overschot wordt gebruikt voor de productie van vetmoleculen. Leververvetting en andere stofwisselingsproblemen zijn het gevolg.

Diverse studies rapporteren insulineresistentie, hogere waarden van triglyceriden, hogere bloeddruk en meer buikvet bij onderzoeksdeelnemers die 150 gram fructose per dag kregen, vergeleken met deelnemers met een vergelijkbare inname van glucose.[54] Maar die studies zijn bekritiseerd omdat ze uitgaan van onrealistische hoeveelheden fructose, driemaal de gemiddelde dagconsumptie van circa 50 gram.[55] Bovendien wordt een hoge consumptie van fruit – de belangrijkste natuurlijke bron van fructose – in observatiestudies gelinkt aan een verbetering en geen verslechtering van de gezondheid.[56] In vermoedelijk het enige klinische onderzoek in zijn soort kregen 17 Zuid-Afrikaanse volwassenen de instructie minimaal 12 weken lang een dieet te volgen dat voornamelijk uit vruchten bestond, aangevuld met kleine hoeveelheden noten. De deelnemers consumeerden gemiddeld 20 porties per dag of meer, die in totaal vermoedelijk zeker 200 gram fructose bevatten. Aan het eind van de studie zagen de onderzoekers vrijwel geen nadelige effecten. Integendeel, het lichaamsgewicht en andere risicofactoren voor hartziektes gaven een beter beeld te zien.[57]

Net als bij de glykemische index van koolhydraten gaat het bij fructose waarschijnlijk niet om de totale hoeveelheid, maar eerder om de snelheid van opname in het lichaam.[58] Snel brood werkt heel anders op de stofwisseling dan langzame peulvruchten, hoewel beide ongeveer evenveel koolhydraten per portie bevatten. Wanneer we conventionele zoetstoffen eten, zoals tafelsuiker, honing of glucose-fructosestroop, komt de fructose snel bij de lever. Als we er meer dan een klein beetje van binnenkrijgen, kunnen er reacties op gang komen die ertoe leiden dat er vet wordt aangemaakt. Fructose in vruchten wordt juist langzaam opgenomen, omdat het omringd wordt door vezels en opgesloten zit in cellen. Daarom zullen zelfs grote hoeveelheden onbewerkte vruchten je lever niet overbelasten. Het is net als met alcohol, eveneens een stof die vooral in de lever wordt afgebroken. De lever kan meestal één drankje wel aan, maar zeven tegelijk veroorzaakt schade.

Fructose is op zich niet giftig, en onbewerkte vruchten behoren tot het gezondste voedsel dat we kunnen eten. Aan de andere kant is ook glucose is niet altijd heilzaam, bijvoorbeeld niet in zoetstoffen of als er glucose vrijkomt bij de vertering van hoogglykemisch voedsel. Simpelweg fructoserijke zoetstoffen vervangen door sterk bewerkte, glucoserijke koolhydraten (zoals fructosevrije suikervervangers en zetmeel) is geen oplossing. Dat blijkt onder andere uit twee kleine klinische studies uit de jaren 1970. In een ervan kregen 19 mannen tijdens een expeditie op Antarctica óf een standaarddieet met 400 calorieën per dag, geleverd door tafelsuiker, óf een experimenteel fructosevrij dieet op basis van glucose uit maisstroop. De onderzoekers zagen na 14 weken geen verschil in calorie-inname of lichaamsgewicht, en ook geen consistente verschillen in bloedsuikerniveau.[59] In de andere studie kregen 9 volwassenen óf een dieet met veel suiker (70 procent van de koolhydraatinname in de vorm van tafelsuiker, ongeveer 675 calorieën per dag) óf een suikervrij dieet met extra tarwe- en aardappelzetmeel. Na vier weken waren er geen verschillen in lichaamsgewicht, glucosetolerantie, insulineniveau en bloedlipides.[60] Er is meer onderzoek naar dit onderwerp nodig, maar zoals ik het zie, zijn de overeenkomsten tussen geraffineerde suikers en geraffineerde zetmeelproducten groter dan de verschillen.

En hoe zit het met kunstmatige zoetstoffen, die helemaal geen fructose of glucose bevatten? Kunnen we veilig sacharine in plaats van suiker consumeren? Het antwoord is nee. Hoewel kunstmatige zoetstoffen – zoals ook acesulfaam, aspartaam, neotaam en sucralose – geen calorieën leveren, hebben ze wel invloed op het lichaam.[61] Deze stoffen stimuleren de smaakreceptoren voor zoetheid honderden of duizenden keren sterker dan suiker, wat de kwaliteit van het eten negatief kan beïnvloeden. Mensen die vaak kunstmatige zoetstoffen gebruiken, vinden van nature zoete voedingsmiddelen (zoals fruit) smakeloos en niet-zoet voedsel (zoals groenten) onsmakelijk. Kunstmatige zoetstoffen bewerkstelligen ook dat er insuline wordt afgescheiden, waardoor er calorieën worden opgeslagen in vetcellen en het hongergevoel wordt gestimuleerd.[62] Bovendien lijken vetcellen zoetreceptoren te bevatten. Kunstmatige zoetstoffen bevorderen misschien de groei van vetcellen door deze receptoren te stimuleren.[63]

In het Nooit Meer Trek Dieet vermijd je in fase 1 alle toegevoegde suikers (afgezien van een kleine hoeveelheid in chocola). In fase 2 en 3 voeg je een bescheiden hoeveelheid toe. Maar het is het best om vers fruit te eten. En als je een zoetstof toevoegt, gebruik dan het liefst honing of ahornsiroop in plaats van tafelsuiker. Deze minder geraffineerde zoetmiddelen bevatten voedingsstoffen en polyfenolen die een tegenwicht bieden tegen suiker. Ze hebben ook meer smaak, zodat je met minder toekunt. In onze recepten worden geen kunstmatige zoetstoffen gebruikt. Als je eenmaal het superzoete spul ontwend bent, zul je verrast zijn te ontdekken hoe zoet en lekker verse vruchten smaken.

(Miniquiz nr. 6, antwoord: nee)

ZOUT

Miniquiz nr. 7:

Waar of onwaar: Je moet zo weinig mogelijk zout eten.

(Antwoord op blz. 106)

Veel bewerkte voedingsmiddelen bevatten een enorme hoeveelheid zout. Zout, een chemische verbinding van de elementen natrium en chloor, zorgt er met suiker voor dat goedkope industriële voedingsproducten lekker smaken. Een portie Jack in the

Box Crispy Chicken Strips (een in de VS veelgegeten soort kipnuggets) bevat 1580 mg natrium – meer dan de door de Amerikaanse overheid aanbevolen dagelijkse hoeveelheid voor personen ouder dan 50 jaar.[64] Als je te veel zout binnenkrijgt, kan dat leiden tot een verhoogde bloeddruk, wat de kans op een hartaanval, een beroerte en nierziektes vergroot. Omdat maar een klein deel van het natrium dat we dagelijks binnenkrijgen uit de zoutstrooier komt, is het een goed idee om te stoppen met het eten van sterk bewerkte voedingsmiddelen. Maar is minder zout ook altijd beter?

De concentratie van natrium in het bloed wordt door het lichaam binnen een heel kleine bandbreedte gehouden. Als de inname stijgt, scheiden de nieren het teveel uit. Als de inname tot onder 3 à 4 gram per dag daalt, wordt dit gecompenseerd doordat het lichaam krachtig werkende hormonen aanmaakt. Door dit zogenoemde renine-angiotensinesysteem (RAS) kunnen de nieren het zout vasthouden en het zoutgehalte in het bloed op peil houden.[65] Het probleem is dat receptoren voor RAS niet alleen in de nieren liggen, maar ook in vetcellen, spierweefsel, de alvleesklier, bloedvatwanden en elders in het lichaam. Er is aangetoond dat een overgrote activiteit van het RAS-systeem leidt tot ontregeling van de vetcellen, insulineresistentie en ontstekingen. Het blokkeren van het RAS, zoals met de bloeddrukverlagende ACE-remmers, verlaagt de kans op deze ziektes in sterke mate.[66]

Een te grote beperking van de zoutinname kan dus negatieve gevolgen hebben, en dit wordt bevestigd door verschillende studies. De Cochrane Collaboration (een internationale organisatie die systematische overzichten maakt van medisch onderzoek) analyseerde 167 studies, verricht tussen 1950 en 2011, waarin een lage met een hoge zoutconsumptie werd vergeleken. De conclusie was dat een reductie van de natriuminname bij blanken zonder verhoogde bloeddruk een afname van de bovendruk van maar 1 mm kwik liet zien, en geen afname van de onderdruk. Afro-Amerikanen en personen met een verhoogde bloeddruk vertoonden een iets grotere verbetering van de bloeddruk, variërend van 2 tot 6 mm kwik. De natriumreductie versterkte echter de RAS-activiteit en vergrootte de hoeveelheden adrenaline, cholesterol en triglyceriden. En het gevolg daarvan kan zijn dat een eventueel al bestaande insulineresistentie een nog groter probleem wordt.[67]

In een recente studie, waarin ongeveer 100.000 mensen gemiddeld vier jaar lang werden gevolgd, was de kans op ernstige hart- en vaatziektes of overlijden het laagst bij een natriuminname van 3 tot 6 gram per dag (veel meer dan gewoonlijk wordt aanbevolen), vergeleken met kleinere of grotere hoeveelheden.[68] Deze uitkomst kreeg veel aandacht in de media, maar moet voorzichtig worden geïnterpreteerd. Personen met een verhoogde kans op een hartziekte kunnen beter het advies van hun arts volgen en hun zoutconsumptie verminderen. De in de studie gemelde grotere kans op ziektes bij een lage zoutinname weerspiegelt misschien een al bestaande ziekte, en hoeft niet het gevolg te zijn van de natriumreductie.

De jury is kortom nog in beraad over de optimale hoeveelheden. Maar één ding is duidelijk: een fastfooddieet bevat te veel zout, naast alle sterk bewerkte koolhydraten – en dat is beslist een ongezonde combinatie. Bij mensen met een verhoogde bloeddruk of andere risicofactoren verlaagt een lage zoutinname de bloeddruk significant – een belangrijk doel van de volksgezondheid. Maar voor ieder ander lijkt een verlaging van de natriuminname van gemiddelde naar zeer lage waarden een verwaarloosbaar effect te hebben op de bloeddruk, maar wel stofwisselingsproblemen te veroorzaken. Een effectievere manier om de bloeddruk te verlagen, is vermoedelijk de inname van toegevoegde suikers te beperken,[69] evenals van andere sterk bewerkte koolhydraten,[70] stress te verminderen en meer aan lichaamsbeweging te doen – allemaal onderdelen van het Nooit Meer Trek Dieet.

De hoeveelheid natrium in het Nooit Meer Trek Dieet is voor de meeste mensen nog geen 3 gram per dag (afhankelijk van hoeveel zout je aan je eten toevoegt), minder dan de gemiddelde hoeveelheid in de VS de afgelopen halve eeuw.[71] Als je een zoutarm dieet volgt, kunnen de recepten gemakkelijk worden aangepast.

(Miniquiz nr. 7, antwoord: onwaar)

ADDITIEVEN EN VERVUILERS

Miniquiz nr. 8:
Hoeveel voedingsadditieven zijn goedgekeurd door de Amerikaanse overheid?

(Antwoord onder aan de bladzijde)

Sterk bewerkte, industrieel geproduceerde voedingsmiddelen missen een groot aantal bestanddelen die de gezondheid bevorderen, zoals goede vetten, langzame koolhydraten, essentiële vitamines en mineralen, vezels, probiotica en polyfenolen. Ze bevatten wel een verbijsterend aantal conserveermiddelen, kleurstoffen, smaakstoffen, emulgeermiddelen en andere kunstmatige ingrediënten. Daarnaast vinden pesticiden, plastic, antibiotica, zware metalen en vervuilende stoffen hun weg naar ons voedsel en drinkwater. Sommige van deze stoffen reageren met hormonen op een manier die onder andere slecht is voor vetweefsel.[72] Onlangs publiceerden twee artsen van de University of Chicago de provocerende (en alarmerende) stelling dat onze vetcellen worden 'aangevallen' door giftige stoffen in onze leefomgeving.[73] Om een voorbeeld te noemen: ratten die zijn blootgesteld aan geringe hoeveelheden bisfenol A (BPA) – een chemische stof die op grote schaal werd en soms ook nog wel wordt toegepast in plastic voedingsverpakkingen – vertonen rond de geboorte een excessieve gewichtstoename en grote veranderingen in het gedrag van hun vetcellen.[74]

In feite zijn de meeste kunstmatige additieven en vervuilende stoffen in ons voedsel nog nooit goed getest op hun langetermijneffecten op de gezondheid.[75] En hoe zouden de stoffen in het lichaam met elkaar reageren? Door een nadruk te leggen op onbewerkte, natuurlijke voedingsmiddelen vermindert het Nooit Meer Trek Dieet de blootstelling aan deze stoffen aanzienlijk. Je kunt de risico's verder verminderen door zoveel mogelijk biologische of onbespoten producten te kopen en een goede kwaliteit waterfilter te gebruiken.

(Miniquiz nr. 8, antwoord: meer dan 3000, en daarnaast zijn er nog vele duizenden andere additieven, vaak als veilig beschouwd[76])

BONUS

Miniquiz nr. 9:

Waar of onwaar: De Amerikaanse fruitsnoepjes Triple Berry Shock Fruit Gushers bevatten aardbeien, frambozen en blauwe bessen, zoals afgebeeld op de verpakking.

(Antwoord hieronder)

(Miniquiz nr. 9 antwoord: onwaar. Wel zitten erin: perenconcentraat, suiker, gedroogde maisstroop, maisstroop, gemodificeerd zetmeel, fructose, druivensapconcentraat, gedeeltelijk geharde katoenzaadolie, citroenzuur, maltodextrine, katoenzaadolie, carrageen, glycerine, monoglyceriden, natriumcitraat, appelzuur, kaliumcitraat, ascorbinezuur, smaakstoffen, agaragar, kunstmatige kleurstoffen en xanthaangom.[77])

MENSEN ZIJN VERSCHILLEND – WELK DIEET PAST BIJ JOU

Miniquiz nr. 10:

Welke biologische factor voorspelt het best hoe individuen zullen reageren op diëten met verschillende hoeveelheden koolhydraten?

1. Bloedgroep
2. Oogkleur
3. Insulineafgifte

(Antwoord op blz. 111)

Gemiddeld genomen is menselijk DNA van persoon tot persoon voor 99,9 procent identiek. Het is dus niet verrassend dat de grote lijnen van een gezond dieet – dat voldoende voedingsstoffen levert en het insuline- en ontstekingsniveau laag houdt – altijd ongeveer gelijk zijn. Een dieet gebaseerd op onbewerkte, natuurlijke, langzaam verterende voedingsmiddelen verlaagt bij iedereen de kans op een chronische ziekte, ongeacht lichaamsgewicht, leeftijd, geslacht, ras of land van herkomst.

Maar net als de kans op tal van specifieke ziektes van persoon tot persoon verschilt, zo wordt ook verschillend gereageerd op een slecht eetpatroon. Sommige mensen hebben een flexibele stofwisseling, die zich gemakkelijk aanpast, vooral als ze jong zijn en veel aan lichaamsbewegimg doen. Anderen zijn gevoelig voor bewerkte koolhydraten, voor bepaalde soorten vet,[78]of voor grote fluctuaties in de verhouding van de belangrijkste voedingsstoffen in het dieet. Mijn collega's en ik bestuderen deze kwestie al langer dan een decennium en we zijn tot de conclusie gekomen dat de insulineafscheiding een sleutelrol speelt.

Na het eten van koolhydraten produceert de alvleesklier insuline om ervoor te zorgen dat het bloedsuikerniveau niet te hoog wordt, maar de hoeveelheid en het moment van de insulineafgifte variëren aanzienlijk van persoon tot persoon. Om de variaties te bepalen, geven we vrijwilligers (en soms ook proefdieren) een glucoseoplossing te drinken en meten dan 30 minuten later het insulineniveau in het bloed, de insuline-30-waarde.

In een studie die gepubliceerd werd in het *American Journal of Clinical Nutrition*,[79] volgden we zes jaar lang 276 volwassenen van middelbare leeftijd in Québec, onderverdeeld naar dieet. Gemiddeld genomen werden de deelnemers ongeveer 2,7 kg zwaarder (typerend voor deze leeftijdsgroep), maar met grote individuele variaties – van een gewichtsverlies van 10 kg tot een gewichtstoename van 13,5 kg. Voor de personen die veel koolhydraten en weinig vetten aten, had de insuline-30-waarde deze variatie duidelijk voorspeld: deelnemers met een lage insulineproductie kwamen gemiddeld nauwelijks aan, terwijl deelnemers met een hoge insulineproductie meer dan 4,5 kg aankwamen. In tegenstelling daarmee was er geen verband tussen de insuline-30-waarde en gewichtstoename van personen die weinig koolhydraten en veel vetten aten. In de koolhydraatrijke/vetarme groep kwamen een paar uur na de inname van glucose ook meer hypoglykemieklachten voor, en dit bleek een voorspeller van gewichtstoename te zijn.

Onze studie wijst uit dat sommige personen om biologische redenen extra gevoelig zijn voor koolhydraten. Een koolhydraatrijk dieet verergert hun neiging om te veel insuline af te scheiden, waardoor een vicieuze cirkel ontstaat van veel insuline gevolgd door weinig bloedsuiker, leidend tot excessieve gewichtstoename.

Maar deze personen kunnen de risico's verminderen door over te stappen op een koolhydraatarm dieet – of, zoals we hierna zullen zien, een laagglykemisch dieet.

In hoofdstuk 3 gingen we in op een proefdierstudie gepubliceerd in *The Lancet*,[80] waarvan de conclusie was dat ratten die een hoogglykemisch dieet volgden meer lichaamsvet kregen dan ratten met een laagglykemisch dieet. In de hoogglykemische-dieetgroep bestond er een duidelijk verband, verantwoordelijk voor 85 procent van de totale variatie, tussen de insuline-30-waarde en de toename in gewicht en vet van de ratten. (Die 85 procent is een opmerkelijk hoog percentage; ter vergelijking: alle menselijke genen samen zorgen voor nog geen 10 procent van de variatie in lichaamsgewicht.) In de laagglykemische-dieetgroep was er geen verband tussen de insuline-30-waarde en gewichtstoename (zie het diagram hieronder).

Mijn collega's en ik testten deze conclusie bij mensen in een langetermijnstudie gepubliceerd in het *Journal of the American Medical Association*.[81] We bepaalden bij 73 jonge volwassenen de insulineafgifte en lieten hen vervolgens achttien maanden lang willekeurig een laagglykemisch of een vetarm dieet volgen, waarbij we beide groepen evenveel steun en adviezen gaven.

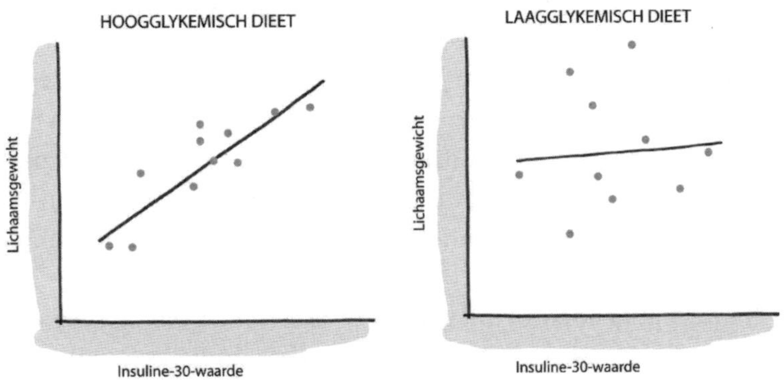

Insulineafgifte en gewichtstoename van ratten met een hoog- of laagglykemisch dieet

Bij personen met een lage insuline-30-waarde was er geen significant verschil in gewichtsverlies tussen de twee groepen. Maar personen met een hoge insuline-30-waarde (van meer dan 57,5 micro-eenheden per milliliter) raakten met het laagglykemische dieet gemiddeld 4,5 kg meer kwijt dan met het vetarme dieet. Bovendien trokken deelnemers met een hoge insulineafgifte in de vetarme groep zich vaker terug uit het onderzoek dan de anderen – een aanwijzing dat het dieet voor hen niet werkte.

Het goede nieuws is dat iemands gevoeligheid voor een dieet niet voor altijd vastligt. Al na één maand op een koolhydraatarm dieet lijken de cellen in de alvleesklier die insuline afgeven tot rust te komen, waardoor personen met een hoge insuline-30-waarde meer koolhydraten kunnen verdragen zonder dat de stofwisselingssnelheid wordt beïnvloed (in elk geval voor enige tijd).[82] Fase 1 en 2 van het Nooit Meer Trek Dieet zijn bedoeld om de stofwisseling te resetten, waardoor ook mensen die er eerder gevoelig voor waren in fase 3 zonder nadelige effecten bewerkte koolhydraten kunnen eten.

Ongetwijfeld zijn er ook andere biologische verschillen die de respons op verschillende diëten beïnvloeden, en ook de mate van lichaamsbeweging speelt een rol. Onderzoeksdeelnemers die vijf suikerhoudende drankjes per dag kregen, toonden een toename van insuline, triglyceriden en ontstekingen wanneer ze niet meer dan 4500 stappen per dag mochten lopen. Maar deze nadelige gevolgen bleven uit wanneer ze meer dan 12.000 stappen per dag liepen.[83] Veel witte rijst eten geeft boeren in China die zware landarbeid verrichten misschien geen stofwisselingsproblemen. Maar sinds miljoenen Chinezen naar de grote steden zijn getrokken – inclusief hun koolhydraatrijke dieet en met achterlating van de zware lichamelijke inspanning – zijn de diabetescijfers omhooggeschoten.[84]

Natuurlijk hebben we niet alleen te maken met biologische verschillen, maar ook met individuele voedselvoorkeuren, culturele gewoontes, beschikbare tijd, discipline en individuele gezondheidsdoelen. Het Nooit Meer Trek Dieet is daarom heel flexibel, zodat iedereen het juiste evenwicht kan vinden tussen de behoeftes van hun lichaam en de eigen voorkeuren. De fases 1 en 2 zijn bedoeld om de vetcellen te herprogrammeren, de stofwisseling een oppepper te geven en je te helpen het optimale gewicht voor je lichaam te vinden. In fase 3 kun je je dieet op je persoonlijke voorkeuren instellen. Gebruik de dagtracker en het maandoverzicht (zie Appendix B) om je gewicht, hongergevoel, eetlust, energieniveau en gezondheidsgevoel te volgen. Als die stabiel blijven wanneer je bewerkte koolhydraten toevoegt, voel je dan vrij om van de extra flexibiliteit die je stofwisseling je biedt te genieten (binnen redelijke grenzen). Zo niet, doe dan een stap terug of ga permanent door met fase 2. En bedenk dat de vluchtige geluksmomenten door het eten van slecht voedsel in het niet vallen bij de blijvende beloning die je ervaart doordat je je goed voelt.

(Miniquiz nr. 10, antwoord: 3. insulineafgifte)

Je bent nu aan het eind van deel 1, waarin we een totaal nieuwe manier lieten zien om aan te kijken tegen eetpatronen, lichaamsgewicht en chronische ziektes. In deel 2 brengen we de informatie samen in een driefasendieet om blijvend af te vallen.

Deel twee

HET NOOIT MEER TREK DIEET

Welkom bij het dieet!

Ik nodig je voor de komende maanden – en misschien wel voor de rest van je leven – uit om calorieën te vergeten, je op hoogwaardige voedingsmiddelen te richten, te eten wanneer je trek hebt, tot je verzadigd bent, en een paar regels voor je nieuwe lifestyle te volgen.

Op die manier bedwing je je eetlust, herprogrammeer je je vetcellen en val je blijvend af.

Mijn Nooit Meer Trek Verhaal

Sinds we met dit dieet zijn begonnen, heb ik een stuk minder honger. Zomaar 'trek hebben' gebeurt me eigenlijk nooit meer.

– Matthew F., 36 jaar, Roslindale, Massachussets

Gewichtsverlies: 14,1 kg. Afname tailleomvang: 14 cm

HOOFDSTUK 5

Klaar om je leven te veranderen?

IN EEN OOGOPSLAG	
7 dagen aftellen, 120 Dieetproducten per fase, 126 Dagtracker en maandoverzicht, 137 Keukenbenodigdheden, 149	Herbevoorraad je keuken, 150 Taak voor fase 1, week 1, 156 Een laatste gedachte over honger voor je begint, 159

HOE WERKT HET DIEET?

Bij veel vetarme diëten is het streven de calorieën uit de vetcellen te persen door de calorie-inname te beperken. Maar na een paar weken begint de honger te knagen en vertraagt het metabolisme. Het probleem is dat de beperking van het aantal calorieën geen effect heeft op de onderliggende oorzaak van gewichtstoename.

Het Nooit Meer Trek Dieet gaat terug naar de oorsprong van het aankomen – vetcellen die in hoog tempo calorieën blijven opslaan. Door de bloedsuikerspiegel te verlagen en de chronische verbranding te kalmeren, kunnen we onze vetcellen zo herprogrammeren dat ze overtollige calorieën vrijgeven. Als dit gebeurt, krijg je minder trek, geef je minder snel toe aan verleidingen, versnelt het metabolisme en val je op een natuurlijke manier af.

We zullen dit in de volgende drie opbouwende fases doen:

- Fase 1 – Spoedcursus van twee weken om verleidingen te weerstaan en het afvallen een boost te geven.

- Fase 2 – Een hongervrij dieet om je vetcellen te herprogrammeren en je nieuwe vaste lichaamsgewicht te bereiken. De duur van deze fase kan variëren van een aantal weken tot zes maanden, of langer, afhankelijk van hoeveel je wilt afvallen.
- Fase 3 – Een op de specifieke behoeften van jouw lichaam afgestemd dieet, waarmee je blijvend kunt afvallen.

In hoofdstuk 6 tot en met 8 licht ik het dieet toe en maak je kennis met de recepten, maaltijdplanners en dagtracker, die het volgen van het dieet eenvoudig maken. In elk hoofdstuk staan lifestyle-adviezen – aanraders voor een goede nachtrust, prettige lichaamsbeweging en stressreductietechnieken. Ze vullen het dieet goed aan en optimaliseren je gewichtsverlies en gezondheid.

In overleg met mijn voedingsteam en culinaire experts heb ik de recepten en maaltijdplanners samengesteld met de volgende drie doelen voor ogen:

1. Het vertalen van de laatste wetenschappelijke inzichten naar effectieve adviezen om zonder honger af te vallen, met een maximum aan voordelen en een minimum aan inspanning.
2. Uitvoerbaarheid voor iedereen, met maaltijden die meestal binnen een halfuur zijn te bereiden.
3. De samenstelling van heerlijke, verzadigende gerechten, ook geschikt voor mensen met een speciaal dieet, bijvoorbeeld vegetarisch of glutenvrij.

Veel gerechten lijken op klassiekers, maar ze worden bereid met moderne ingrediënten en zijn samengesteld op basis van het beste resultaat. Calorieëntellers kunnen nu weer verboden producten als eieren en slagroom eten. Het zal je verbazen hoe snel je grootste verleidingen verdwijnen en plaatsmaken voor gezondere voedingsmiddelen en hoezeer sterk bewerkte koolhydraten je eetpatroon beheersen – en hoeveel sneller je verzadigd bent als je natuurproducten eet.

Populaire afvaldiëten beloven vaak een snel en sensationeel gewichtsverlies, maar vereisen een drastische verandering van je eetpatroon en zware work-outs. Helaas zijn de resultaten van dit soort strenge diëten zelden blijvend. Natuurlijk val je het snelst af als je gewoon stopt met eten. Maar dit raad ik ten zeerste af! Het Nooit Meer Trek Dieet is daarentegen ontwikkeld om stap voor stap en blijvend af te vallen. Wie het een paar dagen volgt, gaat zich waarschijnlijk beter voelen, niet slechter, omdat je vetcellen tot rust komen en calorieën aan de rest van je lichaam beginnen af te staan. Je krijgt meer energie en motivatie – anders dan bij veel andere diëten na verloop van tijd gebeurt.

Stel je voor dat er twee manieren zijn om binnen een jaar circa 22 kilo kwijt te raken. Bij de eerste val je drie maanden lang twee kilo per week af door 1200 calorieën minder te eten en te trainen, waarna je negen maanden je uiterste best moet doen om op gewicht te blijven. Bij de tweede val je een jaar lang twee kilo per maand af, eet je wanneer je trek hebt en voel je je geweldig. Waar zou je dan voor kiezen?

Mijn Nooit Meer Trek Verhaal

Na acht weken begon ik voortdurend kleine beetjes af te vallen. Er ontstond geen afvalrace waarbij ik 4,5 kg per week kwijtraakte, die er de volgende week weer dubbel en dwars aanvlogen. De resultaten waren erg constant. In het dieet zijn geweldige gerechten opgenomen, die ik kan maken om op de goede weg (en gelukkig!) te blijven.

– Esther K., 38 jaar, Flower Mound, Texas
Gewichtsverlies: 5 kg. Afname tailleomvang: 8,9 cm

Veel deelnemers aan het testdieet vielen eerst een halve tot een kilo af, sommige wat meer, andere iets minder. Hoeveel je afvalt, verschilt per persoon en is afhankelijk van metabolisme, gezondheid, startgewicht, leeftijd, beweging en motivatie. Het dieet is ontwikkeld om het setpunt voor je gewicht (dat je lichaam wil behouden) te verlagen en schept de juiste voorwaarden om een optimaal gewichtsverlies te bereiken en te handhaven. Gebruik de maaltijdplanner, eet als je trek hebt, tot je verzadigd bent en laat je lichaam (niet de schrijver van een dieetboek) bepalen hoeveel je het best kunt afvallen. Afvallen forceren door middel van caloriebeperking is niet meer dan een symptomatische behandeling. Het levert geen blijvend resultaat op, dus waarom zou je het doen?

Het gewijzigde getal op de weegschaal geeft alleen een algemeen beeld van de effectiviteit van een dieet. Een gewichtsverlies van circa twintig kilo vetweefsel, heeft een compleet andere invloed op je uiterlijk, conditie en gezondheid dan de helft van dezelfde gewichtsafname aan spierweefsel. Uit hoofdstuk 3 blijkt dat het dieet direct de vetcellen aanpakt, wat tot wenselijker veranderingen in de lichaamssamenstelling leidt (betere mager spierweefsel-vetverhouding). Sommige deelnemers aan het testdieet meldden dat hun tailleomvang afnam voor ze afvielen, wat doet vermoeden dat ze selectief vet kwijtraakten, terwijl het magere spierweefsel bleef. Het belangrijkste is dat alle deelnemers het naast gewichtsverlies over andere positieve effecten hadden:

- meer energie
- betere conditie
- beter humeur
- grotere emotionele stabiliteit
- verbetering van de cognitieve functies

Ook constateerden ze een afname van medische problemen als:

- diabetes
- risicofactoren hartkwalen
- gastro-oesofageale reflux en indigestie
- artritis
- chronische vermoeidheid
- depressie

Uiteraard is afvallen voor velen erg belangrijk – en het kan een van de belangrijkste redenen zijn waarom je dit boek hebt gekocht. Het dieet helpt je blijvend af te vallen, maar het einddoel van het Nooit Meer Trek Dieet is een uitstekende gezondheid en conditie.

Laten we ons nu opmaken voor een goede start.

Mijn Nooit Meer Trek Verhaal

Mijn lichaam beweegt zich zoveel beter. Ik voel me jonger en ik kan beter nadenken. De artritisachtige pijn is weg. Geweldig. Afvallen terwijl je zo goed eet, is ongelooflijk. Maar het wordt nog mooier: ik kon haast niet meer functioneren, maar heroverde mijn gezondheid van jaren geleden en sta nu weer vol het leven. En dat meen ik écht.

– Nan T., 53 jaar, Birmingham, Alabama
Gewichtsverlies: 3,4 kg. Afname tailleomvang: 2,5 cm

---

7 DAGEN AFTELLEN

Dag 7: Het overzicht – raak bekend met de voedingsdoelen van het dieet.

Dag 6: Maak een momentopname van je gezondheid – verzamel je gezondheidsgegevens, leer hoe je de dagtracker en het maandoverzicht gebruikt en begin met tracken!

Dag 5: Beweging, slaap en technieken om stress te voorkomen – ontdek hoe deze drie belangrijke factoren het afvallen versnellen en succes op de lange termijn ondersteunen.

Dag 4: Je-grote-waarom en als/dan-plannen – formuleer je belangrijkste doelen en maak een plan om op het juiste pad te blijven.

Dag 3: Verzamel je kookgerei en herbevoorraad je keuken – bereid je huis en keuken voor op een nieuwe manier van eten.

Dag 2: Ga winkelen – richt je koelkast en keukenkastjes opnieuw in met voedingsmiddelen die aan de wetten van het Nooit Meer Trek Dieet voldoen.

Dag 1: Rooster noten, maak sauzen en bereid je voor – gebruik de laatste dag van de voorbereidingsfase als springplank naar fase 1.

Mijn Nooit Meer Trek Verhaal

Sinds mijn puberteit worstel ik met mijn gewicht, maar de grootste moeilijkheden ontstonden in de afgelopen tien tot vijftien jaar. Mijn grootste probleem was het beheersen (of niet kunnen beheersen) van mijn eetbuien. Met mooie aan het verhaal is dat ik bij dit dieet niet op de gebruikelijke dieetproblemen stuitte. Het belangrijkste is dat ik van mijn depressie en stemmingswisselingen af ben. Ik heb antidepressiva gebruikt, maar die vlakten mijn emoties af. Deze nieuwe manier van eten heeft het probleem helemaal opgelost. Ik ben nu een normaal mens – ik ben net als iedereen soms geërgerd of bedroefd, maar mijn leven wordt er minder door bepaald dan vroeger, en mijn zelfvertrouwen groeit. Ik ben nog nooit zó spectaculair afgevallen, en het dieet was verrassend simpel te volgen. Ik had verwacht dat ik er na een week of twee al mee zou stoppen, maar ik ben nu al drie maanden bezig. Ik denk zelfs dat ik het mijn hele leven kan volhouden.

– Anne C., 48 jaar, Austin, Texas
Gewichtsverlies: 8,2 kg. Afname tailleomvang: 15,2 cm

BEREID JE VOOR MET 7 DAGEN AFTELLEN*

De grootste veranderingen in ons leven zijn afhankelijk van voorbereiding en motivatie. Om je kans van slagen zo groot mogelijk te maken, kun je het best in de laatste week voor fase 1 zorgen dat je er helemaal klaar voor bent – zorg dat je keuken volledig is uitgerust en bereid je geestelijk voor op de verandering. Tijdens het 7 dagen aftellen, ga ik dieper in op het dieet, welke voedingsmiddelen erin passen en welke niet, hoe je je vooruitgang kunt volgen enzovoort. Als je dan aan fase 1 begint, heb je alle hulpmiddelen en informatie voor een geweldige start.

Je kunt de voorbereidingsfase het best met dag 7 op een maandag beginnen. Om de voorbereidingsfase goed te kunnen organiseren, kun je het best elke dag wat tijd vrijmaken voor de voorbereidingen. Met deze korte dagtaken verdeel je de voorbereidingsfase in eenvoudige stappen. Maar als je je liever in je eigen tempo voorbereidt, is dat geen probleem – het dieet is flexibel en ik moedig je aan om dit en alle andere onderdelen aan je eigen wensen aan te passen. Lees alle taken van de voorbereidingsfase door en plan ze naar eigen inzicht in (probeer ze over een aantal dagen te verdelen, zodat niet alles op het laatste moment aankomt).

* Neem voor je met het dieet begint contact op met je zorgverlener, vooral als je medische problemen hebt. Je kunt dit goed combineren met de aanvraag van een gezondheidscheck, als je van plan was die te laten doen.

Leg een map aan met boodschappenlijstjes, trackers en andere informatie die van belang is voor het volgen van het dieet. Tijdens het dieet kom je veel te weten over je honger, eetbuien, energiepeil, stemming, eetpatroon, activiteiten, gewicht en omvang van je taille. Met deze gegevens kun je de geboekte resultaten in kaart brengen, nagaan hoe je lichaam op bepaalde veranderingen in je eetpatroon reageert en het dieet afstemmen op je persoonlijke wensen.

Mijn Nooit Meer Trek Verhaal

De symptomen van gastro-oesofageale reflux zijn bijna helemaal verdwenen. De resultaten van het onderzoek naar mijn bloed, suikerspiegel en cholesterol zijn in tien jaar niet zo goed geweest. Ik deed vier tot vijf keer per week een dutje. Nu doe ik dat zelden. Ik begin weer net zoveel energie te krijgen als vroeger. Mijn toekomstvisie is dat mijn gezondheid vooruitgaat, ik me beter voel, een beter seksleven krijg, meer voor elkaar krijg en meer van het leven geniet.

– Michael B., 65 jaar, New Market, Maryland
Gewichtsverlies: 4,5 kg. Afname tailleomvang: 7,6 cm

Dag 7: Het overzicht

Laten we op de eerste dag van de voorbereidingsfase kijken hoe het dieet in grote lijnen werkt. Je stopt definitief met calorieën tellen om af te vallen. Focus op het eten van de juiste voedingsmiddelen in de juiste combinaties om je vetcellen te herprogrammeren, zodat die het teveel aan opgeslagen calorieën vrijgeven. Dit gaat het snelst door geraffineerde koolhydraten (de belangrijkste oorzaak van insulineafscheiding) te vervangen door vet en tijdens maaltijden en tussendoortjes de juiste hoeveelheid onbewerkte koolhydraten en eiwitten binnen te krijgen. Met de juiste balans tussen voedingsstoffen voel je je goed doorvoed, verdwijnt je hongergevoel en begin je probleemloos af te vallen. Gebruik de maaltijdplanners, eet als je trek hebt, tot je verzadigd bent – en stop.

Een van de opmerkelijkste resultaten van dit dieet is dat het hongergevoel vermindert of zelfs helemaal verdwijnt, soms al vanaf de eerste dag.

Toelichting op fase 1: Bedwing je eetlust

Fase 1 is exact het tegenovergestelde van een vetarm standaarddieet. In deze fase eet je veel vet (50 procent van je totale calorieëninname), minder koolhydraten (25 procent) en iets meer eiwitten dan je misschien gewend was (25 procent), zie de afbeelding hieronder. In deze twee weken stop je met het eten van graanproducten, aardappels en toegevoegde suiker. Maar maak je geen zorgen over je hongergevoel. Je eet rijke sauzen en spreads, noten, notenboter, volvette zuivel en andere vetrijke producten die bij caloriebeperkende diëten worden uitgebannen. In alle dieetfases spelen hoogwaardige eiwitten een belangrijke rol en kun je altijd kiezen voor een vegetarische variant.

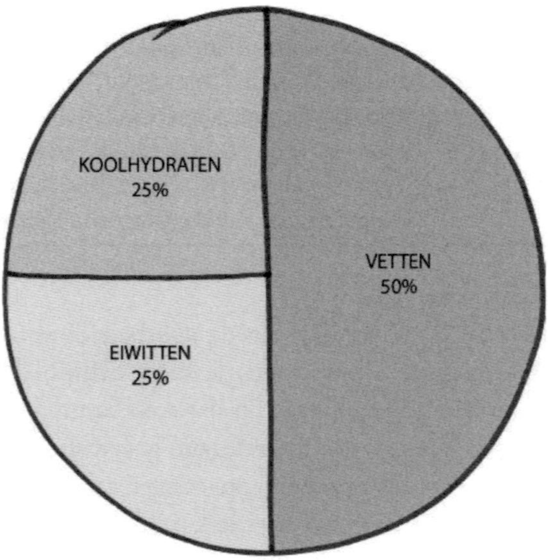

FASE 1

Mijn Nooit Meer Trek Verhaal

Wow! Het is fantastisch om na een maaltijd te kunnen zeggen 'Ik vraag me af of er wel genoeg vet in zat.' Te gek!

– Angelica G., 50 jaar, Sacramento, Californië
Gewichtsverlies: 5,2 kg. Afname tailleomvang: 7,6 cm

Fase 1 is het meest restrictieve onderdeel van het dieet, maar lang niet zo zwaar als zeer koolhydraatarme en ketogene diëten, waarbij je bijna geen koolhydraten meer tot je neemt. Je mag nog wel natuurlijke koolhydraten eten, zoals die in vruchten, bonen en een heel scala aan zetmeelarme groenten. Deze twee weken durende fase is ontwikkeld om het afvallen te bespoedigen. De dieetfase is echter niet bedoeld als permanent te volgen dieet voor iedereen. Veel mensen kunnen meer koolhydraten verdragen en fase 2 en 3 voorzien in grotere flexibiliteit, variatie en aanpassing aan je eigen voorkeuren. Maar wie grotere problemen met zijn metabolisme heeft, zoals insulineresistentie of prediabetes, doet er goed aan fase 1 langer voort te zetten.

Toelichting op fase 2: Herprogrammeer je vetcellen

In fase 2 eet je iets minder vet (tot 40 procent van je totale calorie-inname) en meer koolhydraten (tot 35 procent) door

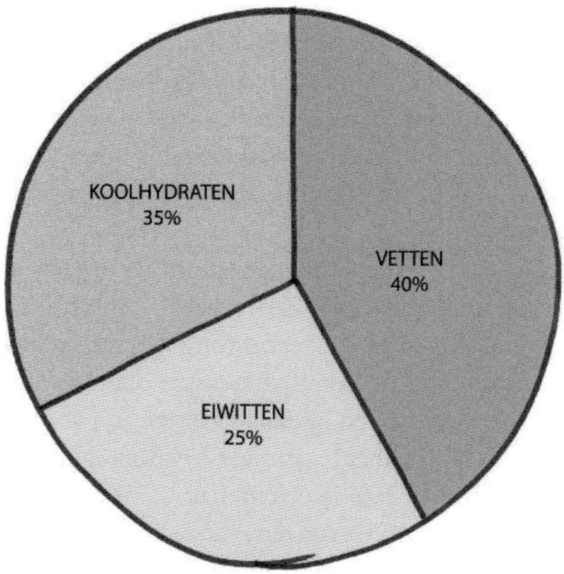

FASE 2

minimaal bewerkte volkorenproducten toe te voegen (zoals zilvervliesrijst, havermout, gerst en quinoa) en zetmeelrijke groenten, behalve aardappels. De soort eiwitproducten en de inname daarvan blijft gelijk (25 procent). Fase 2 is ontwikkeld om je vetcellen zo te herprogrammeren dat je sneller afvalt, tot je het nieuwe setpunt voor je gewicht bereikt. Dit proces kan bij sommige mensen een paar weken of maanden duren en misschien langer bij mensen die met een hoog gewicht aan het dieet beginnen. Fase 2 is bedoeld als basisdieet, waarop je zo nodig kunt terugvallen. Als je gevoelig bent voor bewerkte koolhydraten (dat test je in fase 3), kun je deze fase het best permanent voortzetten. Laat je net als in alle andere dieetfases door je eetlust leiden.

Toelichting op fase 3: Val blijvend af

De verhouding tussen koolhydraten, eiwitten en vetten die je in fase 3 tot je neemt, is vergelijkbaar met die in het eetpatroon van veel Amerikanen in de 1950 en 1960, voor de lightrage. Dat wil zeggen 40 procent vet, 40 procent koolhydraten en 20 procent eiwitten (ook in mediterrane landen zien we een vergelijkbare verhouding). In deze fase moet je waarschijnlijk meer eten dan in de vorige fases, omdat je geen in lichaamsvet opgeslagen calorieën meer verbrandt.

Essentieel in fase 3 is experimenteren om na te gaan hoe flexibel je lichaam met een dieet kan omgaan. Sommige mensen kunnen na gewichtsverlies en verbetering van hun metabolisme een paar porties bewerkte koolhydraten per dag verdragen, zonder eetbuien te ontwikkelen of aan te komen. Bij anderen levert zelfs een kleine hoeveelheid van deze voedingsstof problemen op. Het doel van deze fase is erachter te komen wat de unieke behoeften van je lichaam zijn en daarvan een persoonlijke blauwdruk te maken, niet het uitgaan van een arbitrair voorschrift van voedingsstoffen. De dagtracker en het maandoverzicht (zie blz. 137) zijn in deze fase van groot belang.

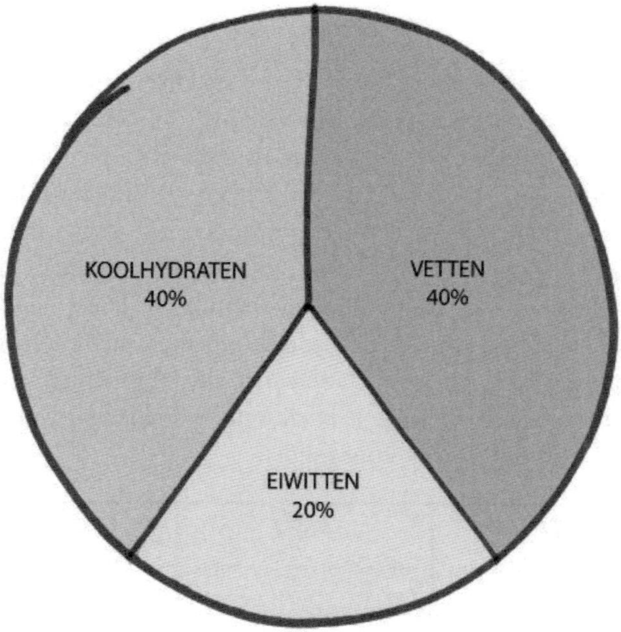

FASE 3

Mijn Nooit Meer Trek Verhaal

Bij het volhouden van een dieet had ik moeite mijn honger en eetlust in toom te houden. Vaak was ik uitgehongerd, maar niet verzadigd.

Vanaf de eerste dag genoot ik van de maaltijden. Ik voelde me na het ontbijt fantastisch. Ik denk dat de voedingswaarde van die maaltijd voor mij hoog was. Ik ben van mijn suiker-, frisdrank- en broodverslaving af. En dat is bijzonder. De psychische impact van het gevoel dat ik mijn honger in de hand heb, is enorm. Ik heb gewoon geen zin meer in die troep. Dat wil niet zeggen dat ik nooit meer een stuk verjaardagstaart of geraffineerde koolhydraten zal eten. Maar ik verlang er ook niet erg naar. Het is meer zoiets als 'Ach, dat zou wel lekker zijn. Ik denk dat ik er maar een neem.' Vroeger dacht ik: 'Hoeveel kan ik daarvan eten voor iemand het merkt?' Ik ben daar zo blij mee.

– Holly C., 37 jaar, Raleigh, North Carolina
Gewichtsverlies: 2,3 kg. Afname tailleomvang: 5,1 cm

Dieetproducten per fase

De voedingsmiddelen van het Nooit Meer Trek Dieet zijn machtig, vetrijk en verzadigend; veel ervan zijn verboden bij conventionele diëten. Je kunt genieten van klassiekers als shepherd's pie, melanzane alla parmigiana, tacosalade en lekkernijen als met chocolade besprenkelde vruchten (voor de meeste avonden zijn toetjes opgenomen). En wie niet van groente houdt, zou door de maaltijden van dit dieet wel eens van gedachte kunnen veranderen. Je eet salades met volvette dressings, courgette en andere groenten met knoflook geroerbakt in olijfolie, en stoofschotels met allerlei groenten. Het schema hieronder geeft weer wat je in elk van de drie fases eet, waar je je in beperkt of wat je beter kunt mijden.

	FASE1: Bedwing je eetlust	**FASE 2:** Herprogrammeer je vetcellen	**FASE 3:** Val blijvend af
GRANEN EN GRAANVERVANGERS			
Bijvoorbeeld: amarant gerst boekweit mais gierst havermout quinoa rijst spelt teff tarwe ***Opmerking:*** Zie ook richtlijnen voor het koken van volkorengranen in Appendix C, blz. 329.	Nee.	Ja, met mate. Eet dagelijks maximaal 3 porties (niet meer dan een per maaltijd) 100 % intacte volkorenproducten. ***Opmerking:*** Intact wil zeggen de hele graankorrel of grof gemalen – geen bloem of fijne havermout. Geen brood, pasta en couscous (ook niet de volkorenversies). Geen geraffineerde granen als witte rijst. Een portie is 200 g gekookte granen.	Ja, bij tolerantie. Eet dagelijks maximaal 4 porties, vooral volkorenproducten. Je kunt dagelijks maximaal 2 van deze porties vervangen door bewerkte graanproducten. ***Opmerking:*** Als je bewerkte granen eet, kies dan voor volkorenproducten. Eet bij tolerantie met mate geraffineerde graanproducten als wit brood. Een portie is 1 snee brood of 200 g gekookte granen of pasta.

	FASE1: Bedwing je eetlust	**FASE 2:** Herprogrammeer je vetcellen	**FASE 3:** Val blijvend af
ZETMEELRIJKE GROENTEN			
Bijvoorbeeld: aardappel (ook zoete) bieten doperwten flespompoen groene pompoen kalebas reuzenpompoen winterpompoen yamswortel	Nee	Ja, met mate. Eet in plaats van granen zetmeelrijke groenten, *behalve aardappel.* ***Opmerking:*** Een portie is 100 tot 200 g gekookte groente.	Ja, bij tolerantie. Eet in plaats van granen zetmeelrijke groenten ***Opmerking:*** De aardappel kan als bewerkt graanproduct worden gezien, eet hem met mate.
PEULVRUCHTEN			
Bijvoorbeeld: bruine bonen kidneybonen kikkererwten limabonen linzen pinda's pintobonen sojabonen witte bonen (cannellinibonen enz.) zwarte bonen zwarte ogenbonen	Ja ***Opmerking:*** Peulvruchten zijn de enige toegestane zetmeelproducten in fase 1. Bij peulvruchten zijn koolhydraten en eiwitten mooi in balans; ze zijn onschadelijk voor de bloedsuiker en vezelrijk. Een portie is 100 tot 150 gram. Bonen uit blik en droge bonen zijn prima. Mijd producten met toegevoegde suiker, zoals witte bonen in tomatensaus.	Ja	Ja
BLADGROENTEN EN ANDERE ZETMEELARME GROENTEN			
Bijvoorbeeld: broccoli paprika (groene, rode, gele en oranje) bietenblad rucola	Ja ***Opmerking:*** Je eet niet-zetmeelrijke groenten vaak bij de lunch, het diner en soms bij het ontbijt of neem ze als tussendoortje.	Ja	Ja

	FASE1: Bedwing je eetlust	**FASE 2:** Herprogrammeer je vetcellen	**FASE 3:** Val blijvend af
BLADGROENTEN EN ANDERE ZETMEELARME GROENTEN (vervolg)			
Bijvoorbeeld: amsoi bind- en andere soorten sla bladkool boerenkool kool paddenstoelen raapstelen snijbiet Spaanse peper spinazie spruitjes tomaten venkel wortelen ***Opmerking:*** Zie ook richtlijnen voor de bereiding van groente in Appendix C, blz. 325.	Groenten maken een maaltijd compleet als er bijna geen zetmeelproducten meer op tafel komen (en zijn uitstekend te combineren met de machtige sauzen en dressings van het dieet).		
FRUIT			
Bijvoorbeeld: **Niet-tropische vruchten:** aardbei abrikoos appel bosbes braam druif framboos grapefruit peer perzik pruim sinaasappel vijg	Ja, met mate. Eet dagelijks 2 of 3 niet-tropische vruchten ***Opmerking:*** Met vrucht wordt de hele vrucht bedoeld, zoals een sinaasappel of appel, of 200 g fruit in stukjes. Dankzij de 'precies goede' zoetheid van fruit raken je smaakpapillen ontwend van junkfood dat bomvol suikers zit.	Ja ***Opmerking:*** Eet alle vruchten die je lekker vindt, maar tropische en gedroogde vruchten met mate. Een portie gedroogde vruchten is 1 tot 2 eetlepels. Blijf vruchtensap (met een hoge concentratie suiker) mijden.	Ja ***Opmerking:*** Stem de hoeveelheid fruit af op je persoonlijke behoefte.

	FASE1: Bedwing je eetlust	FASE 2: Herprogrammeer je vetcellen	FASE 3: Val blijvend af
FRUIT (vervolg)			
Tropische vruchten: ananas banaan cantaloupe dadels mango papaja watermeloen	Mijd het volgende in fase 1: - Tropische vruchten - Gedroogde vruchten (zoals rozijnen) - Vruchtensap		
EIWITRIJKE PRODUCTEN			
Bijvoorbeeld: eieren en eiwitten gevogelte kaas lamsvlees proteïnepoeder rundvlees schaal- en schelpdieren tempé tofoe vegetarische vleeswaren vis wild yoghurt (Griekse)	Ja Eet elke maaltijd een portie. ***Opmerking:*** Een portie eiwitten is: - 85 tot 170 g vlees, gevogelte, vis en zeevruchten, tofoe, tempé, veganistische vleeswaren - 3 eieren - 85 g geraspte kaas - 250 ml Griekse yoghurt - 5 eetlepels proteïnepoeder (zie de dosering op de verpakking) Griekse yoghurt bevat ongeveer twee keer zoveel eiwit als de meer gebruikelijke soorten. Peulvruchten verhogen het eiwitgehalte van een maaltijd en zijn dus aan te raden voor vegetariërs.	Ja Eet elke maaltijd een portie.	Ja Eet elke maaltijd een portie.

	FASE1: Bedwing je eetlust	**FASE 2:** Herprogrammeer je vetcellen	**FASE 3:** Val blijvend af
VETTEN EN VETRIJKE PRODUCTEN			
Bijvoorbeeld: avocado avocado-olie boter kokosolie lijnzaadolie mayonaise (zonder toegevoegde suiker) noten en notenboter olijfolie pinda's en pindakaas (zonder toegevoegde suiker) saffloerolie (rijk aan oliezuur) sesamolie (gewone of van geroosterde zaden) slagroom zaden en zadenboters zure room	Ja Eet elke maaltijd een portie. ***Opmerking:*** Als de bron van eiwitten in je maaltijd vetrijk is (zoals gevogelte met vel, vet vlees, kaas, tofoe of tempé), voeg dan het volgende toe: - 2 tot 3 theelepels olie, boter of mayonaise - 1 tot 2 eetlepels noten - ¼ avocado Verdubbel de hoeveelheden als de eiwitbron niet vetrijk is (gevogelte zonder vel, mager vlees, zeebanket, veganistische vleeswaren of proteïnepoeder).		
ZUIVEL EN ZUIVELVRIJE MELKSOORTEN			
Bijvoorbeeld: amandelmelk volle kefir kokosmelk volle melk sojamelk volle yoghurt	Ja ***Opmerking:*** Een portie is 25 cl. Naturel yoghurt en kefir bevatten probiotica (gezonde bacteriën). Eet deze zo vaak mogelijk in plaats van volle melk. Neem alleen de ongezoete versies (zonder toegevoegde suiker of kunstmatige zoetstoffen).	Ja	Ja

	FASE1: Bedwing je eetlust	**FASE 2:** Herprogrammeer je vetcellen	**FASE 3:** Val blijvend af
KOOLHYDRAATRIJKE ZOETE PRODUCTEN EN SNACKS			
Bijvoorbeeld: chips friet gezoete dranken (frisdranken, sport- en energiedrankjes enz.) ijs producten uit de oven (koekjes, taart, pastei enz.) snoep sorbet vruchtensap	Nee ***Opmerking:*** Extra bittere chocolade (minstens 70 % cacao) bevat relatief weinig suiker en is in alle fases toegestaan (maximaal 30 gram per dag)	Nee	Ja, bij tolerantie ***Opmerking:*** Beperk het aantal porties bewerkte koolhydraten (alles met geraffineerde granen of geconcentreerde suikers) tot 2 per dag. Mijd sterk gezoete dranken (met suiker of kunstmatige zoetstoffen).
SUIKER			
Bijvoorbeeld: agavesiroop ahornsiroop bruine suiker dadelsuiker dextraan dextrose (druivensuiker) fructose (vruchtensuiker) fructoserijke maisstroop geconcentreerd vruchtensap gerstemout glucose honing maisstroop rietsuiker rietsuikersap	Nee (behalve de kleine hoeveelheid extra bittere chocolade met minstens 70 % cacao)	Ja, met mate. Maximaal 3 theelepels (12 g) toegevoegde suiker per dag, bij voorkeur in de vorm van honing of ahornsiroop. ***Opmerking:*** 1 theelepel ahornsiroop, honing of een andere zoetstof bevat cira 4 g suiker. Beperk suiker in dranken tot 1 g per 30 ml of minder (bijvoorbeeld maximaal 2 theelepels in een kop koffie of thee).	Ja, bij tolerantie. Maximaal 6 theelepels (24 g) toegevoegde suiker per dag, bij voorkeur in de vorm van honing of ahornsiroop. ***Opmerking:*** Blijf suiker in dranken tot 1 g per 30 ml beperken.

	FASE 1: Bedwing je eetlust	**FASE 2:** Herprogrammeer je vetcellen	**FASE 3:** Val blijvend af
SUIKER (vervolg)			
basterdsuiker kristalsuiker maltodextrine maltose melasse oersuiker poedersuiker rijststroop sacharose zetmeel, gehydroliseerd			
CAFEÏNEHOUDENDE DRANKEN			
Bijvoorbeeld: koffie (filter, doordruksysteem, espresso) thee (zwarte, groene, oolong)	Ja, met mate Maximaal 2 tot 3 kopjes per dag ***Opmerking:*** Cafeïne veroorzaakt insulineresistentie, maar koffie bevat polyfenolen, gezonde stoffen die in planten voorkomen. Drink bij voorkeur groene thee (of groene koffie om hoofdpijn te voorkomen). Mijd zoetstoffen. Room en volle melk zijn toegestaan. Cafeïnevrije koffie mag je onbeperkt drinken.	Ja, met mate Maximaal 2 tot 3 kopjes per dag ***Opmerking:*** Het is toegestaan om desgewenst 1 tot 2 theelepels suiker (4 tot 8 g) toe te voegen (als deel van de maximaal toegestane suiker (12 g) per dag).	Ja, bij tolerantie ***Opmerking:*** Het is toegestaan om desgewenst 1 tot 2 theelepels suiker (4 tot 8 g) toe te voegen (als deel van de maximaal toegestane suiker (24 g) per dag).

	FASE 1: Bedwing je eetlust	FASE 2: Herprogrammeer je vetcellen	FASE 3: Val blijvend af
DIEETDRANKEN EN (KUNSTMATIGE) ZOETSTOFFEN			
Bijvoorbeeld: aspartaam (light-frisdranken) dieetdrankjes sacharine (light-producten) stevia (Canderel) sucralose (Albert Heijn)	Mijden ***Opmerking:*** Kunstmatige zoetstoffen bevatten geen calorieën, maar kunnen ervoor zorgen dat onze smaakpapillen de natuurlijke zoetheid van gezond eten als fruit niet meer waarderen. Bovendien blijkt uit onderzoek dat ze een negatief effect hebben op het metabolisme. Stevia is een natuurlijke suikervrije zoetstof. Mijd producten met stevia in fase 1.	Mijden ***Opmerking:*** Kleine hoeveelheden stevia zijn af en toe toegestaan.	Mijden ***Opmerking:*** Kleine hoeveelheden stevia zijn toegestaan.
ALCOHOL			
Bijvoorbeeld: bier gin jenever rum whisk(e)y wijn wodka	Nee (dit duurt maar twee weken!)	Ja, met mate 1 tot 2 glazen per dag (beperk alcoholconsumptie zo mogelijk tot het weekend of bijzondere gelegenheden). ***Opmerking:*** Eén glas is: - 15 cl droge wijn - 30 cl bier - 4 cl sterkedrank Als deze hoeveelheden je dieetresultaten in de weg staan, drink dan minder of helemaal niet.	Ja, bij tolerantie 1 tot 2 glazen per dag ***Opmerking:*** Als je drinkt, ga dan na welke invloed dit heeft op je gewicht, nachtrust, energieniveau en humeur. Beperk je alcoholgebruik tot een hoeveelheid die niet schadelijk is voor je gezondheid.

Mijn Nooit Meer Trek Verhaal

Het is fantastisch dat dit dieet doorheeft dat niet elk lichaam hetzelfde is! Ik maakte me een beetje zorgen over mijn keus om geen gluten, soja en bonen meer te eten (ik voelde me daar niet elke dag geweldig bij). Maar nu bruis ik weer van energie! Mijn gevoel zei me dat ik van al dat eten juist zou aankomen!

– Lisa K., 43 jaar, Albertville, Minnesota
Gewichtsverlies: 3,6 kg. Afname tailleomvang: 5,1

Nu je een algemeen beeld van de regels van de maaltijdplanner hebt, kun je je voorstellen hoe het dieet je eetpatroon zal veranderen. Maar voor je op pad gaat om in te slaan, moeten er nog een paar dingen gebeuren. Verzamel eerst je persoonlijke basisgegevens.

Dag 6: Maak een momentopname van je gezondheid – en begin met tracken

Vandaag ga je van start met het tracken van je gezondheid. Met het vastleggen van deze informatie genereer je een definitief uitgangspunt dat het gemakkelijker maakt om je vorderingen tijdens het dieet te volgen. Veel deelnemers aan het testdieet vonden het consequent bijhouden van hun gegevens motiverend en verhelderend.

Verzamel je gegevens voor het dieet

Weeg jezelf. Ga 's ochtends vroeg direct nadat je uit bed bent gekomen op de weegschaal staan, nadat je naar de wc bent geweest, maar voordat je iets hebt gegeten of gedronken. Draag alleen lichte kleding. Het resultaat van deze eerste weging is je startgewicht, ook al begin je pas volgende week aan het dieet. Noteer je gewicht in het maandoverzicht (zie blz. 137).

Zet de weegschaal na het noteren van je gewicht een tijdje buiten het zicht. Ik raad aan om je tijdens het volgen van het dieet maar een keer per week te wegen.

Je gewicht schommelt van nature dagelijks een beetje. Dit heeft te maken met je vochthuishouding en andere factoren. Daarom is een gewichtsverandering van de ene op de andere dag oninteressant. Belangrijker is, zoals eerder werd gesuggereerd, dat je gewicht slechts een algemeen beeld geeft – vooral aan het begin – van de effectiviteit van een dieet. Een essentieel aspect of van het Nooit Meer Trek Dieet is dat je een beter inzicht krijgt in de signalen in je lichaam die je gewicht reguleren. Helaas herkennen veel mensen deze signalen niet meer en reageren ze vaak niet meer op de behoeftes van hun lichaam – aan gezond eten, voldoende slaap, minder stress en regelmatige lichaamsbeweging. Conventionele diëten maken deze verstoring tussen lichaam en geest alleen maar erger, vooral door te eisen dat we ons hongergevoel (een primair biologisch signaal) negeren en ons focussen op de harde cijfers, zoals het aantal calorieën in ons voedsel en het aantal kilo's dat we aankomen of kwijtraken.

Anders dan wij weten jonge kinderen de signalen van hun lichaam goed te herkennen. Tijdens een onderzoek kregen kinderen van verschillende leeftijden variabele porties macaroni met kaas voorgeschoteld, waarvan ze zo veel of weinig mochten eten als ze wilden. De jongste kinderen aten ongeacht de grootte van de portie dezelfde hoeveelheid, maar de oudste aten meer als de portie werd vergroot.[1] Misschien maakt onze blootstelling aan buitensporig grote en sterk bewerkte voedingsmiddelen uiteindelijk een einde aan ons aangeboren talent om te registreren hoeveel genoeg is.

Geen sterk bewerkte voedingsmiddelen meer eten heft de kortsluiting tussen lichaam en geest automatisch op. Maar bij sommige mensen duurt het even tot ze de honger- en verzadigingssignalen weer herkennen. Het helpt ook om de weegschaal en niet je honger een tijdje te negeren. Vertrouw erop dat als je je lichaam geeft wat het verlangt, het ook aan jou geeft wat jij verlangt.

Mijn Nooit Meer Trek Verhaal

Ik heb het gevoel dat de band tussen mijn lichaam en geest nu sterker is dan ooit. Ik leefde er maar wat op los, zonder benul van voeding. Omdat ik geen contact had met mijn lichaam, kon ik allerlei troep eten (meestal met geraffineerde koolhydraten), te veel alcohol drinken en niet bewegen, en dat alles met het onbewuste doel om mijn ongemakkelijke gevoel met de mantel van toegeeflijkheid te bedekken. Maar nu wil ik echt weten hoezeer slaap, angst, beweging en eten van invloed zijn op mijn algehele gezondheid – ik denk daar steeds over na. Ik geloof ook dat mijn lichaam me vertelt wat het nodig heeft om gezond te blijven. Het gaat niet om ontkenning of het volgen van regels, maar om het sluiten van een verbond met je lichaam ... opletten hoe je je voelt als je bepaalde dingen of hoeveelheden eet. En nagaan wanneer je verzadigd bent of behoefte hebt aan een snack. Ik weet nu dat de 'controle verliezen' (een gat in je maag, humeurig, moe) betekent dat mijn lichaam me vertelt dat ik iets nodig heb (slaap, eten, meditatie, beweging) en dat het eten van junkfood geen einde maakt aan stress. En helemaal te gek is dat ik nu weet hoe het voelt om vrede te hebben met jezelf!

– Nancy F., 64 jaar, Eden Prairie, Minnesota
Gewichtsverlies: 6,6 kg. Afname tailleomvang: 17,8 cm

Meet je tailleomvang. Vaak wordt veel aandacht geschonken aan het gewicht, maar de tailleomvang is belangrijker, omdat die precies aantoont hoeveel vet we met ons mee torsen op een riskante plaats, rond ons middel. Laten we als voorbeeld twee mensen nemen bij wie de tailleomvang dank zij een dieet met 10 cm is afgenomen. De ene viel bijna 10 kilo af en de ander slechts circa 5 kilo. Maar wie van hen had het meest profijt van het dieet? Beide personen ondervonden dezelfde daling van het vetpercentage (uitgaand van de afname van de tailleomvang), maar degene die het minst afviel behield een grotere spiermassa – zeer voordelig voor uiterlijk, gezondheid en waarschijnlijk blijvend gewichtsverlies. De omvang van de taille vormt op lange termijn een groter risico op hartziektes, diabetes en andere gewichtsgerelateerde complicaties dan het gewicht zelf.

Leg een meetlint rond je middel, over je navel en net boven je heupen. Meet je tailleomvang tot op de halve centimeter. Meet maandelijks opnieuw en noteer op het maandoverzicht.

Meet je lengte op (optioneel). Op basis van je lengte kun je, als je wilt, je BMI berekenen (dit kan op www.voedingscentrum.nl/bmi). Waarschijnlijk weet je al hoe lang je bent. Maar je lengte kan met de jaren veranderen. Als je je al een tijd niet meer hebt opgemeten, vraag dan een vriend(in) om je te helpen of ga met je rug tegen een muur staan en teken met een potlood je lengte af. Gebruik vervolgens een duimstok of meetlint om je lengte tot op de halve centimeter nauwkeurig op te meten.

Laat een bloedonderzoek doen (optioneel). Overweeg of je voor je van start gaat met fase 1 een bloedonderzoek wilt laten doen. Bij je zorgverlener kun je misschien de resultaten van een eerdere laboratoriumtest opvragen, die je als uitgangspunt kunt gebruiken. Het onderzoek is een momentopname van je metabole gezondheid, en mogelijke veranderingen in de resultaten geven een beeld van de manier waarop je lichaam van binnenuit op het dieet reageert. Het onderzoek bestaat uit:

- Een nuchter lipideprofiel – inclusief HDL-cholesterol, LDL-cholesterol, triglyceriden (risicofactoren cardiovasculaire aandoeningen)
- Een nuchter glucoseprofiel, nuchter insulineprofiel en HgA1c (risicofactoren diabetes, inclusief insulineresistentie)
- Een C-reactieve-proteïne-test, hoge gevoeligheid (CRP-test voor het vaststellen van ontstekingen)

Laat je bloeddruk meten (optioneel). Omdat bij een medisch onderzoek meestal je bloeddruk wordt gemeten, is de kans groot dat je zorgverlener over deze informatie beschikt.

Dagtracker en maandoverzicht

De dagtracker en het maandoverzicht zijn belangrijke onderdelen van het dieet die je helpen om in te zoomen op cruciale lichaamssignalen, je vooruitgang in kaart te brengen, te bepalen hoe je op veranderingen in je eetpatroon en leefstijl reageert en fase 3 af te stemmen op je unieke biologische behoeftes. Bovendien kan regelmatig gebruik van deze hulpmiddelen erg motiverend werken. (Maak kopieën van de trackers in Appendix B, blz. 322 en 323.) Zoals de namen doen vermoeden, heb je voor elke dag een dagtracker en voor elke maand een maandoverzicht nodig. Begin deze hulpmiddelen vandaag te gebruiken en bewaar ze in je dieetmap.

De dagtracker stelt vragen over je hongergevoel, eetlust, verzadiging, energiepeil en gezondheidstoestand gedurende de dag op een schaal van 0 (slechtst) tot 4 (best). Noteer de cijfers voor elk symptoom en tel ze bij elkaar op voor het berekenen van je totale score (van 0 tot 20). Geef daarna de hoeveelheid bewerkte koolhydraten op die je op die dag hebt gegeten. Als je met het dieet begint, noteer je ook of je je aan de lifestyle-adviezen houdt op het gebied van ontstressen, bewegen en slapen, maar sla dit onderdeel in de voorbereidingsfase over. Schrijf je totale score ten slotte op het maandoverzicht, met dezelfde kleur inkt die je voor het noteren van de hoeveelheid bewerkte koolhydraten op die dag gebruikte (groen voor 0, geel voor 1 tot 2 en rood voor 3 of meer). Op die manier kun je zien hoe je symptomen, lichaamsgewicht en tailleomvang zich tijdens het dieet ontwikkelen en hoe wijzigingen in je eetpatroon je resultaten beïnvloeden.

Mijn Nooit Meer Trek Verhaal

De tracker maakte me bewuster van honger en verzadiging. Als ik vreselijke trek had, vroeg ik me af: 'Wat heb ik verkeerd gedaan? Hoe komt dit?'

– Renee B., 49 jaar, West Roxbury, Massachussetts
Gewichtsverlies: 5,7kg. Afname tailleomvang: 14 cm

Dag 5: Bewegen, slapen en strategieën om te ontstressen

Wat je eet is van grote invloed op je vetcellen, maar ook andere factoren spelen een belangrijke rol. Een gebrek aan slaap of beweging en te veel stress kunnen het insulinepeil verhogen, chronische ontstekingen veroorzaken en ervoor zorgen dat de vetcellen te veel calorieën opslaan en het positieve effect van een goed eetpatroon tegenwerken. Veel mensen in onze drukke maatschappij slapen en bewegen te weinig en worden te vaak blootgesteld aan stress. Daarom worden in de drie dieetfases lifestyle-adviezen gegeven om deze drie problemen te lijf te gaan. Kleine wijzigingen op elk van deze probleemgebieden kunnen tot belangrijke synergieën leiden: ontstressen zorgt ervoor dat je beter slaapt, en als je goed uitgerust bent, krijg je zin om te bewegen; al deze factoren motiveren je om goed te eten. Net als bij het dieet ligt bij onze strategie de nadruk op plezier en niet op afzien.

***Prettige lichaamsbeweging en de* passeggiata.** Als afvallen niet meer zou zijn dan calorieën verbranden, zou twintig afschuwelijke minuten op de loopband afdoende zijn, maar een handje rozijnen zou je inspanningen al tenietdoen. Gelukkig verbrand je door te bewegen niet alleen een beperkt aantal calorieën, maar verhoog je ook je insulineresistentie en leg je de basis voor gewichtsverlies. Om dit te bereiken, hoef je niet urenlang te trainen. Een onderzoek onder oudere volwassenen met risico op diabetes wees uit dat drie wandelingen van een kwartier na de maaltijd de mogelijkheid verbeterden om het bloedsuikergehalte in het komende etmaal te reguleren.[2] De gewoonte om verschillende keren per dag een ommetje te maken houdt je weg van je bureau of de bank en kan stressverlagend zijn.

De Italianen noemen het ommetje *passeggiata*. Tijdens deze activiteit zie je geen Italiaan met een stappenteller of hardloopkleding – ze maken de wandeling puur voor hun plezier, om buiten te zijn, contact te maken met buren of na een lange dag als gezin bijeen te komen en van het laatste zonlicht te genieten. De beweging en het licht die voor het invallen van de avond met de *passeggiata* gepaard gaan, kunnen ook van invloed zijn op je biologische klok. De *passeggiata* is een moment van plezierige beweging die bijdraagt tot een gezonde spijsvertering en insulinewerking en tegelijkertijd stress vermindert en de nachtrust bevordert.

Ongeacht je conditie kan de *passeggiata* je opnieuw laten ervaren dat bewegen een plezierige, gemakkelijke en ontstressende activiteit kan zijn – en geen zware taak. Begin in fase 1 met één korte wandeling per dag, direct na de avondmaaltijd. Als je aan fitness doet, is dat geweldig: je vetcellen hebben een voorsprong. Maar neem in fase 1 niet te veel hooi op je vork, want je lichaam heeft tijd nodig om aan je nieuwe manier van eten te wennen. Begin met de *passeggiata*, maar breng het aantal work-outs terug tot een derde.

In fase 2 ga je door met de *passeggiata* en begin je (of ga je door) met een halfuur extra plezierige fysieke activiteit – van licht tot zwaar. Dit doe je drie tot vier keer per week, afhankelijk van je fitheid en het advies van je zorgverlener. Sommige mensen hebben door lang slecht eten en een zittend bestaan een beperkte spiermassa, ook wel sarcopenie genoemd. Vooral voor die mensen is lichaamsbeweging belangrijk, niet alleen om calorieën te verbranden, maar ook om spiermassa en insulinegevoeligheid te vergroten. In fase 3 begin je met (of stap je over op) een activiteit die je puur voor je plezier doet en op lange termijn kunt volhouden.

Ongeacht je fitheid leveren de laag-glykemische voedingsmiddelencombinaties de brandstof voor je lichaamsbeweging door de toegang tot opgeslagen vet – de efficiëntste energiebron[3] van je lichaam – te verbeteren.

Zorg voor voldoende nachtrust. Ruim dertig procent van de Amerikaanse volwassenen slaapt minder dan zes uur per nacht[4], terwijl het lichaam na zeven of acht uur slaap het best functioneert. We zijn zo druk dat we lampen, televisies, computers en telefoons aan laten tot we in bed stappen – en dan vinden we het gek dat we zo moeilijk in slaap vallen of wakker liggen. Te weinig slapen schaadt de gezondheid. Blootstelling aan fel licht stopt de productie van het slaapopwekkende hormoon melatonine en het daardoor ontstane slaaptekort ontregelt de normale afgifte van stresshormonen (die je wakker houden).[5] Een slapeloze nacht leidt vaak tot ergernissen die we op collega's of geliefden botvieren, wat nog meer stress veroorzaakt. Bij een tekort aan slaap reageert het beloningssysteem in onze hersenen anders bij het zien van junkfood. Bovendien nemen we meer calorieën tot ons, hoofdzakelijk uit hoog-glykemische voedingsmiddelen, dan bij een gezond hoeveelheid slaap[6] (vaak op het slechtste moment voor onze vetcellen: 's nachts.)

Te kort slapen is slecht voor je vetcellen. Uit een onderzoek van de University of Chicago bleek dat bij slechts vier nachten met slaapgebrek (vierenhalf uur per nacht) de insulinegevoeligheid van de vetcellen enorm afneemt.[7] Een ander onderzoek toonde aan dat zich na slechts één nacht met slaapgebrek ongezonde veranderingen in de insulinegevoeligheid en het metabolisme kunnen voordoen.[8] Op lange termijn verhoogt een tekort aan slaap het risico op obesitas, diabetes type 2 en hartziektes.[9]

Maak nu in zes stappen je slaapkamer gereed voor een gezonde nachtrust. Het uitbannen van slechte slaapgewoontes heeft tijd nodig, maar de resultaten kunnen je leven veranderen. Gebruik je slaapkamer alleen om uit te rusten en voor de romantiek.

1. *Zet de thermostaat laag:* je slaapt in een koele ruimte dieper en onderzoek wijst uit dat mogelijk ook je metabolisme wordt bevorderd door de verbranding van bruin vetweefsel.[10]

2. *Zet de televisie uit:* 's avonds laat tv kijken – vooral naar schokkende beelden – kan schadelijk zijn voor het zenuwstelsel en de afgifte van stresshormonen stimuleren, terwijl je dan juist rust nodig hebt. Het Nooit Meer Trek Dieet richt zich op een betere manier van eten en welke informatie je hersenen opnemen: Is dit de moeite waard? Is het leerzaam? Sla het laatste nieuws gerust over, want je hoort het de volgende dag toch wel.

3. *Zet telefoons en computer uit:* werken of Facebooken op je laptop is even slecht als tv-kijken – misschien zelfs slechter. Wie zijn laptop of telefoons dicht bij zijn gezicht houdt, wordt blootgesteld aan slaapverstorend blauw licht. Gebruik twee tot drie uur voor het slapen een computerapp als f.lux (justgetflux.com), die dit licht dimt en filtert. Nog beter is alle schermen uit je slaapkamer te verbannen! Je e-mails kunnen best tot morgen wachten.

4. *Dim het licht:* doe om dezelfde reden alle plafondlampen uit en voorzie bedlampen van gloeilampen met een laag wattage. Als je last hebt van straatverlichting of het ochtendlicht, neem dan verduisterende of gevoerde gordijnen (zoals in hotels). Een goed alternatief is het dragen van een oogmasker.

5. *Sluit geluid buiten:* verwijder alle geluidsbronnen rond je slaapkamer. Als dat niet helemaal lukt – bijvoorbeeld als je slaapkamer aan een drukke straat ligt of als je buren lawaai maken – gebruik

dan een witteruisapparaat of -app, laat een ventilator op lage snelheid draaien of gebruik oordoppen.

6. *Bedenk een slaapritueel:* mensen zijn gewoontedieren, en een slaapritueel is van grote invloed op je nachtrust. Bepaal een standaardbedtijd, waarbij je minimaal zeven tot acht uur (of langer, als je daar behoefte aan hebt) slaapt en richt je avond zo in dat je op die tijd naar bed kunt. Bedenk een paar rustgevende handelingen en voer ze iedere avond in dezelfde volgorde uit. Drink na de avondmaaltijd geen koffie, maar maak een *passeggiata* met familie, vrienden of de hond. Doe zo vroeg mogelijk de meeste lichten uit, zodat je hersenen het signaal krijgen dat je je opmaakt voor de nacht. Rek je een paar keer goed uit. Neem een warme douche of – dat doe ikzelf graag – een zoutbad (laat het bad vollopen, los twee kopjes bitterzout in het water op, voeg een paar druppels lavendelolie toe en ga et 10 tot 15 minuten in). Doe vijf minuten je ontstressingsritueel. Luister naar ontspannende natuurgeluiden – het ruisen van de zee, een bergbeek of de wind die door de bomen waait. Knuffel met je partner. Doe wat je het prettigst vindt, maar probeer elke avond hetzelfde slaapritueel uit te voeren. Hierdoor worden je lichaam en geest rozig en val je sneller in slaap als je uiteindelijk het bedlampje uitdoet.

Iedereen kan terugvallen op oude gewoontes, maar laat dit niet iedere nacht gebeuren. Denk aan de voordelen van een goede nachtrust. Veel Hollywoodsterren vinden voldoende slaap terecht van het grootste belang voor hun schoonheid. Vervuil je nachtelijke bron van jeugd niet! Slaap is heilig en je slaapkamer is je heiligdom. Bewaak het goed.

Mijn Nooit Meer Trek Verhaal

Ik val sneller in slaap en wordt 's nachts niet meer zo vaak wakker. Na de lunch kreeg ik wat ik 'slaapaanvalletjes' noemde, waarbij ik me hondsmoe voelde en vaak aan mijn bureau een dutje deed. Sinds ik met het dieet ben begonnen, overkomt me dat niet meer.

– Donna A., 51 jaar, Selah, Washington

Gewichtsverlies: 10 kg. Afname tailleomvang: 12,7 cm

Bedenk een ritueel om te ontstressen. Soms kunnen momenten van positieve stress stimulerend en motiverend werken, bijvoorbeeld het ontwikkelen van vaardigheden in een uitdagende sport of goed voorbereid een belangrijke presentatie op het werk houden. Maar langdurig te veel stress verstoort de zorgvuldig gecomponeerde hormoonbalans van het lichaam en programmeert je vetcellen zo dat je aankomt. Cortisol, het ultieme stresshormoon, is schadelijk voor botten en spieren en vergroot de hoeveelheid buikvet. Maar dagelijks een paar momenten van stressreductie draagt ertoe bij dat deze gevaarlijke effecten worden geneutraliseerd.

Bedenk vandaag nog een vast ontspanningsritueel, waarbij je je goed voelt, of het nu gaat om rek- en strekoefeningen, yoga, tai chi, ademhalingsoefeningen, meditatie, bidden, een dagboek bijhouden enzovoort. Recent onderzoek wijst uit dat een begeleide ontspanningssessie de werking vertraagt van genen die verband houden met insulineresistentie en ontstekingen, zelfs bij mensen die nooit aan dergelijke sessies hebben deelgenomen (hoewel het effect het krachtigst was bij mensen die dit dagelijks deden).[11] Uit andere onderzoeken blijkt dat ontstressingsrituelen waarschijnlijk de bloeddruk verlagen, pijn verlichten, slapeloosheid tegengaan en als antidepressiva angst en neerslachtigheid wegnemen.

Om deze positieve effecten te kunnen ervaren, beginnen we met slechts vijf minuten per dag. Misschien heb je al een ontstressingsritueel dat goed werkt. Als dat zo is, ga er dan mee door. Hoe het ook zij, ik raad aan om in fase 1 elke avond voor je naar bed gaat een ontstressingsritueel van vijf minuten uit te voeren. In fase 2 begin je met een tweede sessie, eerder op de dag, wanneer het jou het best uitkomt (en wanneer je er de grootste behoefte aan hebt). Als je het ritueel eenmaal regelmatig uitvoert, kun je de twee sessies langer maken, tot je in fase 3 je einddoel van twee keer een halfuur per dag bereikt. Daarbij gaat het om de dagelijkse routine en niet om het aantal minuten dat je ermee bezig bent. Vijf minuten per dag is beter dan 35 minuten eens per week.

Met deze korte dagelijkse sessies draag je ertoe bij dat je lichaam op de afvalmodus overschakelt, terwijl je plezier blijft houden in de vele aspecten van het leven.

Mijn Nooit Meer Trek Verhaal

Ik merkte dat ik helderder in mijn hoofd werd. De mist is opgetrokken. Het voelt of mijn ingewanden tot rust zijn gekomen. Ik wist niet dat het kon gebeuren en het is geweldig. Ik ga naar een therapeut, en omdat ik niet in een of andere crisis zit, bezoek ik haar ongeveer een keer per maand. Ze wist niet dat ik het testdieet volgde, maar toen ik na zo'n drie weken bij haar kwam, keek ze me aan en zei 'Wat is er met je gebeurd? Je bent de rust zelve.'

– Ann R., 61 jaar, Windsor Heights, Iowa
Gewichtsverlies: 2,7 kg. Afname tailleomvang: onbekend

Dag 4: Je-grote-waarom en als/dan-plannen

Je-grote-waarom

Zoals je misschien al uit het voorgaande hebt kunnen opmaken, verwerpt het Nooit Meer Trek Dieet het deprivatiemodel om af te vallen. Het richt zich op lichamelijke veranderingen, waardoor je minder trek en meer energie hebt en je gezonder voelt. Als je minder naar koolhydraten verlangt, is het simpeler om nee te zeggen tegen ongezonde verleidingen. Bovendien zijn de dieetmaaltijden heerlijk.

Toch kan het uitdagend blijven om te veranderen. Het kan enige tijd in beslag nemen om een vastgeroest leefpatroon aan te passen en slechte oude gewoontes af te leren. Als je een duidelijke en boeiende reden voor verandering formuleert – je-grote-waarom – heb je iets om op terug te vallen wanneer de verleidingen te groot worden of wanneer je voelt dat je het spoor bijster bent.

Bij je-grote-waarom staan je grootste levensvragen centraal – wat is je levensdoel, met wie bouw je een relatie op en wat zijn je belangrijkste toekomstplannen? Misschien is het antwoord avontuurlijk, zoals in vorm raken voor een backpackerstrip met je geliefde, kinderen of kleinkinderen. Of misschien is je doel urgenter, bijvoorbeeld als je te horen hebt gekregen dat je prediabetes hebt en wilt voorkomen dat de ziekte zich verder ontwikkelt.

Het is simpel om snel een beloning (dat stuk goddelijke chocoladetaart) te willen en je langetermijndoel (afvallen) uit het oog te verliezen. En ons drukke, gestreste bestaan kan beslissingen nog moeilijker maken. Maar als je tijdens verleidingen aan je-grote-waarom terugdenkt, is het waarschijnlijker dat je volhoudt. Hieronder vind je adviezen om je daarbij te helpen.

Mijn Nooit Meer Trek Verhaal

Het formuleren van je-grote-waarom was een uitdaging. Vroeger was het gewoon te simpel om mijn 'waaroms' onder mijn eetverslaving te laten bezwijken. Ik worstel nog steeds met mijn oude gewoontes en zet mijn tanden nog steeds graag in fastfood en zoete dingen (vooral koekjes en ijs), maar de macht die ze over me hadden wordt elke dag kleiner. Ik heb nog een lange weg te gaan, maar ik heb nu door dat ik het kan – en dat werkt stimulerend.

– Dan B., 45 jaar, Lehi, Utah
Gewichtsverlies: 6,8 kg. Afname tailleomvang: 2,5 cm

Schrijf het op. Maak van je-grote-waarom een contract met jezelf: 'In mei volgend jaar moet ik tien kilometer kunnen hardlopen' of 'Bij mijn volgende medische onderzoek moet het risico op hartziekten lager zijn.' En denk eens aan het moment waarop je je doel bereikt: 'Ik haal de finish met een brede grijns op mijn gezicht' of 'Mijn zorgverzekeraar zal aangenaam verrast zijn.' Onderteken het! Je handtekening onder dit document vergroot je persoonlijke investering en de kans dat je je aan je afspraak houdt.

Maak een grote-waarom-amulet. Leg een ouderwetse knoop in je zakdoek om je aan je-grote-waarom te herinneren, zichtbare symbolen kunnen je helpen je doel opnieuw te visualiseren. Als symbool voor je-grote-waarom kun je een armband, horloge, mouwband of een speldje gebruiken. Als je niet van sieraden houdt, neem dan een foto die je-grote-waarom het best in beeld brengt, lijst hem in en zet hem op een opvallende plaats – op je bureau, de wastafel of naast je bed. Denk telkens wanneer je het amulet ziet even aan je-grote-waarom, zodat je je doel niet uit het oog verliest.

Stel je voor wat er gebeurt als... Experimenteer tijdens je vijf minuten durende stressreductiesessies met het uitbreiden van je visualisatie. Probeer je voor te stellen dat je het antwoord op je-grote-waarom vindt – hoe klinkt, ruikt en voelt het om je doel te bereiken? Waar ben je? Wie is er bij je? Wat denk je op dat moment? Deze geestelijke repetitie is te vergelijken met wat acteurs, muzikanten en atleten doen ter voorbereiding op hun voorstelling, optreden of prestatie en kan ertoe bijdragen dat je-grote-waarom noodzakelijker en wezenlijker wordt.

Als/dan-plannen

Bij het aanbrengen van positieve veranderingen in hun leefpatroon stuiten veel mensen op onverwachte stressfactoren en uitdagingen: 'Ik had het best gekund als dat niet was gebeurt.' Er is geen twijfel over mogelijk dat veranderingen gemakkelijker zijn door te voeren als je niet door obstakels wordt gehinderd. Maar helaas loopt het in het leven vaak anders. De kans bestaat dat je tijdens het volgen van het dieet hindernissen moet nemen – dus is het aan te raden om jezelf de volgende vraag te stellen: 'Hoe ga ik dat aanpakken?'

Gedragspsychologen hebben ontdekt dat het maken van als/dan-plannen – ook wel 'anticiperen op obstakels en probleemoplossing' – een van de beste manieren is om goede en vol te houden gewoontes aan te leren, omdat ze ertoe bijdragen dat je op eventuele problemen een automatisch antwoord formuleert. Als je ze tegenkomt, hoef je je niet meer af te vragen 'Wat moet ik nu doen?' en uit arrenmoede terugvallen op je oude gewoontes. Je hebt immers al een antwoord klaar en dus is de kans groot dat je het probleem oplost.

Bedenk een als/dan-plan voor iedere lastige situatie waarin je terecht denkt te kunnen komen en blijf het oefenen tot het een tweede natuur wordt. Je kunt je bijvoorbeeld geestelijk voorbereiden – stel je voor dat je voor groente met een (rijke, volvette) dipsaus kiest in plaats van voor chips. Dit kan helpen om je voor te bereiden op het echte werk.

Als je een dagboek bijhoudt, schrijf dan alle nieuwe gewoontes op die je tijdens het Nooit Meer Trek Dieet wilt volgen. Beantwoord voor iedere gewoonte de volgende drie vragen. In het voorbeeld hieronder gaat het om een persoon die vaak uit eten ging, maar nu iedere avond wil koken:

1. ***Welke nieuwe gewoonte wil je jezelf aanleren?***
   Ik wil minstens vijf dagen per week koken.
2. ***Wanneer, waar en hoe doe je dat?***
   Van maandag tot vrijdag, om 18.00 uur
   In mijn keuken
   Door vooraf te bepalen wat ik ga koken.
3. ***Welk probleem kan zich daarbij voordoen en hoe overwin je dat?***
   Misschien heb ik het aan het eind van de dag druk en denk ik 'Het is te laat om te koken,' dus neem ik onderweg naar huis een afhaalmaaltijd mee.
   Oplossing: Ik kan bij de supermarkt voorgesneden groenten inslaan, zodat ik iets vers in huis heb dat gemakkelijker is te bereiden dan de geplande maaltijd.
   Maak vervolgens een als/dan-plan voor het koken:
   Als het van maandag tot vrijdag 18.00 uur is, dan ga ik koken.
   Als ik laat van mijn werk kom, dan ga ik bij de supermarkt voorgesneden groenten kopen, zodat ik de maaltijd gemakkelijker en sneller kan bereiden. Of ik zorg ervoor dat ik altijd wat voorgesneden groenten in mijn koelkast heb, zodat ze altijd klaar liggen als ik ze nodig heb.

Denk nu aan de oplossing. Is die sluitend, praktisch, uitvoerbaar? Als dat zo is, dan heb je een goed als/dan-plan. Zo niet, neem dan de tijd om een oplossing te bedenken die even simpel is als de afhaalmaaltijd, maar je ook helpt om af te vallen.

Als je een aantal als/dan-plannen hebt gemaakt, schrijf ze dan op systeemkaarten en houd ze bij je voor dagelijks gebruik. Zo heb je altijd een pasklaar antwoord op een probleem.

Je nadert nu het begin van fase 1.* We verplaatsen ons naar de ruimte waar je de grootste successen zult boeken: de keuken.

Mijn Nooit Meer Trek Verhaal

Mijn als/dan-plannen hielpen fantastisch! Ik kon van tevoren plannen hoe ik met moeilijke situaties zou omgaan, zoals een hele dag durende meeting met lunch. In dergelijke gevallen, waarin ik van mijn normale eetpatroon moet afwijken, is het ook verstandig om een paar gezonde snacks mee te nemen. Met twee kinderen hebben we nooit genoeg tijd om te koken, dus zijn de prep meals erg handig voor ons. Ik hoop dat ik thuis een goede manier van eten kan introduceren.

– Eric D., 44 jaar, Catonsville, Maryland
Gewichtsverlies: 9,5 kg. Afname tailleomvang: 8,9 cm

Dag 3: Verzamel je kookgerei en herbevoorraad je keuken

Als je in het weekend al een aantal gerechten bereid, staan veel avondmaaltijden op weekdagen in binnen twintig minuten op tafel. Bij de beschrijving van het dieet leg ik stap voor stap uit hoe je de maaltijden klaarmaakt en maak ik je bekend met per recept verschillende kooktechnieken. Vanaf de eerste dag zul je in staat zijn de maaltijden zelf te bereiden.

Als je graag kookt of een prima keuken hebt, kun je dit deel overslaan. Maar als je zelden of nooit voor jezelf kookt, neem dan de tijd om dit gedeelte door te lezen. Bij het Nooit Meer Trek Dieet gaat het erom je opnieuw in contact te brengen met je eten – letterlijk. Met zelf koken doe je dat, je houdt de controle over de kwaliteit van wat je eet en je bespaart op etentjes en afhaalmaaltijden.

Met het basiskookgerei op de volgende bladzijden kun je alle gerechten op de maaltijdplanner bereiden. Kijk wat je al in huis hebt en schaf de rest aan voor je met fase 1 begint. De keukenbenodigdheden zijn een prima investering voor de komende tijd.

* Om je eerste inkopen later in de week (zie blz. 155) in twee rondes te verdelen, is het verstandig om op dag 3 of 4 lang houdbare producten op je lijstje te zetten – zeker als je voor een groot gezin inslaat.

KEUKENBENODIGDHEDEN

Gereedschap
2 grote snijplanken (35 x 20 cm of groter; een voor vis, kip en vlees en een voor groente en fruit)
1 scherp schilmes en 1 groot scherp mes (om groente en vlees mee te snijden; scherpe messen besparen tijd en inspanning)
1 garde (niet nodig als je een staafmixer met een garde-opzetstuk hebt
1 grote slakom
2 of 3 middelgrote kommen (met een diameter van circa 20 cm)
12 weckpotten (50 cl) met een brede opening (voor het maken van sauzen – de staafmixer past er precies in! – en voor het bewaren van sauzen en geroosterde noten)
3 of meer potten van glas of doorzichtig plastic met deksel (voor het bewaren van gesneden groenten, vruchten en restjes
1 keukenweegschaal voor het afwegen van droge ingrediënten
1 set maatlepels
1 maatbeker voor het afmeten van vloeibare ingrediënten
1 blikopener
1 knoflookpers (optioneel)
1 schuimspaan (om geblancheerde groenten uit het hete water te scheppen
1 slacentrifuge (optioneel, maar erg handig om te voorkomen dat de sla te nat wordt!)
Machines
1 blender (optioneel als je een staafmixer hebt)
1 staafmixer (met garde en eventueel andere opzetstukken)
1 keukenmachine (optioneel, maakt het hakken van grote hoeveelheden groenten gemakkelijker)
Voor het fornuis
1 grote koekenpan of steelpan met deksel (met een diameter van 30 cm, roestvrij staal)
1 koekenpan met dikke bodem (optioneel; met een diameter van 30 cm en een glazen of roestvrijstalen deksel of een gietijzeren koekenpan (bijvoorbeeld Le Creuset) met anti-aanbaklaag en deksel
1 grote pan met deksel (van 7 à 8 liter, bij voorkeur een braadpan)

Voor het fornuis (vervolg)
1 kleine tot middelgrote pan met deksel
1 stoommandje (passend op de steel- of grotere pan)
1 ovenschaal (van 23 x 30 cm, van staal of glas) of 6 ramekins (van 10 x 12 cm)
1 ovenschaal (20 x 20 cm, van staal of glas)
1 bakvorm (10 x 20 cm, van staal of glas) of 6 ramekins (met een diameter van circa 8 cm)
1 grote bakplaat (circa 25 x 35 cm, zonder of met een lage rand)

Mijn Nooit Meer Trek Verhaal

Een set weckpotten maakt het heel eenvoudig om naar iets gezonds te grijpen, dat al is bereid en in de pot is afgewogen. Bovendien heb ik gemerkt dat mijn kinderen liever iets uit de koelkast eten als ze kunnen zien wat het is – het kost ze blijkbaar te veel moeite om een ondoorzichtige doos open te maken!

– Monica M., 45 jaar, Great Falls, Virginia
Gewichtsverlies: 5 kg. Afname tailleomvang: 5,1

Herbevoorraad je keuken

Er bestaat geen betere nieuwe start dan een keuken waaruit alle ongezonde voedingsmiddelen zijn verwijderd en die opnieuw is bevoorraad met voedzame ingrediënten. Ruim dus je keuken op, zodat er ruimte is voor al die heerlijke en voedzame voedingsproducten die je volgende week gaat inslaan. In de tabel op de volgende bladzijden staat welke producten weg moeten en welke je moet bewaren (zie voor specifieke producten die je voor de maaltijdplanners in fase 1 en 2 nodig hebt de tabel op blz. 126–133).

Als je je schuldig voelt over de verspilling van alle weg te gooien producten in je keuken, onthoud dan dat de kosten die je met het afvoeren van al die ongezonde levensmiddelen maakt in het niet vallen bij de waarde van je gezondheid. Morgen ga je voor het eerst op pad om inkopen te doen.

HERBEVOORRAAD JE KEUKEN

	WEGGOOIEN	BEWAREN VOOR FASE 2	BEWAREN (OF OPSLAAN)
Vriezer	**Groente en fruit** • Diepvriesfruit met toegevoegde suiker • Diepvries-groenten met suikerhoudende smaakmakers, zoals worteltjes uit blik • Sinaasappelsap, limonade en andere geconcentreerde vruchtensappen. **Zoete producten** • IJs, sorbet • Taart, koekjes, koekdeeg en desserts	**Groente en fruit** • Bevroren tropisch fruit, zoals mango, papaja en ananas • Diepvriesmais of groente-mixen met mais • Diepvriesdop-erwten of andere zetmeelrijke groenten	**Groente en fruit** • Diepvriesgroenten als broccoli, spinazie, wortelen • Diepvriesbonen en -peulvruchten. • Ongezoete niet-tropische diepvries-vruchten, zoals bosbessen, bramen, perziken, aardbeien en frambozen **Vis en zeevruchten, vlees, gevogelte en vegetarische eiwitproducten** • Diepvriesvis, -garnalen en andere zeevruchten (zonder suikerhoudende sauzen) • Rundvlees, lamsvlees, gevogelte en andere vleessoorten • Vegetarische hamburgers van soja- of andere bonen en groenten zonder bewerkte graanproducten, aardappel of toegevoegde zoetstoffen
Koelkast	**Ovenproducten** • Brood, tortilla's, croissantdeeg in blik **Dranken** • Alle soorten sap • Alle dranken met suiker of kunstmatige zoetstoffen, zoals gewone of lightfrisdranken, gezoete ijsthee, vruchtenbowl, vitaminewater en sportdranken	**Dranken** • Ahornsiroop (alleen 100 % puur)	**Dranken** • Mineraalwater • Koolzuurhoudend water, met een smaakje, maar zonder suiker en kunstmatige zoetstoffen • Ongezoete ijsthee **Zuivel/sojamelk** • Volle melk • Volle naturel yoghurt of Griekse yoghurt

	WEGGOOIEN	BEWAREN VOOR FASE 2	BEWAREN (OF OPSLAAN)
Koelkast (vervolg)	**Zuivel** • Magere en halfvolle melk (ook chocolademelk of melk met andere smaken) • Magere en halfvolle yoghurt, naturel of met een smaak **Fruit** • Jam en confiture met toegevoegde suiker (bewaar producten met 100 % fruit voor fase 2) • Tropische vruchten (banaan, mango, papaja, ananas, meloen) **Vlees** • Hotdogs en worstjes (ook vegetarische) met bewerkte granen, aardappel of suiker **Sauzen/smaakmakers** • Zoete zuurwaren, relishes • Sauzen en spreads met toegevoegde suiker, (zoals ketchup en mayonaise) **Zoete producten** • Gecondenseerde melk en andere zoetmakers als koffiecreamer met zoetstoffen • Chocolade- en karamelsaus • Appelmoes met toegevoegde suiker • Pudding, gelatine		**Zuivel** • Ongezoete soja-, amandel- of kokosmelk (behalve rijstmelk) • Alle soorten kaas (behalve magere kaas) • Roomboter • Zure room, roomkaas (behalve magere) • Slagroom **Eieren** • Eieren • Vloeibaar eiwit (optioneel) **Groente en fruit** • Alle niet-tropische vruchten (zoals appels, bessen, sinaasappels, citroenen, peren) • Alle groenten (behalve aardappel) **Vlees/vegetarische eiwitproducten** • Fijne vleeswaren of vegetarische vervangers • Tofoe, tempé en andere vegetarische eiwitproducten **Sauzen/smaakmakers** • Sauzen en spreads zonder toegevoegde suiker, zoals sojasaus en mosterd • Hummus • Olijven, kappertjes • Kruiden en specerijen (basilicum, oregano enz.) • Azijn (rode- en wittewijnazijn, appelazijn, rijstazijn zonder toevoegingen)

	WEGGOOIEN	BEWAREN VOOR FASE 2	BEWAREN (OF OPSLAAN)
Keuken-kastjes	**Dranken/mixdrankjes** • Normale en dieetdranken als onder 'koelkast', instantdranken, Nesquick enz. (met toegevoegde suiker of kunstmatige zoetstoffen) **Producten uit blik of pot** • Bonen uit blik met toegevoegde suiker • Fruit op siroop in blik • Spaghettisaus of tomatensaus met toegevoegde suiker **Ontbijtgranen** • Koud of warm te bereiden ontbijtgranen op basis van geraffineerde granen of volkorenmeel • Havermout en muesli (of bewaar voor fase 3) **Groenten** • Aardappels **Granen, bloem en mixen** • Witte rijst (of bewaar voor fase 3) • Pasta en couscous, witte en volkoren (of bewaar voor fase 3) • Bloem, witte en volkoren (of bewaar voor fase 3) • Instant aardappelmix • Maismeel, griesmeel, popcornmais (of bewaar voor fase 3)	**Blikproducten** • Mais uit blik (zonder toegevoegde suiker **Ontbijtgranen** • Warm te bereiden ontbijtgranen als havermout **Groente en fruit** • Gedroogde vruchten • Zoete aardappel, yamswortel **Zoetstoffen** • Honing • Ahornsiroop (alleen 100 % puur)	**Dranken** • Thee (zwarte, groene en kruidenthee) en koffie • Ongezoete cacao • Dranken als bij 'koelkast' **Producten uit blik of pot** • Bonen uit blik (zwarte kidney- en andere bonen zonder toegevoegde suiker) • Zalm, tonijn, oesters en andere zeebanket uit blik • Spaghettisaus (op basis van tomaten, zonder suiker of andere zoetstoffen) • Salsa (zonder suiker of andere zoetstoffen) **Noten en zaden** • Alle noten (amandelen, pinda's, walnoten) • Alle zaden (chiazaad, lijnzaad, pompoenpitten, sesamzaad, zonnebloempitten enz.) • Noten- en zadenboters, zoals amandelboter of pindakaas (zonder toegevoegde suiker) **Oliën** • Avocado-olie • Olijfolie • Saffloerolie • Sesamolie **Zoete producten** • Extra bittere chocolade (minstens 70 % cacao)

	WEGGOOIEN	BEWAREN VOOR FASE 2	BEWAREN (OF OPSLAAN)
Keuken-kastjes *(vervolg)*	**Brood/crackers** • Brood en andere producten als onder 'vriezer' • Crackers, rijstcrackers, broodkruim en croutons • Alle soorten chips, bijvoorbeeld van aardappel of mais • Graanrepen, popcorn, pretzels en snacks op basis van bewerkte vruchten **Zoete producten** • Snoep (behalve extra bittere chocolade met minstens 70 % cacao. • Gelatine of instantpudding • Koekjes en andere zoete ovenproducten • Brownie-, taart-, koekjes-, muffin- en andere mixen		

Mijn Nooit Meer Trek Verhaal

Mijn oogarts maakt gebruik van een apparaat waarmee hij de hoeveelheid carotenoïden in de bloedbaan kan meten, die essentieel zijn bij het voorkomen van oogproblemen. Bij de vorige meting lag mijn score boven het gemiddelde – maar tegenwoordig heb ik een topscore. Het eten van al die fotogenieke maaltijden wordt dus beloond! De oogarts wist me te vertellen dat ogen uit hetzelfde materiaal bestaan als hersenen, dus gaan niet alleen mijn ogen erop vooruit, maar ook mijn hersenen.

– Luisa G., 51 jaar, Menomonie, Wisconsin

Gewichtsverlies: 2,7 kg. Afname tailleomvang: 6,3 cm

Dag 2: Doe inkopen

Nu komt het leuke gedeelte: de koelkast en keukenkastjes bevoorraden met gezonde, heerlijke producten voor fase 1. Vandaag koop je de meest gebruikte producten en de ingrediënten om een week lang sauzen en notengerechten te kunnen maken (die je morgen bereidt). Bovendien sla je dieetproducten in voor de eerste drie dagen (maandag tot en met woensdag).

Maak een kopie van de voorbereidingsfase, een boodschappenlijst met lang houdbare producten en van fase 1 de boodschappenlijst voor dag 1–3. Als je op dag 4 lang houdbare producten hebt ingekocht, heb je alleen de tweede boodschappenlijst nodig (als je een tijd niet meer hebt gekookt en beetje overdonderd bent geraakt door alle informatie, bekijk dan de tijdbespaarders op blz. 174. De laatste zijn erg handig voor één persoon, maar kunnen ook worden uitgebreid tot gezinsformaat). Leg de boodschappenlijstjes in je keuken klaar en vink de producten af die je al in huis hebt.

Loop de maaltijdplanner voor fase 1 op blz. 177 door en controleer of er ingrediënten op staan die je absoluut niet mag eten vanwege allergieën of gevoeligheid voor bepaalde producten. Schrap deze ingrediënten van je boodschappenlijstje. Toch wil ik je adresseren om avontuurlijk te werk te gaan. Sommige maaltijden lijken aanvankelijk een beetje buiten je comfortzone te vallen. Maak ze in deze twee weken toch eens – misschien word je wel aangenaam verrast. Als je het dieet nauwkeurig volgt, kom je niet alleen in aanraking met nieuwe smaakcombinaties, maar ben je ook verzekerd van het beste resultaat (let op: als je de lang houdbare producten nog niet hebt gekocht, wordt dit de grootste inkoopronde van het dieet, omdat je voor de komende twee weken moet inslaan).

En nu op naar de winkel! Ik wens je veel plezier om je keuken opnieuw te bevoorraden met de dieetproducten en alles voor het dieet klaar te zetten.

Dag 1: taak voor fase 1, week 1
Op de laatste dag van de voorbereidingsfase, voor je met fase 1 van start gaat, begin je met koken. Vandaag ben je een paar uur bezig met de bereiding van sauzen en geroosterde noten – twee (smakelijke) basisonderdelen van het dieet – om je op de week voor te bereiden. Als je in het weekend regelmatig de juiste voorbereidingen treft, ben je op weekdagen in staat om binnen een halfuur (of korter) een heerlijke avondmaaltijd op tafel te zetten, binnen een kwartier (of korter) een lunch te bereiden of in een handomdraai een tussendoortje te maken. Raak vertrouwd met de maaltijdplanner voor fase 1 (zie blz. 177) en de recepten (hoofdstuk 9). Denk eens goed na of je zelf nog iets kunt doen om de week goed te beginnen.

Weektaak voor fase 1, week 1

Van tevoren gemaakte sauzen, dressings en spreads maken het eenvoudig om snel een volledige maaltijd uit het Nooit Meer Trek Dieet te bereiden. Je kunt bijvoorbeeld een visfilet grillen en met de romige dillesaus (blz. 291) opdienen of een salade met mosterdvinaigrette (blz. 285) besprenkelen. De sauzen en dressings blijven in de koelkast een of twee weken houdbaar – behalve de romige limoen-korianderdressing (blz. 292), die je het best binnen drie tot vijf dagen kunt gebruiken.

Mijn Nooit Meer Trek Verhaal

Ik zag dat voor een aantal sauzen vergelijkbare ingrediënten werden gebruikt, dus zette ik die klaar. Ik plakte de recepten op de keukentafel en zette bij elk recept een pot met de juiste grootte. Ik begon met een ingrediënt dat in elk recept voorkwam – bijvoorbeeld azijn – en deed in elke pot de juiste hoeveelheid. Daarna ging ik verder met het volgende veel voorkomende ingrediënt, zout, citroen of wat dan ook. Als laatste voegde ik de per recept verschillende ingrediënten toe. Toen alle poten met de juiste ingrediënten waren gevuld, mengde ik ze pot voor pot in een blender (die ik tussendoor afspoelde). Dat werkte prima!

– Pat M., 66 jaar, Maple Grove, Minnesota
Gewichtsverlies: 1,8 kg. Afname tailleomvang: 1,3 cm

Ook noten en zaden zijn belangrijke ingrediënten van het Nooit Meer Trek Dieet. Als je ze roostert, krijgen ze een sterkere en karamelachtige smaak. Gelukkig is roosteren een vrij simpele bereidingswijze die slecht een paar minuten duurt. Zie de richtlijnen voor het roosteren van noten en zaden in Appendix C (blz. 331). Ze zijn in een luchtdichte pot lang houdbaar. Vervang de snoeppot op je bureau dus door een pot met geroosterde noten! Zet hem op een strategische plaats voor een tussendoortje in je huis en neem een flinke pot mee voor onderweg.

Mijn Nooit Meer Trek Verhaal

Ik verbaasde me tijdens het dieet over twee dingen. Op de eerste plaats dat ik na jaren van zelfverwijten als 'Ik mag al die noten niet eten. Denk aan het vet!' mezelf kon toestaan om ze wel te eten. En op de tweede plaats dat een handje noten mijn behoefte aan een tussendoortje écht bevredigt.

– Pam M., 55, Confluence, Pennsylvania
Gewichtsverlies: 5,9 kg. Afname tailleomvang: 5,1 cm

Kies tijdens het volgen van het dieet om de week of om de twee weken een geschikte dag om gerechten voor te bereiden en laat je daarbij inspireren door de weektaak. Volg de komende weken de weektaken die corresponderen met de maaltijdplanners voor fase 1 (twee hele weken) en fase 2 (één hele week). Vervolgens kun je zelf blanco weektaken maken, die je naar eigen inzicht invult. Op blz. 158 vind je de weektaak voor fase 1, week 1. Deze week moet je wat extra werk verrichten, maar je kunt ervan uitgaan dat de voorbereidende taken de komende weken steeds minder zwaar zullen worden, want dan kun je de sauzen en geroosterde noten gebruiken die je in de weken ervoor hebt gemaakt.

WEEKTAAK

Taak voor fase 1, week 1

Omdat dit de eerste taak is, moet je deze week wat extra werk doen. De taak wordt de komende weken lichter, want dan kun je de eerder gemaakte sauzen en geroosterde noten gebruiken.

Let op: Het schema is bedoeld voor twee personen. Maak het hele genoemde recept, tenzij anders aangegeven. Je kunt de recepten aanpassen door de hoeveelheden te vergroten of te verkleinen.

Sauzen

- Citroen-tahinsaus (blz. 290)
- Blauwekaasdressing (blz. 284)
- Romige dillesaus (blz. 291)
- Roerbaksaus (blz. 281)
- Romige limoen-korianderdressing (blz. 292)

Gebruik voor de volgende sauzen en dressings de restjes van week 1 en bewaar de restjes voor week 2:

- Basisrecept mayonaise (blz. 280) – maak een dubbele hoeveelheid of gebruik kant-en-klare mayonaise zonder toegevoegde suiker.
- Citroen-olijfoliedressing (blz. 290)
- Gember-sojavinaigrette (blz. 288)
- Chocoladesaus (blz. 310)
- Rancherosaus (blz. 293) – gebruik deze week 25 cl en vries voor week 2 60 cl en voor fase 2 10 cl in

Tussendoortjes/geroosterde noten en zaden

- Hummus (blz. 311) of kant-en-klare hummus
- Rooster 2 eetlepels walnoten (blz. 331 – richtlijnen voor het roosteren van noten en zaden) voor de kipsalade met druiven en walnoten (blz. 273) op dag 2 en 4 eetlepels pinda's voor de sla-wraps (blz. 169) op dag 6 – of gebruik noten uit een zakje.

Maak het volgende met de restjes van week 1 en bewaar de restjes voor week 2:

- Pittige pompoenpitten (blz. 313) – of gebruik pompoenpitten uit een zakje
- Geroosterde notenmix (blz. 312) – of gebruik geroosterde noten uit een zakje

Andere ingrediënten (eiwitten, granen, soep en dergelijke)

- Als je vegetarisch eet: gebakken tempé of tofoe (blz. 263) of krokante tempé (blz. 265)

Opmerking: de maaltijdplanner voor fase 1 begint op blz. 177

Mijn Nooit Meer Trek Verhaal

Ik had het idee dat het veranderen van ons eetpatroon dagelijks uren in beslag zou nemen. Om ervoor te zorgen dat het dieet door de week het juiste effect zou hebben, moest een hoop op zondagmiddag worden voorbereid. Je kunt een grote portie klaarmaken en die over verschillende maaltijden in de week verdelen. Mijn vriendin was aan het begin niet erg enthousiast, maar toen ze merkte dat we er geld mee konden besparen, vond ze het oké.

– Benjamin P., 26 jaar, Natick, Massachussetts
Gewichtsverlies: 6,3 kg. Afname tailleomvang: 5,1 cm

EEN LAATSTE GEDACHTE OVER HONGER VOOR JE BEGINT

Toen ze met fase 1 van start gingen, waren sommige deelnemers aan het testdieet waren een beetje bezorgd: *Wat doe ik als ik tijdens het volgen van het dieet tóch honger krijg? Ik mag niet zoveel eten als ik wil, toch? Want hoe is het dan mogelijk dat ik afval?*

Maar sta ook even stil bij het volgende: uiteindelijk is honger de hoofdreden waarom mensen te veel eten. Vreemd genoeg maken conventionele diëten dit probleem alleen maar groter door op de een of andere manier van je te eisen dat je minder eet. Uiteraard bestaat de kans dat je met behulp van een laagcalorisch dieet tien kilo kwijtraakt – wat aanvankelijk een geweldige ervaring is – maar daarna komt het echte werk. De signalen van je ingewanden, die je een tijdje hebt genegeerd, worden sterker, terwijl je lichaam uit alle macht probeert de calorieënbeperking te weerstaan. Een knagende honger en een kelderend energieniveau eisen een steeds hogere tol. Je kunt je best doen om je hier doorheen te slaan, maar hoe lang hou je dat vol? Vroeg of laat verlies je je wilskracht en motivatie en vliegen de kilo's er weer aan.

Het Nooit Meer Trek Dieet zet de aanpak van conventionele diëten op zijn kop door je aan te moedigen om te eten tot je volledig verzadigd bent en te snacken als je trek krijgt. Met een zorgvuldig samengesteld maaltijdplan – en belangrijke lifestyle-adviezen – worden de vetcellen aangespoord om zich te openen en de opgeslagen calorieën af te geven. Bij dit dieet blijven calorieën in de bloedbaan en voeden de rest van het lichaam, wat tot een langere verzadiging leidt. Je eet aanvankelijk minder – en verbrandt waarschijnlijk ook meer calorieën – maar nu met actieve medewerking van je lichaam. Het is vergelijkbaar met de manier waarop je lichaamstemperatuur daalt na de behandeling van een ziekte die gepaard gaat met koorts.

Gebruik de dagtracker als hulpmiddel om in te zoomen op je lichaam. Begin aan een maaltijd als je honger hebt (niet wanneer je een eetbui hebt) en stop altijd met eten als je verzadigd bent – maar ga niet door tot je helemaal vol zit. Schep redelijke porties op, eet op je gemak en laat tijdens de maaltijd geregeld leiden door de signalen van je lichaam. Als je nog steeds trek hebt, eet dan meer. En als je vol zit voor je bord leeg is, stop dan met eten.

Dit is uitdrukkelijk géén door calorieën beheerst dieet. Daarom zijn de porties in de maaltijdplanners en de recepten slechts aanbevelingen, afgestemd op iemand met een normale omvang en bewegingsniveau. Het is mogelijk dat jouw behoeftes van de voorgestelde hoeveelheden afwijken en dat je lichaam je vertelt of je meer of minder moet eten. Je hoeft jezelf niet weg te cijferen – maar let wel goed op. Hoe langer je het dieet volgt, des te eenvoudiger het wordt.

Dit komt voor een deel doordat je het dieet in je leefstijl leert in te passen. Maar verder heeft het te maken met het feit dat je je steeds gezonder gaat voelen. Dit komt niet alleen doordat je honger en hunkering naar eten minder worden, maar je krijgt ook meer energie en verliest op een natuurlijke manier gewicht – wat aantoont dat het dieet van binnenuit zijn werk doet.

Mijn Nooit Meer Trek Verhaal

Over de voorbereidingsfase: Het eten van 50 procent vet klinkt een beetje eng! Ik heb zo lang met het idee geleefd dat vet slecht is. Ik zal hier dus totaal anders naar moeten kijken.

Over week 1 (fase 1): Ik merk dat mijn lichaam tevreden is – ik heb geen eetbuien of vreselijke honger meer. Diëten waarmee je in de eerste week een kilo of twee kwijtraakt, geven me het gevoel dat ik me ergens krampachtig aan vasthoudt. Dit voelt zo anders.

Over week 2 (fase 1): Zelfs zonder deze week kilo's kwijt te zijn geraakt, voel ik me evenwichtig en tevreden. Ik heb weer jukbeenderen! Het voelt of ik opnieuw met mijn lichaam in onderhandeling ben.

Over week 6 (fase 2): Ik geef toe dat ik eerst mijn twijfels had – zou ook dit weer zo'n tot mislukken gedoemd dieet zijn? Ik had weinig energie, vaak een slecht humeur, geen zin in seks en allerlei pijntjes en gebreken. Ik gruwelde van mezelf als ik in de spiegel keek of met pijn en moeite te strakke kleren probeerde aan te trekken. Maar na de eerste zes weken voelde ik me als herboren. Ik kir van genot tijdens de maaltijd. Mijn libido is weer terug! De opvliegers zijn verdwenen en ik slaap beter. Mijn kleren passen nu beter en ik kan veel meer aan.

Over week 10 (fase 2): Ik registreer rustig wat er in mijn lichaam en geest gebeurt, zoom in op mijn honger en weet nu dat die met een kleine voedzame maaltijd kan worden gestild. Ik weet weer wat het is om je (geestelijk en lichamelijk) goed te voelen. En dat heeft vreemd genoeg minder met de weegschaal te maken dan ik dacht.

Over week 16 (fase 3): Ik voel me emotioneel en fysiek een nieuw mens – het is fantastisch om te zien hoe goed ik nu met mijn lichaam en biologie samenwerk. Ik moet nog wat afvallen, maar ik ben hoopvol gestemd en voel dat ik de zaak onder controle heb … iets waarvan ik vroeger slechts kon dromen.

– Nancy F., 64 jaar, Eden Prairie, Minnesota
Gewichtsverlies: 6,6 kg. Afname tailleomvang: 17,8 cm

KLAAR VOOR DE START

Je bent nu officieel klaar met de voorbereidingsfase. Morgen start je met fase 1. Zorg vannacht voor voldoende nachtrust in je slaapheiligdom, zodat je ten volle van dag 1 kunt genieten.

HOOFDSTUK 6

Fase 1 – Bedwing je eetlust

IN EEN OOGOPSLAG

Na voltooiing van de voorbereidende fase ben je klaar voor je persoonlijke Nooit Meer Trek Dieet! In de drie volgende hoofdstukken vind je de bijbehorende lifestyle-adviezen (over bewegen, slapen en ontstressen) en maaltijdplanners, zodat je het dieet op een manier die voor jou werkt in je leven kunt integreren. In dit hoofdstuk gaat het over fase 1.

In de komende twee weken elimineer je alle graanproducten, aardappels en toegevoegde suikers (behalve het kleine beetje in een paar stukjes extra bittere chocolade). Om te voorkomen dat een gevoel van gemis ontstaat, vervang je deze snelle koolhydraten door vetten afkomstig uit olijfolie, noten, avocado's, volle zuivelproducten en andere bronnen. Maar dit is geen koolhydraatarm dieet – je krijgt langzame koolhydraten binnen in de vorm van zetmeelarme groenten, peulvruchten en fruit. De vetten zorgen voor in totaal 50 procent van je energiebehoefte, eiwitten voor 25 procent en koolhydraten voor 25 procent (zie toelichting op fase 1: Bedwing je eetlust, blz. 122).

Mijn Nooit Meer Trek Verhaal

Bij alles wat ik eet denk ik nu: zitten er wel eiwitten in, zit er wel vet in? Ik zie vet niet langer als iets slechts, zoals we vroeger allemaal hebben geleerd – 'minder vet eten!' – maar als iets positiefs en ik stel me altijd voor hoeveel plezier ik er de rest van de dag van zal hebben. En het werkt heel goed.

– Eric F., 42 jaar, Needham, Massachusetts
Gewichtsverlies: 7,7 kg. Afname tailleomvang: 7,6 cm

Met het gebruikelijke westerse eetpatroon hebben de meesten van ons een zekere mate van insulineresistentie en chronische ontsteking ontwikkeld. De verhouding tussen koolhydraten, vetten en eiwitten in fase 1 is bedoeld om daar snel iets aan te doen. Net als in de andere fases van het dieet eet je wanneer je honger hebt, zoveel als je nodig hebt om je verzadigd te voelen (maar niet propvol), zodat je lichaam de kans krijgt om uit de hongermodus te komen. In deze eerste twee weken heeft je lichaam vermoedelijk belangrijke veranderingen in de stofwisseling te verduren. Drink veel water, doe het rustig aan en volg de lifestyle-adviezen over bewegen, slapen en ontstressen.

Mijn Nooit Meer Trek Verhaal

In de eerste week van fase 1 had ik steeds een raar soort hoofdpijn – zo gaat dat als ik detox en mijn lichaam alles kwijtraakt wat ik er niet in had moeten stoppen. Maar na drie weken merkte ik duidelijk dat ik meer energie kreeg. Ik werk twaalf uur per dag en ik reis drie uur per dag op en neer naar mijn werk. Maar nu moest ik na mijn werk beslist nog naar de sportschool om alle energie kwijt te raken. Ik merkte ook dat de kwaliteit van mijn slaap verbeterde. Ik voelde me 's ochtends uitgerust. Wanneer ik 's avonds suiker of koolhydraten eet, is die slaapkwaliteit er niet. Wil iemand dat? Ik in elk geval niet.

– Amanda N., 28 jaar, Pepperell, Massachusetts
Gewichtsverlies: 3,6 kg. Afname tailleomvang: 12,7 cm

LIFESTYLE-ADVIEZEN

Voor we het dieet meer in detail bekijken, gaan we in op de drie lifestyle-adviezen in fase 1 voor een optimaal gewichtsverlies.

Bewegen

Bij de start van fase 1 begin je met de *passeggiata* – een korte wandeling na de avondmaaltijd (zie blz. 138). Deze wandelingen zijn bedoeld om een aangenaam moment door te brengen, in gezelschap van je dierbaren, je hond of gewoon in je eentje – en niet als 'training'. Het doel van de *passeggiata* is niet om veel calorieën te verbranden, maar om de spijsvertering te bevorderen, de insulinestijging na de maaltijd te matigen (als ondersteuning van het dieet) en de stofwisseling te stimuleren. Bovendien kan de *passeggiata* het eerste onderdeel vormen van je slaapritueel. Als je meedoet aan een fitnessprogramma moet je de intensiteit voorlopig met een derde verminderen – het fase 1-dieet vraagt veel van je vetcellen! – maar laat de *passeggiata* niet weg.

Mijn Nooit Meer Trek Verhaal

Als *passeggiata* liep ik elke dag vijf of tien minuten rond door het ziekenhuis waar ik werk. Dat was niet alleen goed voor mijn spijsvertering, maar ook ontspannend en ik kon er de energie in kwijt die ik door mijn dieet had gekregen. Het was alsof ik telkens een kop koffie had gedronken.

– Benjamin P., 26 jaar, Natick, Massachusetts
Gewichtsverlies: 6,3 kg. Afname tailleomvang: 5,1 cm

Slapen

In de voorbereidende fase heb je je slaapkamer opgeruimd, dus die is nu klaar voor zijn doel: slapen en romantiek. Denk eraan dat je je bij je slaapritueel (zie blz. 141) ook houdt aan een vaste bedtijd – de hoeksteen van een goede slaapgewoonte. Een goede nachtrust vermindert insulineresistentie, helpt de stresshormonen in evenwicht te houden en maakt het gemakkelijker om andere positieve veranderingen in je leven door te voeren.

Ontstressen

Neem als onderdeel van je slaapritueel (zie blz. 141) vijf minuten de tijd om te ontstressen, door een meditatie, een gebed, yoga, het bijhouden van een dagboek of een ontspanningsoefening. Luister naar een audio-opname van een meditatie, een visualisatie, een geleide relaxatieoefening of aangename natuurgeluiden.

Mijn Nooit Meer Trek Verhaal

Omdat ik niet meer steeds een of andere vreetbui aan het bestrijden ben, voel ik me vrijer en minder gestrest. Dat gebeurde van de ene dag op de andere, in de eerste week van het dieet. Ik kon het eerst niet thuisbrengen, maar ik wist dat er iets in me was veranderd.

– Donna A., 51 jaar, Selah, Washington
Gewichtsverlies: 9,9 kg. Afname tailleomvang: 12,7 cm

Andere adviezen

Je grote waarom: Neem elke dag even de tijd om je-grote-waarom te visualiseren of houd er een dagboek over bij, zodat je je langetermijndoelen niet vergeet en je gemotiveerd blijft.

Test je als/dan-plannen: In plaats van te wachten tot je zeker weet of je als/dan-plan werkt op een crisismoment, kun je beter oefenen op het droge. Doe alsof er een 'als'-situatie plaatsvindt en stel je dan je reactie voor. Werkt het? Zo niet, hoe kun je dan je strategie veranderen zodat je wel succes hebt als het echt nodig is?

Vul regelmatig je dagtracker in. Om verbonden te blijven met de honger- en verzadigingssignalen van je lichaam moet je regelmatig je dagtracker invullen. Op blz. 322 staat een voorbeeld dat je kunt kopiëren. Op de dagtracker leg je de reacties van je lichaam op het dieet vast – het niveau van je honger, eetlust, voldaanheid, energie en gezondheidstoestand en dergelijke. Neem elke dag de totale score over van je dagtracker op je maandoverzicht en noteer daarop elke maand je gewicht en tailleomvang. Zie hoe de trends in de loop van de fases van het dieet veranderen. Houden de resultaten verband met de consumptie van bewerkte koolhydraten? Of met je slaapgewoontes, lichaamsbeweging en stressreductie? Met behulp van die informatie kun je het programma aanpassen aan je eigen behoeftes, vooral in fase 3.

Mijn Nooit Meer Trek Verhaal

Het visualiseren van als/dan-situaties heeft me enorm goed geholpen. Daardoor heb ik mijn brein getraind om verschillende opties te zien en mijn alles-of-nietsdenken te laten plaatsmaken voor het besef dat er duizenden keuzes zijn. Dat geeft me het gevoel dat ik alles aankan.

– Kim S., 47 jaar, South Jordan, Utah
Gewichtsverlies: 11,3 kg. Afname tailleomvang: 8,9 cm

AANDACHTSPUNTEN

Portiegrootte

Bij het testen van fase 1 rapporteerden de deelnemers een grote afname van het hongergevoel, soms al vanaf dag 1. Omdat de vetcellen tot rust komen en de opgeslagen calorieën weer aan het lichaam afgeven, registreren je hersenen (misschien voor de eerste keer in jaren) dat er genoeg brandstof is om je stofwisseling optimaal te laten functioneren. Omdat je lichaam meer vet verbrandt, heb je minder behoefte aan calorieën die van buitenaf worden aangevoerd. Je hebt minder voedsel nodig om je vol te voelen en het volle gevoel houdt langer aan. Maar dat gebeurt niet bij iedereen op hetzelfde moment of op dezelfde manier. Zoals we in hoofdstuk 5 hebben gezien, verschilt de behoefte aan calorieën van persoon tot persoon, afhankelijk van postuur, leeftijd, lichamelijke activiteit en andere biologische factoren.

Het Nooit Meer Trek Dieet heeft een andere aanpak dan de standaardcalorievoorschriften van conventionele afvaldiëten. In de recepten staan porties vermeld die voor gemiddelde personen zijn bedoeld. Maar je kunt alleen zelf bepalen hoeveel je nodig hebt om je verzadigd te voelen en zoveel gewicht te verliezen als bij je lichaam past. Begin met een hoeveelheid die voor jou geschikt lijkt te zijn, eet aandachtig en laat je leiden door de signalen van je lichaam. Wanneer je aan een maaltijd begint, let dan op hoe het voedsel aanvoelt in je lichaam. Verdwijnt je honger? Ga je langzamer eten? Raakt je buik aangenaam vol? Als je je voor het eind van de maaltijd verzadigd voelt, stop dan met eten en maak je er even niet druk over dat het zonde is om eten weg te gooien – neem bij je volgende maaltijd een kleinere portie om te zien of die wel verzadigend is. Heb je nog honger na je bord leeggegeten te hebben? Neem dan nog iets van elk onderdeel van de maaltijd (hoofdgerecht en bijgerechten) om de verhoudingen in evenwicht te houden. En als je je tussen de maaltijden in hongerig voelt, neem dan een extra tussendoortje.

Samenstelling van een fase 1-maaltijd

Fase 1 biedt een zorgvuldig samengestelde maaltijdplanner (blz. 177), die elke maaltijd en elk tussendoortje tijdens de twee weken van fase 1 omvat – een bootcamp voor je vetcellen (maar niet voor jou!). De planner is flexibel bedoeld. Voel je vrij om hem aan te passen aan je specifieke wensen, maar probeer de aanbevolen voedselcombinaties te volgen en de juiste verhouding van voedingsstoffen binnen te krijgen. In deze paragraaf en in de volgende twee paragrafen (Sla-wrap en Vegetarische opties) lees je hoe je zelf fase 1-maaltijden kunt samenstellen, als je dat om een of andere reden nodig vindt.

In de tabel op de rechterbladzijde lees je uit welke onderdelen een fase 1-maaltijd bestaat.

Begin met goede eiwitten	vul de eiwitten aan ...	voeg vetten toe ...	en nog wat koolhydraten
Eiwitrijk/vetrijk - vet vlees of vette vis, kip met vel (120–180 g) - tempé, tofoe (120–180 g) - eieren (3) - kaas (85 g) *Eiwitrijk/vetarm* - mager vlees of magere vis, kip zonder vel (85–170 g) - vleeswaren (120–180 g) - proteïnepoeder (ongeveer 30 g)	*Voeg bij eiwitarme gerechten een eiwitbron toe:* - Griekse yoghurt (125 ml) - peulvruchten (75 g) - kaas (30–60 g) - noten of notenpasta (2–3 eetlepels)	*Bij vetarme gerechten:* - dressings en sauzen (2–4 eetlepels) - olie (1–2 eetlepels) - crème fraîche of kokosmelk (3–4 eetlepels) - noten of notenpasta (2–3 eetlepels) - ½ avocado *Bij vetrijke gerechten:* - dressings en sauzen (1–2 eetlepels) - olie (1–3 theelepels) - crème fraîche of kokosmelk (1–3 eetlepels) - noten of notenpasta (1–2 eetlepels) - ¼ avocado	*Als de maaltijd nog geen koolhydraten omvat, voeg dan toe:* - peulvruchten (75 g) - bonen- of groentesoep (250 ml) - fruit (niet-tropisch) (200 g) ***Opmerking:*** Voeg net zoveel zetmeelarme groenten toe als je wilt (bijv. salade of gekookte groenten)

Mijn Nooit Meer Trek Verhaal

Tijdens het eten van mijn steak met blauwekaassalade, waar ik wel twintig minuten lang van genoot, dacht ik terug aan de diepvriesmaaltijden van andere diëten, die ik in drie minuten met tegenzin naar binnen werkte. Het voelt goed om kwaliteitsvoedsel te eten en mijn eetgewoontes te resetten. Het voelt net of ik deze week naar een wellnesscentrum ben geweest!

– Nancy F., 64 jaar, Eden Prairie, Maryland
Gewichtsverlies: 6,3 kg. Afname tailleomvang: 17,8 cm

Sla-wrap

Een van de geheimen van efficiency in de keuken is het creatief gebruik van restjes, door ze een nieuwe, verse bestemming te geven. Sla-wraps met saus zijn er heel geschikt voor. Gebruik restjes vis, kip of een ander eiwitgerecht als basis. Doe er wat groenten en een saus bij, en je hebt een vers, gemakkelijk maal.

Kies ingrediënten uit elk van de categorieën hieronder, en maak een sla-wrap.

Voor de wrap
Groot slablad (kropsla, romainesla, radicchio, andijvie)

Als eiwitbron

- Restjes van bijvoorbeeld gegrilde kip, kruidige kippendijen (blz. 262), gepocheerde of gebakken vis, zalmsalade (blz. 275) of gebakken tempé of tofoe (blz. 263)
- Restjes stoofvlees, koud of opgewarmd
- Zalm of sardines uit blik (met huid en graten, voor maximale hoeveelheden omega 3 en calcium)
- Gerookte zalm

Groenten en salade voor erbij

- Restjes geblancheerde, gestoomde of geroerbakte groenten (deze blijven maar een dag goed, dus bereid ze vers bij de avondmaaltijd de vorige dag of bij het ontbijt)
- Plakjes tomaat, avocado, geraspte wortel en/of andere rauwkost

Als dipsaus

- Een saus uit de receptenlijst (zie Suggesties voor combinaties hieronder) of je eigen favoriet
- In de winkel gekochte guacamole of zure room

Suggesties voor combinaties

- Romige dillesaus (blz. 291) bij de meeste vis
- Romige limoen-korianderdressing (blz. 292) bij Mexicaanse 'shredded' kip (blz. 262)
- Blauwekaasdressing (blz. 284) bij rundvlees
- Gember-sojavinaigrette (blz. 288) bij vis, kip of tofoe
- Citroen-tahinsaus (blz. 290) bij een mediterrane wrap

Vegetarische opties

De maaltijdplanners omvatten een overvloed aan onbewerkte, plantaardige voedingsmiddelen, maar ook dierlijke producten. Omdat sommige mensen geen van dieren afkomstige voedingsmiddelen willen eten – om diverse redenen, zoals gezondheid, smaakvoorkeur, allergieën of zorgen om dierenwelzijn en het milieu – bevatten alle recepten ook vegetarische opties. In de tabel hieronder vind je vegetarische vervangers voor alle dierlijke producten op de maaltijdplanners:

In plaats van ...	neem je ...
Vet vlees, kip, vis of eieren	- tofoe - tempé
Mager vlees	- vegetarische vleeswarenvervangers - seitan* - vegetarisch proteïnepoeder
Kaas	- noten of notenpasta (zoals pindakaas) - sojakaas
Yoghurt	- kokosyoghurt, ongezoet, plus ½ portie vegetarisch proteïnepoeder - sojayoghurt, ongezoet
Crème fraîche	- kokosmelk
Zure room	- avocado - guacamole - dressing of saus naar keuze

* Gemaakt van tarwegluten – dus vermijden als je overgevoelig bent voor gluten

Mijn Nooit Meer Trek Verhaal

Ik ben nooit zo'n fan geweest van tofoe, maar de zwarte bonen met tofoe zijn heerlijk! Ik had nooit gedacht dat tofoe zo lekker kon zijn. Ik ga het recept beslist vaker maken.

– Angelica G., 50 jaar, Sacramento, Californië
Gewichtsverlies: 5,2 kg. Afname tailleomvang: 7,6 cm

Tips voor fase 1

Hier zijn nog wat adviezen om je bij het begin van fase 1 op het juiste spoor te houden.

Blijf zo dicht mogelijk bij de maaltijdplanner. Doe in de komende veertien dagen je best om de maaltijdplanner zo precies mogelijk te volgen. Hij is zo ontworpen dat je een specifieke combinatie van eiwitten, vetten en natuurlijke koolhydraten binnenkrijgt die voor een snelle verandering van je stofwisseling moeten zorgen. Als je hem om persoonlijke redenen wilt aanpassen, lees dan de richtlijnen op blz. 168 voor de samenstelling van een fase 1-maaltijd. Als je geen gelegenheid hebt je eigen eten te bereiden, maak dan een keus uit Wat eet je in een (afhaal)restaurant in hoofdstuk 7 (blz. 204).

De grootte van de porties mag je zelf bepalen. De porties in de maaltijdplanner zijn bedoeld voor een gemiddeld persoon, maar je behoeftes zijn misschien groter of kleiner. Eet tot je verzadigd bent, maar nog niet onaangenaam vol zit. Als je merkt dat je meer of minder nodig hebt, neem dan grotere of kleinere porties. Neem een extra tussendoortje of laat er een achterwege. Zolang je maar de types voedsel in de voorgeschreven verhoudingen eet, zal je lichaam de rest doen.

Vervang door vergelijkbare bestanddelen. Als je een bepaald ingrediënt niet lekker vindt, vervang het dan door iets vergelijkbaars. Neem bijvoorbeeld bloemkool in plaats van broccoli, aardbeien in plaats van frambozen, kip in plaats van vis enzovoort, zolang de ingrediënten maar op elkaar lijken wat betreft de drie hoofdvoedingsstoffen die ze bevatten. Zie dieetproducten per fase (blz. 126) voor richtlijnen.

Kruiden en specerijen zijn een kwestie van persoonlijke smaak. We hebben een hele reeks kruiden en specerijen opgenomen in de maaltijdplanners. Door het voedsel extra smaak te geven, doen kruiden en specerijen je de suiker in je eetpatroon vergeten. Bovendien bevatten ze polyfenolen, die ontstekingen tegengaan. Wees creatief en zoek smaakmakers die je lekker vindt.

Beperk jezelf tot fase 1-zoetigheden. Als je af en toe last hebt van onbeheersbare trek in zoetigheid, zul je in het algemeen ontdekken dat de desserts op de maaltijdplanner je voldoende bevrediging geven. Testdeelnemers rapporteerden consequent vanaf het begin van het dieet minder trek in zoet voedsel. Maar als je toch behoefte hebt aan iets zoets, trakteer jezelf dan een keer per dag op een stukje (30 gram) extra bittere chocolade – met minimaal 70 procent cacao. En aarzel niet om de desserts op de maaltijdplanner te eten. Ze vormen een onderdeel van de voedingsstoffen die je dagelijks binnen moet krijgen en dragen eraan bij dat je de beste resultaten behaalt.

Mijn Nooit Meer Trek Verhaal

Ik dacht altijd: wat ben ik moe, laat ik maar iets zoets eten. Maar daardoor krijg je maar even een oppepper en dan zak je weer in. Nu ik koolhydraten vermijd, krijg ik geen dips meer en heb ik de hele dag door voldoende energie.

– Renee B., 49 jaar, West Roxbury, Massachusetts
Gewichtsverlies: 5,9 kg. Afname tailleomvang: 15,2 cm

Geniet van koffie of thee. Je mag twee of drie koppen koffie of thee per dag drinken. Desgewenst met room of volle melk (halfvol of mager is niet nodig), maar zonder suiker of andere zoetstoffen.

Geen alcohol – voorlopig. Alleen deze twee weken is alcohol verboden. Vanaf fase 2 mag je weer wat drinken.

Voedingssupplementen. Tijdens het hele dieet kun je de volgende supplementen gebruiken:

- Vitamine D3: Omdat er zoveel tijd binnenshuis wordt doorgebracht, krijgen veel mensen niet voldoende zonlicht om voldoende vitamine D aan te maken. Vitamine D is niet alleen belangrijk voor de gezondheid van de botten en tanden, maar speelt vermoedelijk ook een rol bij het voorkomen van kanker, auto-immuunziektes, diabetes, hartziektes en psychiatrische problemen.[1] (Let op: vitamine D3 heeft een sterkere werking dan D2, en er bestaan ook veganistische versies van D3.)

- Visolie: Visolie is een uitstekende bron van lange omega 3-vetzuren (zie blz. 96). Kies een geconcentreerd, gezuiverd product dat vrij is van verontreinigingen. Vegetariërs kunnen lijnzaadolie en bepaalde noten eten. De korte omega 3-vetzuren die daarin zitten, worden in het lichaam omgezet in een variant met lange ketens.
- Probiotica: Neem probiotica voor de gezondheid van je darmen, als aanvulling op de bronnen in je dieet, zoals yoghurt (zie blz. 98).

Gebruik vaak restjes, maar voeg altijd een vers product toe. Verschillende stoofpotten en eenpansgerechten kunnen in eenpersoonsporties worden ingevroren als reservemaal. Voeg vers bereide groenten toe aan opgewarmde restjes.

Koop tijdbespaarders. De volgende ingrediënten (die allemaal voorkomen op de maaltijdplanners) besparen je tijd in de keuken. Gebruik vershoudzakken om de producten in de koelkast te bewaren.

- Voorgesneden groenten, zoals bloemkool, broccoli en bleekselderij (let op de houdbaarheidsdatum)
- Gewassen, voorgesneden groenten en sla – spinazie, boerenkool, witte kool, gemengde groenten, gemengde sla
- Geraspte wortel
- Diepvriesgroenten en -fruit
- Gegrilde kip
- Voorgebakken, gekruide tofoe
- Peulvruchten uit blik (ongezoet), zoals zwarte bonen, kikkererwten en kidneybeans (afgegoten en goed afgespoeld)
- Geraspte kaas (volvet, zonder additieven)

Gebruik saus als tijdbespaarder. Maak sauzen (of eventueel een deel ervan) van tevoren klaar, zodat het eten koken op een drukke dag minder tijd kost. Sauzen kunnen een belangrijk onderdeel vormen van je als/dan-plannen: 'Als ik moe ben of laat thuiskom of gewoon geen zin heb, dan kan ik de sauzen in de koelkast gebruiken om een snelle maaltijd te maken.'

Koop een scherp mes, houd het scherp en leer hoe je het moet gebruiken. Zonder goed mes kost koken veel meer tijd. Leren hoe je een scherp mes gebruikt, kan je veel tijd besparen in de keuken.

Vergeet de voorbereidingstijd niet. Probeer elk weekend een paar uur vrij te houden om boodschappen te doen en de maaltijden voor de komende week voor te bereiden – die paar uur maken het veel gemakkelijker om het dieet te volgen.

Voorbereiding

Het is aan te raden om twee keer per week boodschappen te doen voor de beperkt houdbare producten op de maaltijdplanner. Koop in het weekend wat je op maandag tot en met woensdag eet (dus voor drie dagen), plus noten en de ingrediënten voor sauzen voor de hele week, en op woensdag het eten voor donderdag tot en met zondag (dus voor vier dagen). Wie liever maar eens per week boodschappen doet, kan de producten voor de tweede helft van de week invriezen als ze daarvoor geschikt zijn. Op zondag maak je de sauzen en geroosterde noten voor de hele week. Gebruik de taakschema's voor fase 1 (week 1 in hoofdstuk 5, blz. 158, en week 2, op blz. 183). En bereid je voor op de volgende fase met het taakschema voor fase 2, week 1 (op blz. 192).

Bekijk voor je boodschappen gaat doen de maaltijdplanner om te zien wat er op het programma staat. Als je last hebt van een voedselallergie of voedselintelerantie, noteer dan welke items een probleem kunnen vormen. Raadpleeg dieetproducten per fase (blz. 126) voor alternatieven.

Mijn Nooit Meer Trek Verhaal

Thuis aten we altijd shepherd's pie met dikke lagen aardappelpuree. Ik had nooit gedacht dat ik me voor de gek kon laten houden door die bloemkool-bonenprut, maar het was heerlijk! Die recepten blijven me verbazen!

– Amanda B., 35 jaar, Roslindale, Massachusetts
Gewichtsverlies: 3,6 kg. Afname tailleomvang: 6,3 cm

FASE 1-MAALTIJDPLANNER EN WEEKTAKEN

De maaltijdplanner is bedoeld voor twee personen, maar geeft telkens een beschrijving per portie, zodat de maaltijdplanner gemakkelijk kan worden aangepast voor gezinnen. En als je alleen voor jezelf kookt, kun je de recepten zonder pobleem halveren. (De taak voor week 1 staat op blz. 157.)

Mijn Nooit Meer Trek Verhaal

Dag 1: Goh, wat was dat lekker, dacht ik. Ik zit helemaal vol en sla het toetje misschien maar over. Zei ik net dat ik het toetje zou overslaan? Wow!

– Pam M., 55 jaar, Confluence, Pennsylvania
Gewichtsverlies: 5,9 kg. Afname tailleomvang: 5,1 cm

MAANDAG (DAG 1)

Ontbijt

Huevos rancheros

Bak 2 eieren plus 1 eiwit in 1 theelepel olijfolie. Verdeel er 125 ml rancherosaus (blz. 293) en 2 eetlepels geraspte cheddar over. Serveer met 200 g frambozen en 125 ml volle Griekse yoghurt.

Eiwitten: 25% Vetten: 53% Koolhydraten: 22% Calorieën: 534*

Taak: Maak de tussendoortjes voor vandaag klaar. Maak de lunch voor vandaag klaar – tomaten-kikkererwtensalade met mozzarella.

Tussendoortje

30 g geroosterde notenmix (blz. 312).

Lunch

Tomaten-kikkererwtensalade met mozzarella

1 middelgrote tomaat, in stukken; 80 g gekookte kikkererwten, afgegoten en afgespoeld; 90 g verse mozzarella, in plakjes; 75 g romainesla of een andere slasoort in reepjes; 2 eetlepels citroen-tahinsaus (blz. 290); zout en versgemalen zwarte peper; 60 g sardines uit blik (optioneel).

Zonder sardines

Eiwitten: 21% Vetten: 55% Koolhydraten: 24% Calorieën: 446*

Met sardines

Eiwitten: 27% Vetten: 54% Koolhydraten: 19% Calorieën: 564*

Tussendoortje

Slaschuitjes (blz. 315) met romige dillesaus (blz. 291).

Diner

Soep, kruidige kippendijen en groenten

Ongeveer 375 ml romige bloemkoolsoep** (blz. 301 – zonder de crème fraîche); kruidige kippendijen** (blz. 262); 175 g broccoli en een halve kleine wortel, geblancheerd (blz. 325 – richtlijnen voor de bereiding van groenten), met 1 eetlepel citroen-olijfoliedressing (blz. 290).

Dessert

200 g fruit met 15 g extra bittere chocolade (met ten minste 70% cacao).

Eiwitten: 24% Vetten: 52% Koolhydraten: 24% Calorieën: 661*

Taak: Maak de lunch voor dinsdag klaar – kipsalade met druiven en walnoten (blz. 273). Neem hiervoor de overgebleven kruidige kippendijen, maar zonder het vel; bewaar de sla apart en voeg die de volgende dag vóór het serveren toe. Bewaar de rest van de romige bloemkoolsoep voor het diner van dinsdag.

* Aantal calorieën alleen vermeld voor de volledigheid.

** Maak voor twee personen het hele recept en bewaar de rest.

*** Maak voor twee personen de helft van het recept.

DINSDAG (DAG 2)
Ontbijt
Fase 1 powershake Fase 1 powershake (blz. 241). Eiwitten: 22% Vetten: 54% Koolhydraten: 24% Calorieën: 500*
Taak: Maak de tussendoortjes voor vandaag klaar.
Tussendoortje
Gerookte zalm en dilleroomkaas op komkommerrondjes (blz. 316).
Lunch
Kipsalade met druiven en walnoten Kipsalade met druiven en walnoten (blz. 273) (met de kip van het diner van gisteren). Eiwitten: 23% Vetten: 53% Koolhydraten: 24% Calorieën: 572*
Tussendoortje
Ongeveer 75 ml hummus (blz. 311) met verse groentesticks.
Diner
Soep, steak met uien, groenten Ongeveer 375 ml romige bloemkoolsoep (de rest van gisteravond), afgemaakt met 1 eetlepel crème fraîche; bak een haasbiefstuk van 270 g (volg de bakinstructies op blz. 274), of maak 240 g gebakken tempé (blz. 263) – gebruik 150 g biefstuk of 120 g tempé voor het diner van vandaag en 120 g steak of tempé voor de lunch van woensdag; bak een halve kleine ui op middelhoog vuur bruin in het bakvet; 200 g geblancheerde boerenkool of een andere groene groente (blz. 325 – richtlijnen voor de bereiding van groenten), afgemaakt met 1 eetlepel citroen-tahinsaus (blz. 290). Dessert 200 g frambozen met 2 eetlepels crème fraîche. Eiwitten: 25% Vetten: 51% Koolhydraten: 24% Calorieën: 602*
Taak: Maak de lunch voor woensdag klaar – biefstuksalade met blauwekaasdressing (blz. 274). Neem hiervoor de rest van de biefstuk of tempé van vandaag; bewaar de sla apart en voeg die de volgende dag vóór het serveren toe; leg een mandarijn klaar.

* Aantal calorieën alleen vermeld voor de volledigheid.
** Maak voor twee personen het hele recept en bewaar de rest.
*** Maak voor twee personen de helft van het recept.

WOENSDAG (DAG 3)			
Ontbijt			
Zwarte bonen met tofoe Zwarte bonen met tofoe** (blz. 243), bekroond met 2 eetlepels geraspte cheddar, 1-2 eetlepels zure room, ½ avocado, in plakjes, of 5 eetlepels guacamole.			
Eiwitten: 23%	Vetten: 55%	Koolhydraten: 22%	Calorieën: 455*
Taak: Maak de tussendoortjes voor vandaag klaar. Bewaar de rest van de zwarte bonen met tofoe voor de lunch van donderdag.			
Tussendoortje			
Slaschuitjes (blz. 315) met citroen-tahinsaus (blz. 290).			
Lunch			
Biefstuksalade met blauwekaasdressing Biefstuksalade met blauwekaasdressing (blz. 274) (gebruik de biefstuk van gisteravond). Serveer met een mandarijn.			
Eiwitten: 27%	Vetten: 47%	Koolhydraten: 26%	Calorieën: 565*
Tussendoortje			
30 g geroosterde notenmix (blz. 312).			
Diner			
Gegrilde vis met geroerbakte boerenkool Gegrilde vis met knoflook en citroen*** (blz. 253). Verwijder de vis en citroenschijfjes uit de vispan en roerbak 200 g boerenkool in de visjus. Maak de vis of boerenkool af met 2 eetlepels romige dillesaus (blz. 291). Serveer met 100 g gemengde salade met 1 eetlepel dressing naar keuze. Dessert Gepocheerde seizoensvruchten (blz. 309) met daarbij 1-1½ eetlepel chocoladesaus (blz. 310).**			
Eiwitten: 25%	Vetten: 50%	Koolhydraten: 25%	Calorieën: 594*
Taak: Maak de lunch voor donderdag klaar – tacosalade. Neem hiervoor de rest van de zwarte bonen met tofoe; bewaar de sla apart en voeg die de volgende dag vóór het serveren toe. Bewaar de rest van de chocoladesaus voor het diner van zondag (dag 7).			

* Aantal calorieën alleen vermeld voor de volledigheid.

** Maak voor twee personen het hele recept en bewaar de rest.

*** Maak voor twee personen de helft van het recept.

DONDERDAG (DAG 4)			
Ontbijt			
Spinazieomelet Verhit 2 theelepels olijfolie in een koekenpan. Klop 2 eieren en 1 eiwit los. Doe er 200 g babyspinazie bij en breng op smaak met zout en peper. Schep het mengsel in de pan. Strooi er 3 eetlepels geraspte cheddar over. Vouw de omelet dicht en bak hem gaar. Serveer met 200 g vers fruit en 125 ml volle Griekse yoghurt.			
Eiwitten: 25%	Vetten: 54%	Koolhydraten: 22%	Calorieën: 524*
Taak: Maak de tussendoortjes voor vandaag klaar.			
Tussendoortje			
Kleine appel met 2 eetlepels pindakaas.			
Lunch			
Tacosalade 150 g zwarte bonen met tofoe (blz. 243) (rest van het ontbijt van gisteren), 75 g romaine of een andere slasoort, in reepjes, 1 kleine tomaat, in blokjes, 2 eetlepels salsa, 2 eetlepels geraspte cheddar. Maak af met 3 eetlepels romige limoen-korianderdressing (blz. 292).			
Eiwitten: 23%	Vetten: 52%	Koolhydraten: 25%	Calorieën: 502*
Tussendoortje			
30 g pittige pompoenpitten (blz. 313).			
Diner			
Aubergine parmigiana en een salade Aubergine parmigiana** (blz. 268). Serveer met sla, gemengd met 150 g komkommer, in plakjes, 50 g geraspte wortel, ½ rode Spaanse peper, gesnipperd, en 1 eetlepel dressing naar keuze. Dessert 200 g frambozen. Extra: Maak chocoladerotsjes*** (blz. 305); volg de aanwijzingen voor 4 rotsjes en leg ze apart voor het dessert van vrijdag.			
Eiwitten: 20%	Vetten: 56%	Koolhydraten: 24%	Calorieën: 698*
Taak: Maak de lunch voor vrijdag klaar – aubergine parmigiana en 200 g frambozen.			

* Aantal calorieën alleen vermeld voor de volledigheid.

** Maak voor twee personen het hele recept en bewaar de rest.

*** Maak voor twee personen de helft van het recept.

VRIJDAG (DAG 5)			
Ontbijt			
Gerookte zalm met dillesaus 90 g gerookte zalm, 30 g geraspte cheddar, 1 middelgrote tomaat, in plakjes, en 1 kleine komkommer, in plakjes. Schep er 3 tot 4 eetlepels romige dillesaus (blz. 291) over. Serveer met 200 g verse blauwe bessen of ander fruit naar keuze.			
Eiwitten: 23%	Vetten: 55%	Koolhydraten: 22%	Calorieën: 530*
Taak: Maak de tussendoortjes voor vandaag klaar.			
Tussendoortje			
Slaschuitjes (blz. 315) met saus naar keuze.			
Lunch			
Aubergine parmigiane en fruit Aubergine parmigiana (blz. 268) (rest van het diner van gisteren); 200 g frambozen.			
Eiwitten: 24%	Vetten: 54%	Koolhydraten: 22%	Calorieën: 549*
Tussendoortje			
Ongeveer 75 ml hummus (blz. 311) met verse groentesticks.			
Diner			
Geroerbakte kip Geroerbakte kip** (blz. 251) of tofoe. Als je tofoe gebruikt, serveer er dan 75 g edamame (jonge sojabonen) bij. Dessert Chocoladerotsjes (gisteravond gemaakt).			
Eiwitten: 29%	Vetten: 49%	Koolhydraten: 22%	Calorieën: 597*
Taak: Maak de lunch voor zaterdag klaar – sla-wrap. Neem hiervoor de rest van de geroerbakte kip; bewaar de sla, geraspte wortels, pinda's en gember-sojavinaigrette apart en voeg die de volgende dag vóór het eten toe; leg een mandarijn klaar.			

* Aantal calorieën alleen vermeld voor de volledigheid.

** Maak voor twee personen het hele recept en bewaar de rest.

*** Maak voor twee personen de helft van het recept.

ZATERDAG (DAG 6)			
Ontbijt			
Graanvrije wafels en kalkoenbacon Graanvrije wafels of pannenkoeken met vruchtensaus** (blz. 244) en 3 eetlepels geklopte room (blz. 251) of 1 eetlepel amandelboter; 1 plakje kalkoenbacon.			
Eiwitten: 26%	Vetten: 51%	Koolhydraten: 23%	Calorieën: 441*
Taak: Maak de tussendoortjes voor vandaag klaar. Maak het hele recept voor de kaas-kievitsbonendip en bewaar de rest voor week 2. Bewaar de rest van de graanvrije wafels met vruchtensaus en geklopte room voor het ontbijt van dag 8.			
Tussendoortje			
Ongeveer 75 ml kaas-kievitsbonendip (blz. 311).			
Lunch			
Sla-wrap met geroerbakte kip Verdeel een portie geroerbakte kip (overgebleven van gisteravond) met 75 g geraspte wortel en 2 eetlepels pinda's over 3 of 4 grote slabladeren (als je tofoe gebruikt, neem dan edamame in plaats van de geraspte wortel en pinda's); laat voldoende ruimte om de bladeren dicht te vouwen rond de vulling. Doe 2 eetlepels gember-sojavinaigrette (blz. 288) in een ondiep schaaltje. Dip de wraps in de vinaigrette. Serveer met een mandarijn.			
Eiwitten: 24%	Vetten: 51%	Koolhydraten: 25%	Calorieën: 552*
Tussendoortje			
Komkommerschuitjes met kalkoen en feta (blz. 315).			
Diner			
Shepherd's pie Shepherd's pie met bloemkool** (blz. 259); 100 g peultjes of sugarsnaps, geblancheerd (blz. 325 – richtlijnen voor de bereiding van groenten), met 1 eetlepel romige dillesaus (blz. 291). Dessert 30 g extra bittere chocolade.			
Eiwitten: 22%	Vetten: 48%	Koolhydraten: 30%	Calorieën: 648*
Taak: Maak de lunch voor zondag klaar – shepherd's pie en peultjes met 1 eetlepel dressing naar keuze. Vries de rest van de shepherd's pie in voor latere maaltijden.			

* Aantal calorieën alleen vermeld voor de volledigheid.

** Maak voor twee personen het hele recept en bewaar de rest.

*** Maak voor twee personen de helft van het recept.

WEEKTAAK

Taak voor fase 1, week 2

Let op: Het schema is bedoeld voor twee personen. Maak het hele genoemde recept, tenzij anders aangegeven. Je kunt de recepten aanpassen door de hoeveelheden te vergroten of te verkleinen.

Sauzen
- Kokoscurrysaus (blz. 287)
- Chipotlemayonaise (blz. 289)
- Tartaarsaus (blz. 282)
- Mosterdvinaigrette (blz. 285)
- Thaise pindasaus (blz. 283)

Voor de volgende sauzen gebruik je de restjes van week 1:
- Gember-sojavinaigrette (blz. 288)
- Rancherosaus (blz. 262 – ontdooi 500 ml)
- Chocoladesaus (blz. 279)
- Citroen-olijfoliedressing (blz. 290)
- Basisrecept mayonaise (blz. 280 – voor de tartaarsaus (in het lijstje hierboven)

Tussendoortjes en geroosterde noten
- Kruidige kikkererwten (blz. 283)
- Rooster 30 g pecannoten (blz. 331 – richtlijnen voor het roosteren van noten en zaden) of andere noten voor het dessert van dag 10 en 60 g pinda's voor de Thaise pindatempé (blz. 279) op dag 12 – of koop geroosterde noten en pinda's

Voor de volgende items gebruik je de restjes van week 1:
- Pittige pompoenpitten (blz. 313) – of koop geroosterde pompoenpitten
- Geroosterde notenmix (blz. 312) – of koop geroosterde noten

Andere ingrediënten (eiwitten, granen, soep en dergelijke)
- Krokante tempé (blz. 265) voor het diner op vrijdag
- Zalmsalade (blz. 275) voor de lunch op dinsdag
- Als je vegetarisch eet: gebakken tempé of tofoe (blz. 263) of krokante tempé (blz. 265)

ZONDAG (DAG 7)			
Ontbijt			
Frittata met fruit en yoghurt Mijn favoriete frittata** (blz. 246); 200 g fruit, 150 ml volle Griekse yoghurt.			
Eiwitten: 25%	Vetten: 47%	Koolhydraten: 28%	Calorieën: 468*
Taak: Maak de tussendoortjes voor vandaag klaar. Bewaar de rest van mijn favoriete frittata voor het ontbijt van dinsdag.			
Tussendoortje			
30 g geroosterde notenmix (blz. 312).			
Lunch			
Shepherd's pie met een salade Shepherd's pie met bloemkool (blz. 259) (overgebleven van gisteravond); 100 g peultjes of sugarsnaps, geblancheerd, met 1 eetlepel dressing naar keuze.			
Eiwitten: 26%	Vetten: 47%	Koolhydraten: 27%	Calorieën: 518*
Tussendoortje			
Kleine appel met 30 g kaas.			
Diner			
Garnalen of tofoe in kokoscurrysaus Garnalen in kokoscurrysaus** (blz. 269) of tofoe. Dessert 100 g aardbeien met 1–2 eetlepels chocoladesaus (blz. 310) (overgebleven van het dessert op dag 3).			
Eiwitten: 23%	Vetten: 52%	Koolhydraten: 25%	Calorieën: 567*
Taak Maak de lunch voor maandag klaar – sla-wrap. Neem hiervoor de rest van de garnalen of tofoe in kokoscurrysaus; bewaar de sla apart; leg een sinaasappel klaar en eventueel de vinaigrette of limoen.			

* Aantal calorieën alleen vermeld voor de volledigheid.

** Maak voor twee personen het hele recept en bewaar de rest.

*** Maak voor twee personen de helft van het recept.

MAANDAG (DAG 8)
Ontbijt
Graanvrije wafels en kalkoenbacon Graanvrije wafels of pannenkoeken met vruchtensaus (overgebleven van het ontbijt op dag 6) en 3 eetlepels geklopte room (blz. 251) of 1 theelepel amandelboter; 1 plakje kalkoenbacon. Eiwitten: 26% Vetten: 51% Koolhydraten: 23% Calorieën: 440*
Taak: Maak de tussendoortjes voor vandaag klaar.
Tussendoortje
Ongeveer 30 g kruidige kikkererwten (blz. 314).
Lunch
Sla-wrap met garnalen in kokoscurrysaus Verdeel een portie garnalen of tofoe in kokoscurrysaus (blz. 269) (overgebleven van gisteravond) over 3 of 4 grote slabladeren; laat voldoende ruimte om de bladeren dicht te vouwen rond de vulling. Serveer met een sinaasappel. Naar keuze: Knijp er limoensap over uit of doe 1 tot 2 eetlepels gember-sojavinaigrette (blz. 288) in een ondiep schaaltje. Dip de wraps in de vinaigrette. Eiwitten: 26% Vetten: 46% Koolhydraten: 28% Calorieën: 480*
Tussendoortje
30 g extra bittere chocolade.
Diner
Vis in chipotlesaus met boerenkool Vis in chipotlesaus*** (blz. 271). Stoom 100 g boerenkool en 100 g geraspte wortel. Maak af met 1 eetlepel citroen-olijfoliedressing (blz. 290). Dessert 200 g blauwe bessen met 2 eetlepels kokosmelk. Eiwitten: 23% Vetten: 54% Koolhydraten: 23% Calorieën: 591*
Taak: Maak de lunch voor dinsdag klaar – sla-wrap. Neem hiervoor de zalmsalade*** (blz. 275) (klaargemaakt op zondag); bewaar de sla apart; leg een appel klaar.

* Aantal calorieën alleen vermeld voor de volledigheid.

** Maak voor twee personen het hele recept en bewaar de rest.

*** Maak voor twee personen de helft van het recept.

DINSDAG (DAG 9)			
Ontbijt			
Frittata met fruit en yoghurt Mijn favoriete frittata** (overgebleven het ontbijt op dag 7); 200 g fruit, 150 ml volle Griekse yoghurt.			
Eiwitten: 25%	Vetten: 47%	Koolhydraten: 28%	Calorieën: 468*
Taak: Maak de tussendoortjes voor vandaag klaar.			
Tussendoortje			
30 g pittige pompoenpitten (blz. 313).			
Lunch			
Sla-wrap met zalm- of tofoesalade Verdeel de zalmsalade (blz. 275) (klaargemaakt op zondag) over 3 of 4 grote slabladeren; laat voldoende ruimte om de bladeren dicht te vouwen rond de vulling. Serveer met een appel.			
Eiwitten: 22%	Vetten: 55%	Koolhydraten: 23%	Calorieën: 515*
Tussendoortje			
Ongeveer 75 ml kaas-kievitsbonendip (blz. 311).			
Diner			
Mediterrane kip of tofoe Mediterrane kip** (blz. 266). Serveer met 1 kleine tomaat, in plakjes, ½ kleine komkommer, in plakjes, en een paar blaadjes verse basilicum, afgemaakt met 1 eetlepel Mosterdvinaigrette (blz. 285). Dessert 100 g bessen of ander rood fruit.			
Eiwitten: 26%	Vetten: 47%	Koolhydraten: 27%	Calorieën: 656*
Taak: Maak de lunch voor woensdag klaar – mediterrane kip of tofoe met 15 g extra bittere chocolade.			

* Aantal calorieën alleen vermeld voor de volledigheid.

** Maak voor twee personen het hele recept en bewaar de rest.

*** Maak voor twee personen de helft van het recept.

WOENSDAG (DAG 10)			
Ontbijt			
Fase 1 powershake Fase 1 powershake (blz. 241).			
Eiwitten: 22%	Vetten: 54%	Koolhydraten: 24%	Calorieën: 500*
Taak: Maak de tussendoortjes voor vandaag klaar.			
Tussendoortje			
30 g geroosterde notenmix (blz. 312).			
Lunch			
Mediterrane kip of tofoe Mediterrane kip (blz. 266) (overgebleven van gisteravond). Serveer met 15 g extra bittere chocolade.			
Eiwitten: 30%	Vetten: 46%	Koolhydraten: 24%	Calorieën: 580*
Tussendoortje			
Kleine appel met 2 eetlepels pindakaas.			
Diner			
Soep en gestoofde savooiekool met groenten Ongeveer 375 ml wortel-gembersoep** (blz. 303), gegarneerd met 2 eetlepels kokosmelk; gestoofde savooiekool** (blz. 257); 100 g boerenkool, licht geblancheerd (blz. 325 – richtlijnen voor de bereiding van groenten) of een andere groene groente naar keuze, afgemaakt met 1 eetlepel dressing naar keuze. Dessert 2 eetlepels geroosterde pecannoten (klaargemaakt op zondag).			
Eiwitten: 23%	Vetten: 49%	Koolhydraten: 28%	Calorieën: 640*
Taak: Maak de lunch voor donderdag klaar – gestoofde savooiekool met als bijgerecht gemengde sla met 1–2 eetlepels mosterdvinaigrette. Bewaar de rest van de wortel-gembersoep met 2 eetlepels kokosmelk voor het diner van donderdag.			

* Aantal calorieën alleen vermeld voor de volledigheid.

** Maak voor twee personen het hele recept en bewaar de rest.

*** Maak voor twee personen de helft van het recept.

DONDERDAG (DAG 11)			
Ontbijt			
Zwarte bonen met tofoe Zwarte bonen met tofoe*** (blz. 243), bekroond met 2 theelepels geraspte cheddar, 1–2 eetlepels zure room, ½ avocado, in plakjes, of 5 eetlepels guacamole.			
Eiwitten: 23%	Vetten: 55%	Koolhydraten: 22%	Calorieën: 455*
Taak: Maak de tussendoortjes voor vandaag klaar.			
Tussendoortje			
Komkommerschuitjes met kalkoen en feta (blz. 315).			
Lunch			
Gestoofde savooiekool met sla Gestoofde savooiekool (blz. 257) (overgebleven van gisteravond); 200 g gemengde sla met 1 tot 2 eetlepels mosterdvinaigrette (blz. 285).			
Eiwitten: 26%	Vetten: 52%	Koolhydraten: 22%	Calorieën: 523*
Tussendoortje			
Ongeveer 30 g kruidige kikkererwten (blz. 314).			
Diner			
Soep, gegrilde zalm en knoflook-kruidencourgette Ongeveer 375 ml wortel-gembersoep (blz. 303) (overgebleven van gisteravond), gegarneerd met 2 eetlepels kokosmelk. Neem 300 g zalm per persoon – volg het recept voor gegrilde vis met knoflook en citroen** (blz. 253, de zalmvariatie) en gebruik de helft voor vandaag en de helft voor de lunch van vrijdag. Serveer met knoflook-kruidencourgette (blz. 298). Dessert 100 g fruit met 15 g extra bittere chocolade.			
Eiwitten: 26%	Vetten: 51%	Koolhydraten: 23%	Calorieën: 598*
Taak: Maak de lunch voor vrijdag klaar – rucolasalade met zalm en sinaasappel; neem hiervoor de resterende 150 g zalm; bewaar de rucola apart.			

* Aantal calorieën alleen vermeld voor de volledigheid.
** Maak voor twee personen het hele recept en bewaar de rest.
*** Maak voor twee personen de helft van het recept.

VRIJDAG (DAG 12)
Ontbijt
Huevos rancheros Bak 2 eieren plus 1 eiwit in 1 theelepel olijfolie. Schep er 125 ml rancherosaus (blz. 293) en 2 eetlepels geraspte cheddar over. Serveer met 200 g frambozen en 125 ml volle Griekse yoghurt. Eiwitten: 25% Vetten: 53% Koolhydraten: 22% Calorieën: 534*
Taak: Maak de tussendoortjes voor vandaag klaar.
Tussendoortje
30 g chocolade.
Lunch
Rucolasalade met zalm en sinaasappel Doe 150 g zalm (overgebleven van gisteravond), 100 tot 150 g rucola of kropsla, 1 sinaasappel in stukjes, en ¼ avocado, in blokjes, in een kom. Schep om met 2 eetlepels gember-sojavinaigrette (blz. 288) Eiwitten: 26% Vetten: 52% Koolhydraten: 22% Calorieën: 474*
Tussendoortje
100 g gedopte edamame**.
Diner
Thaise pindatempé Thaise pindatempé** (blz. 279). Serveer met ½ kleine komkommer, in plakjes, met een snufje zout en een kneepje citroen. Dessert 250 ml masala chai met 1 tot 2 eetlepels sojamelk of volle melk. Eiwitten: 22% Vetten: 53% Koolhydraten: 25% Calorieën: 680*
Taak: Maak de lunch voor zaterdag klaar – sla-wrap; neem hiervoor de rest van de Thaise pindatempé, gegarneerd met 1 eetlepel pinda's; bewaar de sla, partjes limoen en kiemgroente apart.

* Aantal calorieën alleen vermeld voor de volledigheid.

** Maak voor twee personen het hele recept en bewaar de rest.

*** Maak voor twee personen de helft van het recept.

ZATERDAG (DAG 13)

Ontbijt

Graanvrije wafels en kalkoenbacon

Graanvrije wafels of pannenkoeken met vruchtensaus (blz. 244) en 3 eetlepels geklopte room (blz. 251) of 1 theelepel amandelboter; 1 plakje kalkoenbacon.

Eiwitten: 26% Vetten: 51% Koolhydraten: 23% Calorieën: 441*

Taak: Maak de tussendoortjes voor vandaag klaar. Vries de rest van de graanvrije wafels of pannenkoeken met vruchtensaus in voor fase 2, dag 6.

Tussendoortje

Slaschuitjes (blz. 315) met een saus naar keuze.

Lunch

Sla-wrap met Thaise pindatempé

Verdeel een portie Thaise pindatempé (blz. 279) (overgebleven van gisteravond) over 3 of 4 grote slabladeren, laat voldoende ruimte om de bladeren dicht te vouwen rond de vulling. Garneer met kiemgroente, pinda's en partjes limoen.

Eiwitten: 24% Vetten: 48% Koolhydraten: 28% Calorieën: 562*

Tussendoortje

Kleine appel met 30 g kaas.

Diner

Soep en rancherokip met broccoli

375 tot 500 ml romige bloemkoolsoep*** (blz. 301 – bereid zonder room); rancherokip** (blz. 278); 150 g broccoli, geblancheerd, afgemaakt met 2 eetlepels dressing naar keuze.

Dessert

30 g extra bittere chocolade.

Eiwitten: 27% Vetten: 49% Koolhydraten: 24% Calorieën: 612*

Taak: Maak de lunch voor zondag klaar – rancherokip met spinazie en bonen uit de oven; neem hiervoor de rest van de rancherokip; bewaar de avocado en zure room apart.

* Aantal calorieën alleen vermeld voor de volledigheid.

** Maak voor twee personen het hele recept en bewaar de rest.

*** Maak voor twee personen de helft van het recept.

ZONDAG (DAG 14)

Ontbijt

Fase 1 powershake

Fase 1 powershake (blz. 241).

Eiwitten: 22% Vetten: 54% Koolhydraten: 24% Calorieën: 500*

Taak: Maak de tussendoortjes voor vandaag klaar.

Tussendoortje

Kleine appel met 2 eetlepels pindakaas.

Lunch

Rancherokip met spinazie en bonen uit de oven

Leg een laag van 200 g spinazie, een laag van 120 tot 150 g rancherokip (blz. 278) (overgebleven van gisteravond) en een laag van 100 g zwarte bonen, gekookt, op elkaar in een ovenschaal en bestrooi met 1 eetlepel geraspte cheddar. Bak dit bij 180 °C tot de kaas smelt en de spinazie slinkt. Garneer met ½ avocado, in plakjes, of met 4 eetlepels guacamole en 1 eetlepel zure room.

Eiwitten: 32% Vetten: 44% Koolhydraten: 24% Calorieën: 554*

Tussendoortje

Tussendoortje naar keuze.

Diner

Lamsschenkels met groenten

Boterzachte lamsschenkels** (blz. 254); gesauteerde groenten met knoflook (blz. 295); 200 g rauwkost (bijvoorbeeld: even grote hoeveelheden bleekselderij, tomaat en geraspte wortel) met desgewenst een saus naar keuze.

Extra: Kook een ei voor de lunch van maandag. Bereid tijdens het stoven van de lamsschenkels zoete aardappels uit de oven (blz. 300), de hele-aardappelvariatie, voor het diner van maandag.

Dessert

200 g bessen of ander rood fruit.

Eiwitten: 29% Vetten: 49% Koolhydraten: 22% Calorieën: 613*

Taak: Maak de lunch voor maandag klaar – brown derbysalade (blz. 276); neem hiervoor het plakje kalkoenbacon (gisteren alvast gebakken bij het ontbijt); bewaar de vinaigrette apart. Bewaar de rest van de boterzachte lamsschenkels en de zoete aardappels uit de oven voor het diner van maandag.

* Aantal calorieën alleen vermeld voor de volledigheid.

** Maak voor twee personen het hele recept en bewaar de rest.

*** Maak voor twee personen de helft van het recept.

WEEKTAAK

Taak voor fase 2, week 1

Let op: Het schema is bedoeld voor twee personen. Maak het hele genoemde recept, tenzij anders aangegeven. Je kunt de recepten aanpassen door de hoeveelheden te vergroten of te verkleinen.

Sauzen

- Gember-sojavinaigrette (blz. 288)
- Citroen-olijfoliedressing (blz. 290)
- Honing-balsamicomarinade (blz. 294 – maak de helft van het recept)
- Roerbaksaus (blz. 281)
- Romige limoen-korianderdressing (blz. 292)

Voor de volgende sauzen gebruik je de restjes van week 2:

- Mosterdvinaigrette (blz. 285)
- Rancherosaus (blz. 293 – ontdooi 125 ml)
- Chipotlemayonaise (blz. 289)

Tussendoortjes en geroosterde noten

- Rooster 30 g pecannoten (blz. 331 – richtlijnen voor het roosteren van noten en zaden) voor de quinoasalade met pecannoten en cranberry's (blz. 298) van donderdag, 50 g pinda's voor het ontbijt van maandag en de lunch van zondag, en 30 g noten naar keuze voor het ontbijt van woensdag – of koop geroosterde noten en pinda's.
- Tussendoortjes naar keuze:

____

____

____

Andere ingrediënten (eiwitten, granen, soep en dergelijke)

- Krokante tempé (blz. 265) voor de marinara primavera (blz. 255) op dinsdag
- Als je vegetarisch eet: gebakken tempé of tofoe (blz. 263) of krokante tempé (blz. 265)

Let op: De maaltijdplanner voor fase 2 begint op blz. 180

Mijn Nooit Meer Trek Verhaal

Fase 1 heeft me twee belangrijke, logische dingen geleerd. In de eerste plaats: vermijd voedingsmiddelen waaraan suiker is toegevoegd. Eet alleen voedsel dat van nature zoet is. Als er suiker aan wordt toegevoegd, merk ik dat mijn lichaam pijn doet. De oplossing is dus: niet doen. In de tweede plaats: eet geen tarwe of producten met gluten. Ik heb geen glutenintolerantie, maar het vermijden van gluten geeft me een beter gevoel. Mijn vrouw heeft diabetes type 1 en ze heeft minder insuline nodig sinds we met het dieet begonnen.

– Paul G., 66 jaar, Aurora, Illinois
Gewichtsverlies: 12,5 kg. Afname tailleomvang: 11,4 cm

HOOFDSTUK 7

Fase 2 – Herprogrammeer je vetcellen

IN EEN OOGOPSLAG

Gefeliciteerd! Je bent door fase 1 heen, het moeilijkste deel van het programma.

Als je enigszins lijkt op het merendeel van de deelnemers aan het pilotonderzoek, ben je tussen 0,5 en 2,5 kg lichter, maar hoeveel precies doet er nu niet toe. Bij caloriearme diëten val je de eerste weken gemakkelijk af (en veel daarvan komt van lichaamsvocht of spierweefsel, en niet uit vet). Dan begint het echte werk, als je tenminste doorgaat met de strijd. Daarentegen wordt het Nooit Meer Trek Dieet steeds gemakkelijker. Als je de afgelopen twee weken minder trek, minder eetlust, meer verzadiging na het eten of je energieker hebt gevoeld (of beter nog, een combinatie daarvan), mag je erop vertrouwen dat dit dieet van binnenuit werkt.

Mensen die tijdens onderzoeken geen calorieën krijgen, vallen uiteraard af. Maar daarna komen ze heel snel weer aan. Na een tijdje dwangvoeding gebeurt het omgekeerde – het gewicht zakt tot het uitgangspunt. Deze observaties hebben wetenschappers ertoe gebracht te denken in termen van een vast 'setpunt voor het lichaamsgewicht', dat van mens tot mens verschilt en erfelijk bepaald is (zie blz. 17). Setpunten zijn echter niet in steen gebeiteld. Onze genen zijn de afgelopen decennia nauwelijks veranderd, maar de obesitascijfers zijn omhooggeschoten. Velen komen levenslang aan, van de puberteit tot de oude dag. Klaarblijkelijk zijn er omgevingsfactoren die samen met de genetische aanleg voor elk individu het setpunt bepalen, op elk moment in de tijd.

Het dieet is erop gericht het setpunt te verlagen, door insulineresistentie en chronische ontsteking aan te pakken – via de kwaliteit van voeding, slaap, stress en beweging.* Met deze benadering zakt je gewicht in het begin misschien minder dan bij traditionele diëten, maar je werkt wel mét en niet tégen je lichaam. Je hebt niet te kampen met steeds meer honger en steeds minder motivatie.

Mijn Nooit Meer Trek Verhaal

Onbeschrijfelijk hoe ik me voel! Misschien opgetogen, omdat ik zo goed eet, me zoveel beter voel en dan ook nog ben afgevallen? Het is me nog nooit gelukt mijn gewicht te doen verroeren!

– Nan T., 53 jaar, Birmingham, Alabama
Gewichtsverlies: 3,4 kg. Afname tailleomvang: 2,5 cm

Fase 2 kan één, twee, zes maanden of nog langer duren, afhankelijk van je startgewicht en andere individuele factoren. Na een tijd zul je merken dat je meer moet eten om je honger te stillen en je verzadigd te voelen. Je zult langzamer afvallen. Dat betekent dat je lichaam zijn overtollige vet heeft verbrand en voor een groeiend aandeel van je caloriebehoefte afhankelijk is van wat je eet. Je gewicht zakt nog wel iets en de andere gezondheidsvoordelen blijven toenemen, maar de veranderingen worden minder zichtbaar. Vanaf nu is het doel volhouden – het gemakkelijk, prettig en natuurlijk maken van een gezonde voeding en lifestyle … voor de rest van je leven. Wat je optimale gewicht ook is, het Nooit Meer Trek Dieet helpt je er te komen (fases 1 en 2) en te blijven (fase 3).

* Als je al een optimaal gewicht hebt en dit dieet om gezondheidsredenen volgt, zal je setpunt niet veranderen.

De maaltijden in fase 2 bestaan uit dezelfde basiscomponenten als die in fase 1, maar je kunt nu uit meer levensmiddelen kiezen, zodat je flexibeler kunt zijn en het langer volhoudt. Zoals te zien op de afbeelding op blz. 123, gebruik je nu iets minder vetten (40 procent van je calorieën) en iets meer koolhydraten (35 procent). Het percentage eiwitten blijft hetzelfde (25 procent). Je mag nu bescheiden porties intacte volkorengranen, zetmeelrijke groenten (behalve aardappels), tropisch fruit en meloenen hebben. En je kunt ervoor kiezen wat natuurlijke zoetstoffen (zoals honing of ahornsiroop) in je toetjes en koffie/thee te doen.

LIFESTYLE-ADVIEZEN VOOR FASE 2

Nu je al een paar weken aan het Nooit Meer Trek Dieet doet, begin je waarschijnlijk de vruchten te plukken van de nieuwe strategieën voor bewegen, slapen en ontstressen. Misschien ben je energieker en kijk je uit naar je dagelijkse *passeggiata*. Hopelijk ben je uitgeruster en minder gespannen. In fase 2 ga je door met de oefeningen uit fase 1 om sneller af te vallen.

Bewegen

Zoals gesteld in hoofdstuk 5 focust het Nooit Meer Trek Dieet op prettige lichamelijke inspanning om je stofwisseling te bevorderen en niet zozeer om veel calorieën te verbranden. In fase 2 ga je door met de *passeggiata* – je dagelijkse wandeling na het avondeten – en voeg je daar drie tot vier keer per week 30 tot 40 minuten prettige, matige tot flinke lichamelijke inspanning aan toe (afhankelijk van je conditie en doktersadvies). Maak nog een wandeling, maar dan wat sneller, ga joggen in een rustig tempo of loop door de natuur, volg zumba- of yogalessen, werk in de tuin, speel tennis – wat je maar leuk vindt. Zoek een activiteit waarvan je buiten adem raakt, dat je nog wel kunt praten, maar moeilijk kunt zingen. Welke activiteit loont en boeit je het meest? Vergeet je de tijd als je danst, sport of zwemt?

Mijn Nooit Meer Trek Verhaal

Ik heb een stappenteller die ik elke dag draag. Sinds ik met dit dieet ben begonnen, heb ik zoveel energie en ben ik zo druk aan het koken dat mijn gemiddelde met 3 tot 4000 stappen per dag omhoog is gegaan!

– Leasa E., 43 jaar, Jacksonville, Florida
Gewichtsverlies: 2,5 kg. Afname tailleomvang: 10,1 cm

Slapen

Slaap je dieper nu de eerste veertien dagen van het dieet voorbij zijn? Ben je beter uitgerust en kalmer? In fase 2 stem je jouw slaapritueel af op je eigen behoeften, zodat het een natuurlijk onderdeel van je leven wordt. Denk eraan dat voldoende en goed slapen een van de beste dingen is die je kunt doen om je stofwisseling te bevorderen en daarbij ook nog je gezondheid te beschermen.

Ontstressen

Hebben de vijf minuten ontspanningsoefeningen gewerkt om je overdag rustiger te voelen? Samen met slaap, lichamelijke inspanning en goede voeding helpt stressreductie de vetcellen te kalmeren en te openen om de overtollige hoeveelheid calorieën vrij te geven aan het lichaam – waardoor je automatisch afvalt. In fase 2 komt er een tweede sessie bij. Voor het beste resultaat verdeel je sessies over de dag, eentje 's morgens of 's middags en eentje 's avonds.

Als deze praktijken te lastig voor je zijn, probeer dan iets anders. Stressreductie hoeft niet te gaan om stil mediteren in kleermakerszit. Luister eens naar een opname van geleide fantasie, lees een dichtbundel of maak op het drukste moment van de dag een korte wandeling door de natuur. Alles om je los te maken van de hectische buitenwereld en je zenuwen te kalmeren. Hoe druk je dag ook is, je verdient een moment voor jezelf.

Andere adviezen

Kijk naar je-grote-waarom. Heb je al baat bij het dieet gehad, zoals meer energie, een evenwichtiger humeur en minder kilo's? Zo ja, dan ben je waarschijnlijk wel gemotiveerd! Maar wil je die nieuwe lifestyle vasthouden, dan moet je blijven kijken naar je hoofdredenen om te willen afvallen en gezonder te worden – je-grote-waarom. Als je nog geen grote-waarom-amulet hebt gemaakt, doe dat dan nu. Schrijf een paar woorden op een geeltje en plak dat op de spiegel in de badkamer. Als je steeds geconfronteerd wordt met je-grote-waarom, vermindert de kans op zelfdestructief gedrag en houd je je doelen in het oog.

Beoordeel je als/dan-plannen. Werken je als/dan-plannen een beetje? Kijk nog eens naar de moeilijkheden die je hebt ondervonden en maak meer als/dan-plannen voor deze situaties.

Mijn Nooit Meer Trek Verhaal

We hadden deze winter ongekend veel sneeuw en ik moest vier dagen blijven slapen in het ziekenhuis waar ik werk. Ik ontdekte dat wie simpel eten zoekt, wat kan vinden in de cafetaria: kaas, hummus, worteltjes, fruit en dat soort dingen. Ik vond het eigenlijk best makkelijk. En terwijl de mensen aankwamen door de zware winter, viel ik elke week een beetje af.

– Renee B., 49 jaar, West Roxbury, Massachusetts
Gewichtsverlies: 5,9 kg. Afname tailleomvang: 15,2 cm

Blijf jezelf volgen. Helpen de dagtracker en het maandoverzicht je om patronen in je reactie op het dieet te herkennen? Kun je trek, eetlust, energieniveau en gewicht al aan de goede kant afvinken? Stop niet met volgen. Deze hulpmiddelen worden in de loop van fase 2 en het begin van fase 3 steeds belangrijker.

Omarm het leermoment. Niemand is perfect. Er komt zeker een zwak moment. Dan eet je te veel van de verkeerde voedingsmiddelen en krijg je een nare reactie. Misschien ga je je op een feestje te buiten aan taart en ijs. Of je pakt in de haast een bagel voor het ontbijt, in plaats van iets voedzaams en uitgebalanceerds. Al snel zul je je niet lekker voelen, minder energie hebben, kribbig worden of hoofdpijn krijgen. Een paar uur later krijg je wellicht ontzettend veel trek en moet je tegen je verlangens vechten. Op zulke momenten moet je niet te hard voor jezelf zijn. Maak je geen verwijten. Bedenk: op het juiste spoor terugkeren ligt maar één maaltijd verderop. In plaats van jezelf streng te veroordelen, kun je zulke kleine misstapjes zien als experiment: kansen om te ervaren hoe je lichaam op verschillende kwaliteiten voedsel reageert en beter te ontdekken wat je lichaam nodig heeft. (De dagtracker en het maandoverzicht zijn hiervoor juist bedoeld.) Met voldoende aandacht zijn deze leermomenten goede gidsen op weg naar optimale gezondheid.

Mijn Nooit Meer Trek Verhaal

Ik vraag me niet meer af wat er mis is met mij, maar denk: 'Volgende keer beter', wat veel gezonder is en me veel gelukkiger maakt dan mezelf voor de kop te slaan omdat ik geen weerstand kon bieden aan iets wat voelde als verslaving.

– Pat M., 66 jaar, Maple Grove, Minnesota
Gewichtsverlies: 1,8 kg. Afname tailleomvang: 1,3 cm

AANDACHTSPUNTEN

In deze paragraaf vind je een maaltijdplanner voor zeven dagen om de overgang naar de nieuwe verdeling van eiwitten (25 procent), vetten (40 procent) en koolhydraten (35 procent) in fase 2 te versoepelen. Daarnaast zijn er andere lijstjes en aanwijzingen opgenomen om je te helpen bij het zelf bereiden van je maaltijden en je te leren omgaan met de verleidingen van uit eten gaan.

Samenstelling van een fase 2-maaltijd

In deze fase komen er wat koolhydraten bij, gaat er wat vet vanaf en heb je meer keuze in wat je mag eten. Bij de koolhydraten uit fase 1 komen nu volkoren graanproducten (zie de richtlijnen voor het koken van volkorengranen, Appendix C, blz. 329) en zetmeelrijke groenten (behalve aardappels). De maaltijden in fase 2 volgen dit algemene patroon.

In de tabel op de volgende bladzijde lees je uit welke onderdelen een fase 2-maaltijd bestaat.

Begin met goede eiwitten	vul de eiwitten aan …	voeg vetten toe …	nog wat zetmeelarme koolhydraten …	en zetmeelrijke groenten of volkorengranen
Eiwitrijk/vetrijk: - vet vlees of vette vis, kip met vel (120–180 g) - tempé, tofoe (120–180 g) - eieren (3) - kaas (90 g) *Eiwitrijk/vetarm:* - mager vlees of magere vis, kip zonder vel (120–180 g) - vleeswaren (120–180 g) - proteïnepoeder (30 g) *Eiwitarm/vetrijk:*	*Voeg bij eiwitarme gerechten een eiwitbron toe:* - Griekse yoghurt (125 ml) - peulvruchten (75 g) - noten of notenpasta (2–3 eetlepels)	*Bij vetarme gerechten een grote portie extra vet:* - dressings en sauzen (1–2 eetlepels) - olie (2–3 theelepels) - slagroom of kokosmelk (1–3 eetlepels) - noten of notenpasta (1–2 eetlepels) - 1/3 avocado *Bij vetrijke gerechten een kleine portie extra vet:* - dressings en sauzen (2–4 theelepels) - olie (1–2 eetlepels) - slagroom of kokosmelk (2–4 theelepels) - noten of notenpasta (2–3 theelepels) - avocado, enkele plakjes	*Als de maaltijd nog geen koolhydraten omvat, voeg dan toe:* - peulvruchten (75 g) of bonensoep (250 ml) - groentesoep (zoals wortelsoep) (250 ml) - fruit (niet-tropisch) (200 g) ***Opmerking:*** Voeg net zoveel zetmeelarme groenten toe als je wilt (bijv. salade of gekookte groenten)	- volkoren granen (bruine rijst, tarwekiemen, quinoa, gerst, havergrutten* enz.) - zoete aardappel of yamswortel (geen gewone aardappel) - pompoenachtigen (courgette, muskaat-, reuzen- en Japanse pompoen)

* In tegenstelling tot havermout hebben havergrutten nog veel van de oorspronkelijke structuur behouden en ze zijn als acceptabele optie te beschouwen.

Mijn Nooit Meer Trek Verhaal

Mijn smaak veranderde zo dat ik de recepten van het dieet heerlijk vond en de oude bewerkte levensmiddelen me niet meer aanspraken. Ik zou het nooit hebben geloofd, maar zo is het nu.

– Dan B., 45 jaar, Lehi, Utah

Gewichtsverlies: 6,8 kg. Afname tailleomvang: 2,5 cm

Maak je eigen tussendoortjes

In de fases 2 en 3 kun je kiezen voor tussendoortjes, afhankelijk van je behoefte. Sommige mensen functioneren het best met een of twee per dag, anderen hebben maar af en toe behoefte aan een snack. Laat je als altijd leiden door je trek. Goede opties zijn:

- Volle (4%) cottage cheese met fruit
- Volle Griekse yoghurt, bessen of ander rood fruit en een toefje pindakaas (een persoonlijke favoriet!)
- 2 hardgekookte eieren met wat druiven
- Vleeswaren (gewoon of vegetarisch) met mayonaise gewikkeld in een blaadje sla, met worteltjes
- Handje geroosterde noten

Of kies uit een van deze recepten, geschikt voor alle fases van het dieet. (Deze items zijn ook geschikt als voor- of bijgerecht.)

- Komkommerschuitjes met kalkoen en feta (blz. 315)
- Slaschuitjes (blz. 315)
- Gerookte zalm met dilleroomkaas op komkommerrondjes (blz. 316)
- Hummus (blz. 311)
- Geroosterde notenmix (blz. 312)
- Handje pittige pompoenpitten (blz. 313)
- Kruidige kikkererwten (blz. 314)
- Kaas-kievitsbonendip (blz. 311)
- Puntje van mijn favoriete frittata (blz. 246)

Wat eet je in een (afhaal)restaurant?

Als je op reis bent of het te druk hebt om uitgebreid te koken, kun je ook iets bestellen of uit eten gaan. Met deze suggesties blijf je op het juiste spoor.

Wat bestel je ... in een eetcafé?

- Proteïne (vis, vlees, kip, eieren, tofoe – 120–180 g)
- In olijfolie bereide groenten
- Salade met een volvette dressing
- Peulvruchten en/of kleine portie volkorengranen
- Soep (optioneel)
- Toetje: verse bessen met extra bittere chocolade en noten

Wat bestel je ... in een mediterraan restaurant?

- Verse vis, kip of vlees (niet gepaneerd)
- Groentebijgerecht bereid in olijfolie of gekookt
- Hummus of linzensalade (geen pita – eet het met worteltjes, bleekselderij, paprikareepjes, radijsjes of andere knapperige rauwkost)
- Olijventapenade
- Olijven en feta
- Griekse salade
- Tabbouleh (gemaakt van bulgur)
- Insalata Caprese (met verse mozzarella)
- Toetje: fruit met ongezoete Griekse yoghurt en een drupje honing (optioneel)

Wat bestel je ... in een Aziatisch restaurant?

- Curry met tofoe, vlees, vis of kip (geen rijst!)
- Sashimi (liever dan sushi, daar zit zoete witte rijst in)
- Geroerbakte groenten
- Miso of soep op basis van kokosmelk
- Gesmoorde bladgroenten
- Bruine rijst (indien beschikbaar)
- Toetje: fruit

Wat bestel je ... in een Mexicaans restaurant?

- Fajitas, gemaakt met slablaadjes in plaats van tortillas
- 'Burrito Anders' – een kom bonen, kip, groenten, kaas, guacamole, sla, tomaten en zure room
- Chilibonen- of zwartebonensoep met zure room en/of kaas
- Guacamole met radijsjes, venkel, komkommer, yamboon of andere knapperige rauwkost
- Bruine rijst (indien beschikbaar)

Wat bestel je ... in een saladebar?

Op een bedje van romainesla, spinazie en/of andere bladgroenten leg je:

- Kip, tonijn, tofoe
- Sardientjes (of stop een blikje sardines in je tas voor noodgevallen)
- Gerookte zalm
- Gekookt ei
- Alle mogelijke zetmeelarme groenten
- Noten
- Peulvruchten (hummus, linzen, zwarte bonen, kikkererwten)
- Avocado
- Olijven
- Geraspte kaas
- Cottage cheese
- Volkorengranen (bijvoorbeeld tarwekiemen of quinoa)
- Volvette dressings (zonder toegevoegde suiker)
- Vooraf: soep (niet op aardappelbasis)
- Toetje: fruit (schenk er koffieroom over)

Wat bestel je ... in een delicatessenzaak?

- Gemengde noten
- Vleeswaren of hardgekookt ei, stukje volvette kaas en een appel
- Gerookte zalm op een blaadje sla met roomkaas, tomaat en ui

- Ongezoete Griekse yoghurt, blauwe bessen en een zakje cashewnoten
- Hummus (met olijolie bovenop) met worteltjes, bleekselderij, kerstomaten en/of paprika

Tips voor fase 2

Afhankelijk van je startgewicht en andere individuele factoren (zie blz. 116), blijf je misschien een tijd in fase 2 hangen. Experimenteer voor een frisse wind veel met nieuwe ingrediënten en recepten zodra je aan de basisprincipes gewend bent.

Geniet van volkorengranen. Eet drie porties per dag, maar niet meer dan één per maaltijd. Een portie is ongeveer 125 g gekookte volkorengranen, zoals bruine rijst, havergrutten of quinoa. Tot fase 3 kun je beter geen bewerkte graanproducten eten, zoals brood, pasta, witte rijst en crackers (en ook geen producten die gemaakt zijn van volkorenmeel).

Schep zetmeelrijke groenten op (als je dat wilt). Neem gerust een portie van ongeveer 100 g gekookte mais (is technisch gezien een graan), yamswortel of zoete aardappel per dag. Eet geen gewone aardappels tot fase 3. Peulvruchten tellen niet als zetmeelrijke groenten, dus die kun je eten zo vaak je wilt.

Maar combineer zetmeelrijke groenten en granen niet. Neem in een maaltijd óf 100 g granen óf 100 g zetmeelrijke groenten, maar nooit allebei. (Of eet een halve portie van elk, bijvoorbeeld 50 g doperwten gemengd met 50 gekookte quinoa.)

Zoet je voeding met een scheutje honing of ahornsiroop (als je dat wilt). In fase 2 mag je hiervan 3 theelepels per dag hebben. Deze zoetstoffen zijn sterker van smaak – dus je hebt er niet zo veel van nodig – en bevatten daarnaast een paar gunstige fytonutriënten. Gebruik voorlopig geen witte suiker en andere sterk bewerkte zoetstoffen. Stevia, een kruidenextract zonder calorieën, is oké in kleine hoeveelheden, maar de effecten op de stofwisseling van hoge doses zijn nog niet goed onderzocht. Bovendien zou elke zoetstof met een sterke intensiteit het proces van het loskomen van suiker wel eens kunnen verstoren.

Mijn Nooit Meer Trek Verhaal

Ik at dit weekend ananas, maar die was bijna te zoet! Ik kon haast niet geloven dat mijn smaakpapillen in zo korte tijd al zo sterk veranderd zijn.

– Lynn B., 33 jaar, Southborough, Massachusetts
Gewichtsverlies: 5,2 kg. Afname tailleomvang: onbekend

Vervang het door iets wat erop lijkt. Net als in fase 1 kun je etenswaren vervangen door iets wat dezelfde belangrijke voedingsstoffen bevat: appels door peren, quinoa door bruine rijst, kip door tofoe enzovoort. (Zie voor details de voedingsmiddelen van het dieet per fase op blz. 126.)

Begin met de maaltijdplanner voor fase 2 een week nauwgezet te volgen. Misschien wil je deze maaltijdplanner zelfs nog een keer doen om een goed gevoel te krijgen van de exacte combinaties van voedingstoffen en etenswaren.

Daarna ga je uitbreiden. Nadat je de maaltijdplanners een week of twee exact gevolgd hebt, ga je je eigen maaltijden bedenken, volgens het schema op blz. 202. Je kunt altijd nog terug naar de maaltijdplanner – voor een keertje of voor een hele dag.

Experimenteer met de porties. Oefen in fase 2 met het luisteren naar je lichaam, naar signalen van trek, verzadiging en energieniveau. In hoofdstuk 5 bleek dat jonge kinderen deze interne signalen registreren en erop reageren. Maar in het moderne, oeverloze voedingstijdperk lijkt men ze uit het oog te zijn verloren. Varieer de grootte van je porties om de juiste balans te vinden – voldaan maar niet te vol na het eten. Op die manier herontdek je hoeveel eten je lichaam eigenlijk nodig heeft, en hoe die hoeveelheid verandert in verschillende omstandigheden (bijvoorbeeld als je een dag zeer druk bezig bent geweest). Vraag je af:

- Heb ik zin in het eten? Ben ik na het eten voldaan, maar zit ik niet te vol?
- Eet ik regelmatig of verlopen mijn maaltijden chaotisch en sturen ze mijn lichaam in de war? Heb ik 's avonds laat trek?

- Als ik smacht naar iets speciaals, waar heb ik dan zin in, en wat vertelt dat verlangen me? (Bijvoorbeeld: als ik verlang naar iets krokants, moet ik dan meer rauwkost aan mijn dieet toevoegen?)
- Verlang ik naar koolhydraten als ik te weinig heb geslapen, als ik gestrest ben of als mijn dieet in het slop dreigt te raken?

Mijn Nooit Meer Trek Verhaal

Vandaag had ik een aha-ervaring: als ik aan chocolade denk, moet ik dat opvatten als teken dat mijn lichaam voedsel nodig heeft. Maar in plaats van aan mijn eetbuien te zijn overgeleverd, kan ik die nu gebruiken om me te waarschuwen dat het tijd voor positieve actie is, zoals iets goeds te eten vinden. Er gaat niets boven een paradigmaverschuiving om iemand de hoop te geven dat haar leven niet langer wordt beheerst door snakken naar chocolade.

– Pat M., 66 jaar, Maple Grove, Minnesota
Gewichtsverlies: 1,8 kg. Afname tailleomvang: 1,3 cm

Je kunt altijd terug naar de maaltijden van fase 1. Het is prima om tijdens fase 2 af en toe te genieten van een fase 1-maaltijd. Voor sommigen is het zelfs beter om dicht bij die combinatie van voedingsstoffen te blijven (bijvoorbeeld als je prediabetes hebt). Maar de fase-2 maaltijden bieden meer flexibiliteit, vooral als je buiten de deur eet, en zijn op de lange termijn voor de meeste mensen veel gemakkelijker vol te houden.

MAALTIJDPLANNER VOOR FASE 2

Begin fase 2 met het stipt navolgen van de maaltijdplanner vanaf blz. 210. Bekijk net als in fase 1 aan het begin van de week alle maaltijden en pas ze aan je eigen smaak (of die van je gezin) aan. Maak een boodschappenlijst. Die kun je gebruiken voor één (in het weekend) of twee (in het weekend en op woensdag) keer in de week boodschappen doen. Je kunt dat gerust ook anders aanpakken als je dat beter uitkomt. Je weektaak voor de weken erna is je eigen maaltijdplanners op te stellen.

Bij de maaltijdplanner voor fase 2 kies je je eigen tussendoortjes als je tussen de maaltijden trek krijgt. Kies een optie met veel eiwitten op de dagen waarbij de hoofdmaaltijd minder dan 25 procent eiwit bevat en andersom. Net als in fase 1 is de maaltijdplanner bedoeld voor twee personen en wordt hij per portie omschreven, maar de hoeveelheden zijn eenvoudig aan te passen aan gezinnen van iedere grootte. Als je alleen voor jezelf kookt, neem je de helft van wat in de recepten staat.

MAANDAG (DAG 1)			
Ontbijt			
Aardbeien-vijgenyoghurt met noten 250 ml volle Griekse yoghurt, 200 g aardbeien, gehalveerd, 2 gedroogde vijgen, in kleine stukjes gesneden, 1 theelepel honing, 2 eetlepels pinda's of andere noten.			
Eiwitten: 24%	Vetten: 41%	Koolhydraten: 35%	Calorieën: 432*
Taak: Maak de tussendoortjes voor vandaag klaar.			
Lunch			
Brown Derbysalade Brown Derbysalade** (blz. 277); 200 g bessen of ander fruit van het seizoen.			
Eiwitten: 26%	Vetten: 41%	Koolhydraten: 33%	Calorieën: 544*
Diner			
Lamsschenkel, zoete aardappel en asperges Boterzachte lamsschenkels (blz. 254) (van het diner van fase 1, dag 14); zoete aardappels uit de oven (blz. 300 – neem de variatie met de hele aardappel) (van de extra taak bij het diner van fase 1, dag 14); 6–10 groene asperges (geroosterd, geblancheerd of gestoomd – zie blz. 325, richtlijnen voor de bereiding van groenten. Extra taak: Bereid rodelinzensoep (blz. 304) voor de lunch van donderdag (maak de volle hoeveelheid en vries eventuele extra porties in voor toekomstige maaltijden. Toetje 1 middelgrote peer			
Eiwitten: 27%	Vetten: 40%	Koolhydraten: 33%	Calorieën: 673*
Taak: Maak de lunch voor dinsdag klaar – bulgursalade met garnalen (blz. 277).			

* Aantal calorieën alleen vermeld voor de volledigheid.

** Maak voor twee personen het hele recept en bewaar de rest.

*** Maak voor twee personen de helft van het recept.

DINSDAG (DAG 2)			
Ontbijt			
Zwarte bonen met tofoe Zwarte bonen met tofoe*** (blz. 243) met 60 ml rancherosaus (blz. 293), 3 eetlepels geraspte cheddar en 1 eetlepel guacamole of een dikke schijf avocado. Serveer met 200 g vers fruit.			
Eiwitten: 21%	Vetten: 42%	Koolhydraten: 37%	Calorieën: 528*
Taak: Maak de tussendoortjes voor vandaag klaar.			
Lunch			
Bulgursalade met garnalen Bulgursalade met garnalen** (blz. 277)			
Eiwitten: 23%	Vetten: 46%	Koolhydraten: 31%	Calorieën: 539*
Diner			
Marinara primavera Marinara primavera** (variatie met tempé, blz. 255); 100 g gekookte quinoa. Extra taak: Bereid 150 g droge quinoa p.p. (blz. 329 – richtlijnen voor het koken van volkorengranen). Daarmee maak je ongeveer 450 g gekookte quinoa. Gebruik 100 g gekookte quinoa p.p. voor het eten van vanavond. Bewaar 100 g p.p. voor de lunch van woensdag en 70 g p.p. voor het ontbijt van vrijdag. Maak van de rest quinoasalade met pecannoten en cranberry's (blz. 298) voor het diner van donderdag en de lunch van vrijdag. Toetje 1 kop chai met 1–2 eetlepels soja- of volle melk en 1 theelepel honing			
Eiwitten: 21%	Vetten: 46%	Koolhydraten: 33%	Calorieën: 560*
Taak: Maak de lunch voor woensdag klaar – marinara primavera (tempévariatie); 100 g quinoa. Bewaar de rest van de quinoa voor de quinoasalade met pecannoten en cranberry's van donderdag en de roereieren van vrijdag. Begin met de geweekte havergrutten*** (blz. 247).			

* Aantal calorieën alleen vermeld voor de volledigheid.

** Maak voor twee personen het hele recept en bewaar de rest.

*** Maak voor twee personen de helft van het recept.

WOENSDAG (DAG 3)			
Ontbijt			
Havergrutten met roerei Warm de geweekte havergrutten*** (blz. 247) op. Doe er per portie 2 eetlepels noten en 100 g blauwe bessen bij. Serveer met 2 roereieren, in 1/2 theelepel olijfolie gebakken.			
Eiwitten: 22%	Vetten: 44%	Koolhydraten: 34%	Calorieën: 523*
Taak: Maak de tussendoortjes voor vandaag klaar.			
Lunch			
Marinara primavera Marinara primavera (de variatie met tempé, de rest van gisteravond); 100 g gekookte quinoa (van de extra taak van gisteravond).			
Eiwitten: 21%	Vetten: 47%	Koolhydraten: 32%	Calorieën: 540*
Diner			
Mexicaanse kip met polenta Mexicaanse 'shredded' kip** (blz. 262); gierstpolenta*** (blz. 296); 100 gram boerenkool, licht geblancheerd (blz. 325 – richtlijnen voor de bereiding van groenten) of een andere groene groente naar keus, afgemaakt met 2 eetlepels romige limoen-korianderdressing (blz. 292). Toetje 200 gram aardbeien met 80 g volle Griekse yoghurt waar 1 theelepel honing doorheen is geroerd.			
Eiwitten: 25%	Vetten: 40%	Koolhydraten: 35%	Calorieën: 618*
Taak: Maak de lunch voor donderdag klaar – Salade van Mexicaanse kip en mais (zie de lunch van donderdag). (Neem hiervoor de overgebleven Mexicaanse 'shredded' kip; bewaar de sla apart en doe die er morgen vlak voor het opdienen bij.) Vries nog twee porties Mexicaanse 'shredded' kip in voor een volgende maaltijd.			

* Aantal calorieën alleen vermeld voor de volledigheid.
** Maak voor twee personen het hele recept en bewaar de rest.
*** Maak voor twee personen de helft van het recept.

DONDERDAG (DAG 4)

Ontbijt

Fase 2 powershake
Pindakaas-banaan powershake (blz. 242).

Eiwitten: 25% Vetten: 415% Koolhydraten: 34% Calorieën: 442*

Taak: Maak de tussendoortjes voor vandaag klaar.

Lunch

Rodelinzensoep en Mexicaanse kip-maissalade met chipotlemayonaise
Ongeveer 375 ml rodelinzensoep (blz. 304) (van de extra taak van maandag). Meng voor de salade 60 g Mexicaanse 'shredded' kip (van het diner van gisteravond), 80 g mais, 100 g in blokjes gesneden tomaten en ½ rode paprika, in stukjes, gehusseld met 2 eetlepels chipotlemayonaise (blz. 289) of romige limoen-korianderdressing (blz. 292) en 75 g groene sla.

Eiwitten: 26% Vetten: 38% Koolhydraten: 36% Calorieën: 586*

Diner

Gebakken zalm, quinoasalade en gestoomde pompoen
Bak 250 g zalm p.p. – gebruik het recept voor gegrilde vis met knoflook en citroen** (blz. 253, kies de variatie met zalm). Gebruik 150 g voor het diner en bewaar 100 g voor de lunch van morgen. Verder quinoasalade met pecannoten en cranberry's** (blz. 298) (neem hiervoor de overgebleven quinoa uit de extra taak van dinsdag); 100 g gestoomde pompoen (maak nog eens 75 g voor de lunch van vrijdag).

Extra taak:
Maak 6 chocoladerotsjes** (blz. 305) en zet die weg voor het toetje van vrijdagavond.

Toetje
Gepocheerde seizoensvruchten (blz. 309) (gepocheerde peer past goed bij deze maaltijd).

Eiwitten: 22% Vetten: 42% Koolhydraten: 36% Calorieën: 628*

Taak: Maak de lunch voor vrijdag klaar – de achtergehouden portie zalm, quinoasalade met pecannoten en cranberry's en gestoomde pompoen; 100 g fruit.
Zet 225 g bruine rijst p.p. in de week (blz. 329 – richtlijnen voor het koken van volkorengranen). Optioneel: zet nog meer in de week voor toekomstig gebruik.

* Aantal calorieën alleen vermeld voor de volledigheid.
** Maak voor twee personen het hele recept en bewaar de rest.
*** Maak voor twee personen de helft van het recept.

VRIJDAG (DAG 5)

Ontbijt

Roerei met spinazie, tomaat en quinoa

Bak 2 eieren in 1 theelepel olijfolie los met 225 g babyspinazie, 1 middelgrote tomaat in stukjes en 70 g gekookte quinoa. Strooi er 1–2 eetlepels geraspte cheddar over. Serveer met 200 g vers fruit met 125 ml volle Griekse yoghurt en eventueel 1 theelepel honing.

Extra taak:

Optioneel: Kook alvast de bruine rijst voor het diner van vanavond.

Eiwitten: 24% Vetten: 42% Koolhydraten: 34% Calorieën: 520*

Taak: Maak de tussendoortjes voor vandaag klaar.

Lunch

Gebakken zalm met knoflook en citroen

Gebakken zalm, quinoasalade met pecannoten en cranberry's (blz. 298) en 75 g gestoomde pompoen. Serveer met 100 g fruit.

Eiwitten: 24% Vetten: 43% Koolhydraten: 33% Calorieën: 557*

Diner

Geroerbakte kip met bruine rijst

Geroerbakte kip** (blz. 251) of tofoe – neem de variatie met bruine rijst voor fase 2 en 3.

Toetje

Chocoladerotsjes (gisteravond gemaakt). Serveer er 1 p.p. en bewaar de rest voor toekomstig gebruik.

Eiwitten: 28% Vetten: 38% Koolhydraten: 34% Calorieën: 644*

Taak: Maak de lunch voor zaterdag klaar – sla-wraps (zie de lunch van zaterdag). Neem hiervoor de overgebleven geroerbakte kip met bruine rijst; bewaar de sla en dressing apart; leg een mandarijn klaar.

* Aantal calorieën alleen vermeld voor de volledigheid.

** Maak voor twee personen het hele recept en bewaar de rest.

*** Maak voor twee personen de helft van het recept.

ZATERDAG (DAG 6)			
Ontbijt			
Wafels met kalkoenbacon Graanvrije wafels of pannenkoeken met vruchtensaus (warm de achtergehouden portie van het ontbijt van fase 1, dag 13 op). Leg hierop 1 eetlepel geklopte room (blz. 251); 1 plak kalkoenbacon.			
Eiwitten: 26%	Vetten: 43%	Koolhydraten: 31%	Calorieën: 428*
Taak: Maak de tussendoortjes voor vandaag klaar.			
Lunch			
Sla-wrap met geroerbakte kip en gember-sojavinaigrette Verdeel een lunchportie geroerbakte kip of tofoe met bruine rijst (van het diner van gisteravond) gelijkmatig over 3-4 grote slablaadjes, laat voldoende ruimte om de bladeren rond de vulling dicht te vouwen. Doe 1-2 eetlepels gember-sojavinaigrette (blz. 288) in een ondiep bakje. Dip de wraps in de saus. Serveer met een mandarijn.			
Eiwitten: 25%	Vetten: 40%	Koolhydraten: 35%	Calorieën: 459*
Diner			
Runderstoof met bonen en gerst Runder- of tofoestoof met bonen en gerst** (blz. 256). Toetje Peer-aardbeientaartje (blz. 306).			
Eiwitten: 25%	Vetten: 34%	Koolhydraten: 41%	Calorieën: 617*
Taak: Maak de lunch voor zondag klaar – runder- of tofoestoof met bonen en gerst met een handje spinazie ernaast; 15 gram extra bittere chocolade met 1 eetlepel pinda's.			

* Aantal calorieën alleen vermeld voor de volledigheid.

** Maak voor twee personen het hele recept en bewaar de rest.

*** Maak voor twee personen de helft van het recept.

ZONDAG (DAG 7)
Ontbijt
Frittata en fruit Mijn favoriete frittata*** (blz. 246 – kies de variatie voor fase 2). Serveer met 30 g zwarte bonen en 1 eetlepel zure room; 200 g fruit geroerd door 2 eetlepels volle Griekse yoghurt. Eiwitten: 23% Vetten: 41% Koolhydraten: 36% Calorieën: 438*
Taak: Maak de tussendoortjes voor vandaag klaar.
Lunch
Runderstoof met bonen en gerst Runder- of tofoestoof met bonen en gerst (blz. 256) met een handje ongekookte spinazie; 15 gram extra bittere chocolade met 1 eetlepel pinda's. Eiwitten: 27% Vetten: 373% Koolhydraten: 36% Calorieën: 566*
Diner
Kabeljauw in honing-balsamicomarinade, zoete aardappel en boerenkool 150 g gemarineerde vis*** (blz. 272); zoete aardappels uit de oven** (blz. 300); boerenkool met wortel en krenten*** (blz. 297). Toetje Gepocheerde seizoensvruchten*** (blz. 309) met 3 eetlepels chocoladesaus*** (blz. 310). Eiwitten: 24% Vetten: 52% Koolhydraten: 24% Calorieën: 661*
Taak: Maak de lunch voor maandag klaar. Bewaar de rest van de zoete aardappels uit de oven voor toekomstig gebruik.

* Aantal calorieën alleen vermeld voor de volledigheid.
** Maak voor twee personen het hele recept en bewaar de rest.
*** Maak voor twee personen de helft van het recept.

Na een of twee weken trouw de maaltijdplanner voor fase 2 gevolgd te hebben, mag je de zijwieltjes afschroeven! Nu is het jouw beurt om je maaltijden te plannen, en daarbij gebuik je alles wat je tot nu toe van het dieet hebt geleerd. Een keer per week op de vaste taak- en boodschappendag stel je je eigen maaltijdplanner op, waarbij je zoveel mogelijk maaltijden van tevoren bedenkt. (Hang ook een lijstje op de ijskast waar je ideeën voor de komende weken opschrijft.) Kies uit alle gerechten in de maaltijdplanners voor fase 1 en fase 2. Of stel je eigen maaltijden samen, waarbij je in de gaten houdt wat er in de schema's voor de samenstelling van een maaltijd staat (fase 1 op blz. 169, fase 2 op blz. 202), de sla-wrap (blz. 169), wat eet je in een (afhaal)restaurant? (blz. 204) en voedingsmiddelen van het dieet per fase (blz. 126). Nadat je jouw planner hebt gemaakt, schrijf je de weektaak op: welke sauzen, tussendoortjes en en geroosterde noten ga je maken, welke ingrediënten moet je van tevoren bereiden, welke stoofschotels en andere maaltijden kun je al klaarmaken en invriezen? Schrijf tot slot op een boodschappenlijst wat je allemaal moet kopen.

Enkele favorieten voor de afwisseling

Hieronder vind je een paar bestanddelen van het Nooit Meer Trek Dieet die het bereiden van een maaltijd vergemakkelijken en het resultaat superlekker maken. Pas de lijst aan je smaak (en die van je gezin) aan.

Sauzen:

- Chipotlemayonaise
- Romige dillesaus
- Gember-sojavinaigrette
- Citroen-olijfoliedressing
- Mosterdvinaigrette
- Rancherosaus
- Tartaarsaus
- Andere, nl. ____________________

Noten en zaden:

Geroosterde noten
- amandelen
- cashewnoten
- pecannoten
- walnoten

Geroosterde zaden
- pompoenzaad
- zonnebloempitten
- pijnboompitten

Geroosterde notenmix

WAT ALS IK MIJN STREEFGEWICHT NIET HAAL?

Het doel van fase 2 is het bereiken van een nieuw, lager setpunt voor het lichaamsgewicht dat precies geschikt is voor jouw lichaam. Voor sommige mensen zullen de resultaten voor zichzelf spreken, zij blijven afvallen tot zij hun persoonlijke streefgewicht halen, dat binnen het bereik van de optimale BMI valt. Maar anderen vallen steeds langzamer en steeds minder af en bereiken hun streefgewicht nooit. Als dat het geval mocht zijn, vraag je dan het volgende af:

Ben ik misschien gevoelig voor álle koolhydraten? Zoals uitgebreid besproken zal worden in hoofdstuk 8, bestaan er verschillen tussen mensen in hun vermogen sterk bewerkte koolhydraten te verteren. (Fase 3 van het Nooit Meer Trek Dieet is nou juist bedoeld om je jouw eigen tolerantieniveau voor die voedingsmiddelen te laten ontdekken.) Maar sommige mensen – met misschien veel diabetes of andere individuele factoren in de familie – kunnen maar beter zo min mogelijk koolhydraten met een hoge glykemische lading eten (zie Appendix A, blz. 317) en moeten zelfs onbewerkte volkorengranen laten staan. Reageerde je goed toen je moest afzien van zetmeelrijke producten en toegevoegde suikers in fase 1? Kreeg je meer honger en aanvallen van knagende trek toen deze items erbij kwamen in fase 2? Zo ja, verminder of elimineer dan een tijdje alle granen, aardappels en toegevoegde suikers en verhoog in plaats daarvan je inname van gezonde vetten (zoals noten en olijfolie). Zorg dat je bij iedere maaltijd en bij de meeste tussendoortjes eiwitten binnen krijgt. En bekijk dan of je weer sneller gaat afvallen.

Heb ik genoeg naar de signalen van mijn lichaam geluisterd? Een van de fundamentele doelstellingen van het Nooit Meer Trek Dieet is om de aandacht te verschuiven van willekeurige externe maatstaven (calorieën) naar het interne systeem voor gewichtscontrole van het lichaam zelf. Als je het de juiste combinatie van voedingsmiddelen toedient, kan je lichaam je precies vertellen hoeveel voedsel het nodig heeft en wanneer genoeg ook echt genoeg is. Het is wel belangrijk om goed op te letten. Eet bewust, gericht op het vinden van precies dat punt bij elke maaltijd wanneer je prettig voldaan bent, maar niet oncomfortabel vol zit – en stop op dat punt met eten. Drink gezellig een kopje koffie of thee om mee te doen (als de anderen nog aan het eten zijn), zodat je de maaltijd samen beëindigt. Sommige mensen hebben in de loop der jaren de signalen van hun lichaam steeds meer verwaarloosd, dus het kan even duren. Oefening baart kunst. Luister ook goed naar je lichaam tussen de maaltijden door. Als je trek hebt en het duurt nog wel even voor je gaat eten, neem dan een gezond tussendoortje. Het te lang negeren van een hongergevoel maakt de weg vrij voor overeten op een later tijdstip.

Mijn Nooit Meer Trek Verhaal

Ik ben zo iemand, zoals de meeste mensen, die onmiddellijke bevrediging zoekt. Als ik in het verleden met een dieet begon, hield ik het nooit langer dan een paar maanden vol. Met dit dieet ben ik bewuster geworden, ik focus beter op hoe ik me voel voor en na het eten. Intuïtief eten.

– Elizabeth R., 39 jaar, Boston, Massachusetts
Gewichtsverlies: 3,6 kg. Afname tailleomvang: 1,3 cm

Heb ik weinig vetvrij lichaamsgewicht? De meeste mensen met veel lichaamsvet hebben gek genoeg ook meer vetvrij lichaamsgewicht, omdat hun spieren, die al dat extra gewicht permanent moeten meetorsen, voortdurend met een flinke workout bezig zijn. Maar sommige mensen hebben om diverse redenen een abnormaal lage spiermassa – door een extreem laag geboortegewicht, een leven zonder lichamelijke inspanning, bepaalde chronische ziektes of een langdurig gebruik van steroïde medicijnen. Als je tot die categorie behoort, heb je waarschijnlijk een vertraagde stofwisseling en is het veel moeilijker om af te vallen. Denk eens over meer lichamelijke inspanning dan de algemene aanbeveling voor fase 2, waarbij met name krachttrainig (bodybuilding) en cardiofitness je goed zullen doen.

Slaap ik te weimig of ben ik te gestrest? Gebrek aan slaap kan stress veroorzaken, te veel stress kan de slaap beïnvloeden en beide kunnen de stofwisseling schaden en effect hebben op het gewichtsverlies. Kijk nog eens naar de adviezen voor slapen en ontstressen in fase 2. Als je op persoonlijk of professioneel vlak dingen hebt meegemaakt die te groot voor je zijn, zoek dan hulp bij iemand die je vertrouwt of een professional.

Drink ik te veel alcohol? Drink je de meeste dagen van de week iets met alcohol erin of sla je regelmatig meer dan een of twee alcoholische drankjes per dag naar binnen? Heb je alcohol nodig om spanning aan te kunnen? Misschien moet je een paar weken niet drinken en andere manieren zoeken om je te ontspannen en alles te laten gaan.

Heb ik misschien een onderliggend medisch probleem? Steeds heel weinig energie hebben, overdag overmatig slaperig zijn, extreme gevoeligheid voor koude, chronisch geobstipeerd zijn, een zeer droge huid en haren hebben en (voor vrouwen) lijden aan onverklaarbare veranderingen in de menstruatiecyclus zijn alle verschijnselen die kunnen wijzen op een medisch probleem als een te traag werkende schildklier (hypothyreoïdie) of slaapapneu. Als er maar geen kilo's afgaan, hoewel je je strikt aan het dieet houdt, en daarbij opvallende veranderingen in je gezondheid constateert, is het verstandig de situatie met je huisarts te bespreken.

Is mijn streefgewicht wel realistisch? Uiteraard zullen zelfs onder de allerbeste omstandigheden sommige mensen zwaarder zijn dan andere. Bovendien zijn de schoonheidsidealen van tegenwoordig zo langzamerhand behoorlijk verwrongen door de aanhoudende stroom van beelden van hyperslanke of zelfs magere modellen in de media (beelden die zelf weer verwrongen zijn door manipulatie per computer). Kijk behalve naar je gewicht ook eens naar andere veranderingen die misschien zijn opgetreden sinds je met het totale programma begon – in je energiehuishouden, je algemene welbehagen, je tailleomvang (die een betere maatgever voor lichaamsvet is dan gewicht) en risicofactoren voor chronische ziektes. Als een of meer van deze factoren aan het verbeteren zijn, is je huidige gewicht misschien wel het juiste gewicht voor jouw lichaam, in elk geval in deze fase van je leven.

Mijn Nooit Meer Trek Verhaal

Gisteren had ik voor het ontbijt een fase 2 powershake. Daarna verliet ik het huis om te gaan zwemmen en wat boodschappen te doen. Ik had gedacht dat ik maar een paar uurtjes weg zou blijven, dus ik had geen tussendoortje meegenomen – wat een grote vergissing bleek te zijn. Twee uur werden er zes. En toen ik bij de kapper zat, voelde ik dat mijn bloedsuikerspiegel iedere seconde lager werd. Ik baalde er enorm van hoe lang het allemaal bij elkaar had geduurd en opwinding plus trek is bij mij een slechte combinatie. Normaal gesproken zou ik op dit punt op zoek gaan naar de snelste, ongezondste mogelijkheid iets te eten te krijgen en veel meer naar binnen schrokken dan ik eigenlijk nodig had. Slecht eten zou leiden tot een schuldgevoel, wat weer zou leiden tot nog meer eten. Taco Bell met een extra large Dr Pepper was altijd mijn steun en toeverlaat, maar die oplossing stond een gezinsverpakking Doritos met een kaasdip of een goede bak Ben & Jerry's met een Tastykake erbij beslist nooit in de weg. (Dit klinkt overdreven, maar mijn vrouw kan je vertellen dat het echt waar is.)

In plaats daarvan deed ik iets wat ik voordat ik met dit dieet begon niet in mijn hoofd gehaald zou hebben! Ik liep naar de supermarkt, kocht daar wat amandelen en een appel en – tot mijn stomme verbazing – hield dat tussendoortje me tot het avondeten op de been.

Nu heb ik geleerd dat je als boven aan de hongerschaal staat, je niet hoeft door te schransen tot je weer op de 0 staat. Ik bewaar voortaan een pakje amandelen in mijn auto, want dat hongergevoel was er niet een dat ik zou missen. Dit was voor mij een heel grote stap in het veranderen van hoe ik over eten denk (en dat is het belangrijkste doel van dit hele gedoe).

– Matthew F., 36 jaar, Roslindale, Massachusetts
Gewichtsverlies: 14,1 kg. Afname tailleomvang: 14 cm

HOOFDSTUK 8

Fase 3 – Val blijvend af

IN EEN OOGOPSLAG	

Je volgt het Nooit Meer Trek Dieet nu tussen de 1 à 2 maanden en een halfjaar of langer. Je lichaamsgewicht heeft een nieuw, lager setpunt bereikt. Misschien heb je nog meer bereikt, zoals meer energie en een geringere kans op hart- en vaatziektes. En als je dat hebt klaargespeeld zonder hongergevoel of onbeheersbare eetbuien, dan kan ik je feliciteren – je bent geslaagd voor het dieet! Nu gaat het erom het aan te passen aan de specifieke behoeftes van je lichaam en je persoonlijke voorkeuren, waardoor je de gunstige resultaten gemakkelijk kunt vasthouden – en voorgoed. Daarvoor gaan we zorgen in fase 3.

In fase 3 mag je weer bewerkte koolhydraten eten, zoals brood en andere geraffineerde granen, aardappelproducten en zoetigheden, maar eerst met mate, zodat je kunt zien hoe je lichaam reageert. Na een paar maanden van optimaal eten, goed slapen, minder stress en regelmatige lichaamsbeweging, kunnen sommige mensen weer met een schone lei beginnen en gematigde hoeveelheden bewerkte koolhydraten eten. Als jij tot die groep behoort, waarom zou je dan niet genieten van een versgebakken taartje, een bord fettuccine, of een portie ijstaart? Anderen ontdekken misschien dat ze door de bewerkte koolhydraten eetbuien of andere symptomen krijgen die erop wijzen dat ze weer gaan aankomen. Ook zij hebben een beloning, namelijk hun goede gezondheid.

Mijn Nooit Meer Trek Verhaal

Ik voel me veel fitter en gezonder, en voel me er klaar voor om de rest van mijn leven in fase 3 te blijven (maar ik ga wel af en toe zondigen bij speciale gelegenheden en op vakantie).

– Roshni T., 51 jaar, Norfolk, Massachusetts
Gewichtsverlies: 6,8 kg. Afname tailleomvang: onbekend

Maar tot welke categorie je op dit moment ook behoort, je lichaam kan in de loop van de tijd veranderen – in de richting van meer flexibiliteit en een steeds betere stofwisseling, of juist de andere kant op, bijvoorbeeld op momenten van stress. In fase 1 en 2 ben je weer verbonden geraakt met je lichaam en herken je weer de signalen van honger en verzadiging die het afgeeft. Stop er nu niet mee! Vergelijk je gewicht regelmatig met je eetgewoontes en leefstijl, zodat je het dieet in de maanden en jaren die voor je liggen aan je behoeftes kunt aanpassen. De dagtracker en het maandoverzicht kunnen je daarbij helpen.

De verhouding tussen eiwitten, vetten en koolhydraten in fase 3 is op je eigen behoeftes afgestemd en verschilt van persoon tot persoon, maar gemiddeld 20 procent van je caloriebehoefte zal worden geleverd door eiwitten, 40 procent door vetten en 40 procent door koolhydraten, zoals aangegeven in het diagram op blz. 125 (de totale eiwitconsumptie blijft in feite gelijk aan die in fase 2, maar het percentage daalt doordat je meer andere voedingsstoffen eet). Deze verhouding bestond ook in het Amerikaanse dieet in het midden van de 20ste eeuw, vóór de antivet-rage begon, en bestaat nog steeds in het mediterrane dieet van tegenwoordig. Met ongeveer gelijke bijdragen van vetten en koolhydraten heb je veel vrijheid in de keus van je voedsel. Laat je hongergevoel je gids zijn, net als in de andere fases van het dieet. Eet tot je aangenaam verzadigd bent, maar nog niet vol zit, en blijf letten op de kwaliteit van wat je eet.

LIFESTYLE-ADVIEZEN

Het doel van fase 3 is om blijvend goede gewoontes te ontwikkelen, niet alleen in je eetpatroon, maar ook als het gaat om lichaamsbeweging, slaap en stressreductie – de andere sleutelelementen van een gezonde levensstijl. Probeer daarvoor op een rijtje te krijgen welke gewoontes aangenaam, haalbaar en nuttig voor je zijn – en integreer ze in je leven.

Bewegen

Als je van je dagelijkse *passeggiata* (avondwandeling) hebt genoten, maak er dan een vaste gewoonte van. Misschien zetten ook je buren de tv uit en grijpen ze de kans om even te bewegen en een praatje te maken. En hoe gaat het met je matige tot stevige lichaamstraining drie of vier keer per week? Heb je een vorm gevonden die je bevalt en waar je lang mee kunt doorgaan? Doe eventueel mee aan een groepsactiviteit: ga op dansles of wordt lid van een sportclub. Ben je afgevallen, voel je je fitter en heb je meer vertrouwen in je lichaam? Dan liggen ook activiteiten die eerder onmogelijk leken misschien binnen je bereik, zoals rollerskating of sportklimmen! En grijp de gelegenheid aan om ook bij je dagelijkse bezigheden meer te bewegen: loop liever dan de auto te pakken, neem de trap in plaats van de lift, ga staan tijdens het bellen, of vergader al wandelend, als het weer zich ervoor leent.

Mijn Nooit Meer Trek Verhaal

Het leukste deel van mijn lichaamsbeweging doe ik met mijn kinderen. Trainen is iets wat ik in mijn eentje in de sportschool doe. Dat wil ik zo houden, maar ik ga 's avonds na het eten met de kinderen naar het zwembad. Ze zijn er dol op – en ik ook. De lol die we hebben, verbrandt calorieën. En zorgt voor fijne herinneringen.

– Monica M., 45 jaar, Great Falls, Virginia

Gewichtsverlies: 4,9 kg. Afname tailleomvang: 5 cm

Slapen

Meer lichaamsbeweging en stressreductie dragen eraan bij dat je 's avonds gemakkelijker in slaap valt. Probeer een halfuur eerder naar bed te gaan. Word je uitgeruster wakker en heb je minder cafeïne nodig om de dag door te komen? Blijf je slaapritueel verfijnen en bescherm je slaapheiligdom.

Ontstressen

Als je iets hebt gehad aan de twee korte ontspanningsoefeningen in fase 2, overweeg dan om ze te verlengen tot in totaal 20 à 30 minuten per dag. Maar denk eraan dat het om de dagelijkse gewoonte draait, en niet om zoveel mogelijk tijd eraan te spenderen. Hoe kun je jezelf nog meer beschermen tegen de zware eisen van het moderne leven? Voor veel mensen is er niets zo ontspannend als tijd doorbrengen in de natuur – een strandwandeling, een fietstocht over een dijk of zeilen op een meer.

Andere adviezen

Pas je als/dan-plannen aan. Misschien heb je ze met succes toegepast wanneer je een obstakel tegenkwam, maar het kan ook zijn dat je ze nooit hebt hoeven gebruiken. In beide gevallen is het aan te raden om ze aan te passen als je aan fase 3 begint. Obstakels die in fase 1 onoverkomelijk leken, vormen misschien geen probleem meer, terwijl er nieuwe kunnen opduiken. Gewoonlijk zijn we maar een bepaalde periode op dieet. Maar wat gebeurt er als we de veranderingen in ons eetpatroon permanent willen maken? Je als/dan-plannen kunnen je helpen op het goede spoor te blijven of er weer naar terug te keren.

Stel je een groter-waarom voor. Je-grote-waarom – de belangrijkste reden waarom je met het Nooit Meer Trek Dieet bent begonnen – is misschien nog steeds hetzelfde: om geen diabetes te krijgen of om je elke dag fit te voelen. Maar als je-grote-waarom een kortetermijndoel is, bijvoorbeeld er de komende zomer goed uitzien, dan heb je je doel misschien al bereikt. In dat geval is het tijd voor een nieuw doel. Welk visioen helpt je je dagelijkse gewoontes op één lijn te brengen met het doel dat je in je leven hebt gesteld? Grijp deze gelegenheid aan om nog eens na te denken over wat je met je leven wilt (op blz. 143 vind je meer hierover).

Mijn Nooit Meer Trek Dieet

Als we een ijsje gaan eten of naar de snackbar gaan, doe ik lang niet altijd mee, of ik neem minder dan ik vroeger gedaan zou hebben. Het kost me geen moeite, ik ben gewoon bescheidener geworden, en daar ben ik blij om.

– Eric F., 42 naar, Needham, Massachusetts
Gewichtsverlies: 7,7 kg. Afname tailleomvang: 7,6 cm

AANDACHTSPUNTEN

Fase 3 heeft geen eigen maaltijdplanner, maar bouwt voort op fase 2. Gebruik de tips, tabellen en maaltijdsuggesties hierna en de recepten in hoofdstuk 9 als richtlijnen.

Na enkele maanden van bewust eten kun je nu weer een paar porties bewerkte koolhydraten in je dieet opnemen (zie dieetproducten per fase, blz. 126). Neem bij het ontbijt een boterham met omelet, bij de lunch een tortilla met een Mexicaanse vulling, bij het diner een pastaschotel, of als dessert een zoet toetje. Begin met één zo'n gerecht een paar keer per week, en vermeerder de hoeveelheid als je het kunt verdragen (bij graanproducten verdient volkoren de voorkeur, maar het is niet verplicht).

Let na deze aanpassingen van je dieet goed op je hongergevoel, eetbuien, energieniveau, stemming, gezondheidsgevoel, gewicht en tailleomvang (die je noteert op je dagtracker en maandoverzicht). Als je een terugval ervaart, draai dan de bewerkte koolhydraten terug en/of concentreer je weer op je leefstijl (bewegen, slapen, ontstressen). Je kunt altijd terug naar fase 2 of zelfs fase 1 om weer met een schone lei te beginnen.

Heel wat deelnemers aan fase 3 ontdekken dat te veel bewerkte koolhydraten niet goed voor ze zijn, maar ook als je geen duidelijke negatieve effecten ervaart, is het aan te raden om je als vuistregel te beperken tot twee bescheiden porties bewerkte koolhydraten per dag. Sterk bewerkte koolhydraten behoren tot de slechtst denkbare voedingsmiddelen die er zijn en veroorzaken de meeste voedselgerelateerde ziektes in de VS – ze zitten boordevol calorieën, maar bezitten geen of weinig voedingswaarde. Een dieet is geen eenheidsworst. Wanneer je goed op de biologische signalen en behoeftes van je lichaam let, weet je ook wat het juiste evenwicht voor jou is. En als je tot de grote groep van mensen behoort die bewerkte koolhydraten slecht verdragen, dan kan de beslissing 'dit soort eten werkt niet voor mij' bevrijdend aanvoelen, zeker omdat je inmiddels weet hoe lekker een vetrijk eetpatroon met onbewerkt voedsel is!

Mijn Nooit Meer Trek Verhaal

Ik had vroeger 's middags vaak een energiedip, maar tegenwoordig voel ik me veel beter. Ik ben erg tevreden over het eten en heb nooit meer vreetbuien, dus ik kon het dieet blijven volgen, ook al waren er vaak gezellige maaltijden thuis en buiten de deur. Ik heb jarenlang last gehad van voedselallergieën, en ik voel me nu beter dan ooit. Mijn zoon kwam pas op bezoek en zei dat ik er zo goed uitzag. Dit is het eerste dieet waarover ik helemaal tevreden ben.

– Betty T., 76 jaar, Garland, Texas
Gewichtsverlies: 7,7 kg. Afname tailleomvang: 7,6 cm

Aanpassing van fase 1- en fase 2-gerechten voor fase 3

Met maar een paar eenvoudige wijzigingen kun je je favoriete gerechten aanpassen voor fase 3. Hier volgen enkele voorbeelden. Denk eraan dat het eten van bewerkte koolhydraten in fase 3 zeker niet verplicht is. Voeg ze in bescheiden hoeveelheden toe, en alleen als je lichaam ze aan kan. Houd je anders aan de maaltijdplanner van fase 2.

FASE 1-MAALTIJD	FASE 2-VARIATIE	FASE 3-VARIATIE
ONTBIJT		
Omelet 2 eieren 1 eiwit 2 theelepels olijfolie spinazie 3 eetlepels kaas 200 g bessen 125 ml Griekse yoghurt	*Als in fase 1, maar:* zonder eiwit 1 theelepel olijfolie spinazie + tomaat 2 eetlepels kaas + 50 g gekookte quinoa + 1 theelepel honing bij de yoghurt	*Als in fase 2, maar:* + snee brood in plaats van quinoa
Zwarte bonen met tofoe Zwarte bonen met tofoe (blz. 243) garneer met: 2 theelepels cheddar 1–2 eetlepels zure room ½ avocado, in plakjes	*Als in fase 1, maar:* meng 80 g bruine rijst door de bonen-tofoeprut garneer met: 2 theelepels cheddar 1 eetlepel zure room ¼ avocado, in plakjes	*Als in fase 2, maar:* vul 1 tarwetortilla of 2 maistortilla's met de bonen-tofoeprut en laat de bruine rijst weg
Gerookte zalm 90 g gerookte zalm 30 g kaas 1 middelgrote tomaat, in plakjes 1 kleine komkommer, in plakjes garneer met: 3½ eetlepel romige dillesaus (blz. 291) 200 g blauwe bessen	*Als in fase 1, maar:* garneer met: 2 eetlepels romige dillesaus 100 g blauwe bessen serveer met 100 g havergrutten	*Als in fase 2, maar:* geef er 2 sneetjes volkorenbrood bij in plaats van havergrutten

FASE 1-MAALTIJD	FASE 2-VARIATIE	FASE 3-VARIATIE
LUNCH		
Tacosalade Mexicaanse 'shredded' kip (blz. 262), gemengd met salade (gesneden kropsla, tomaten, wortel e.d.) Romige limoen-koriander-dressing (blz. 292)	*Als in fase 1, maar:* gebruik minder romige limoen-korianderdressing voeg 100 g maiskorrels toe	*Als in fase 2, maar:* gebruik kleingesneden groenten (bijv. kool) in plaats van salade vul 1 of 2 maistortilla's met de salade in plaats van mais toe te voegen garneer elke wrap met de dressing
Biefstuksalade Biefstuksalade met blauwe-kaasdressing (blz. 274) 1 mandarijn	*Als in fase 1, maar:* gebruik minder blauwekaasdressing serveer met zoete aardappels uit de oven (blz. 300), de patatvariatie	*Als in fase 2, maar:* voeg 30 g croutons toe en laat de patat weg
DINER		
Curry Garnalen in kokoscurrysaus (blz. 269) serveer op een bedje van spinazie	*Als in fase 1, maar:* serveer op bruine rijst in plaats van op spinazie	*Als in fase 2, maar:* serveer op bruine of witte rijst
Gebraden kip Romige bloemkoolsoep (blz. 301) Kruidige kippendijen (blz. 262) 200 g broccoli ½ kleine wortel 1 eetlepel citroen-olijfolie-dressing (blz. 290) voor over de groenten	*Als in fase 1, maar:* gebruik een kneepje citroen in plaats van de dressing voeg een beetje zoete aardappel uit de oven toe	*Als in fase 2, maar:* voeg een beetje in de oven gebakken aardappel toe (zoete of niet zoete)
Thaise pindatempé Thaise pindatempé (blz. 279) gesneden rauwe groenten (komkommer, wortel, rode paprika) met wat citroen	*Als in fase 1, maar:* gebruik minder Thaise pindatempé serveer op 100 g bruine rijst	*Als in fase 2, maar:* serveer de Thaise pindatempé op 100 g noedels

FASE 1-MAALTIJD	FASE 2-VARIATIE	FASE 3-VARIATIE
DESSERT		
Bessen met crème fraîche 200 g bessen 2 eetlepels crème fraîche	*Als in fase 1, maar:* garneer desgewenst met honing	*Als in fase 2, maar:* garneer met zelf-gemaakte granola (blz. 250) in plaats van honing

Tips voor fase 3

Fase 3 is voor de rest van je leven. Gebruik je inspiratie om nieuwe ideeën op te doen. Experimenteer zoveel je wilt. Op de Amerikaanse website bij dit boek, www.alwayshungrybook.com, vind je af en toe nieuwe recepten.

De hoeveelheid eiwitten blijft gelijk. Zorg ervoor dat je 120 tot 180 gram eiwitten per dag binnenkrijgt, ook bij de vegetarische opties.

Blijf de nadruk leggen op vetten. Rijke sauzen en dressings, noten en notenpasta's, avocado en olijfolie – dat zijn de basisvoedingsmiddelen, die de gerechten bovendien lekker, gezond en vullend maken. De totale hoeveelheid is ongeveer even groot als in fase 2

Geniet van de vele zetmeelarme groente- en fruitsoorten. Probeer de helft van elke maaltijd te laten bestaan uit dit soort gezonde natuurproducten.

Voeg drie keer per dag 100 gram granen of zetmeelrijke groenten toe aan je maaltijd. Anders dan in fase 2 kunnen dit ook zijn: aardappels, witte rijst, havermout, brood en andere graanproducten, popcorn en dergelijke (zie dieetproducten per fase, blz. 126). Gebruik zoveel mogelijk volkorenproducten.

Vind uit wat je ideale suikerconsumptie is (als je er behoefte aan hebt). Je kunt in fase 3 kleine hoeveelheden suiker toevoegen, als je dat kunt verdragen, maar probeer de totale hoeveelheid zoetstoffen (inclusief honing, ahornsiroop en dergelijke, zie blz. 100) tot 6 theelepels per dag te beperken. Na een paar maanden op het dieet is je smaakdrempel voor zoet waarschijnlijk veranderd, zodat je minder suiker nodig hebt om de sensatie van zoetheid te krijgen. Als je de smaak van een perfect rijpe aardbei kunt waarderen, kun je een taartpunt eten zonder het idee te hebben dat je zondigt.

TABEL GRAANPRODUCTEN

Koop als het enigszins kan volkorenvarianten. Sterk bewerkte volkorenproducten verdienen de voorkeur boven geraffineerde graanproducten (waaruit de zemelen en kiemen verwijderd zijn). Hieronder zie je enkele voorbeelden om de verschillen te illustreren.

MINIMAAL BEWERKTE VOLKORENGRANEN	**STERK BEWERKTE VOLKORENGRANEN**	**GERAFFINEERDE GRANEN**
Aanbevolen totale consumptie: 0 tot 3 porties per dag		
Fase 2 en 3	**Fase 3**	
tot 3 porties per dag	tot 2 porties per dag	
Tarwebessen Haverkorrels of havergrutten Bruine rijst Boekweit Gierst Quinoa	Volkorenbrood Volkorenpasta of -couscous Volkorencrackers Mais- of volkoren-tortilla Havermout	Wit brood Witte pasta of couscous Witte rijst Witte crackers Chips

Mijn Nooit Meer Trek Verhaal

We waren op reis naar New Orleans en zouden het zonder brood of toetje doen (wat heel bijzonder was voor mij en mijn man), maar we namen wel gebakken garnalen en oesters met patat. Het voelde niet goed om dat te eten – ik verlangde naar mijn eigengemaakte salade! Kun je dat geloven! Mijn lichaam is langzaam gewend geraakt aan die manier van eten en wil nu niet anders meer. Ik had nooit gedacht dat ik dat nog eens zou zeggen.

– Jyoti A., 59 jaar, Muskogee, Oklahoma

Gewichtsverlies: 3,2 kg. Afname tailleomvang: 10,2 cm

Alcohol en cafeïne. Je mag tot twee alcoholische consumpties per dag drinken, als je dat kunt hebben. Geniet van koffie en thee, maar denk eraan dat voor veel mensen twee tot drie cafeïnehoudende drankjes per dag een redelijke limiet is. Grotere hoeveelheden kunnen leiden tot insulineresistentie – een oorzaak van gewichtsgerelateerde complicaties (zie blz. 71) – en andere negatieve effecten.

Oplettend eten. Met sterk bewerkte koolhydraten maak je in een oogwenk de stap van honger hebben naar vol zitten. Met onbewerkte, natuurlijke voedingsmiddelen vindt de overgang van honger naar verzadiging langzamer plaats, waardoor je meer tijd hebt om de hoeveelheid die je eet aan te passen aan de behoeftes van je lichaam. Dat lukt het best als je oplettend eet. Zet de tv uit en leg je telefoon weg. Ontspan je en concentreer je op het eten. Als je in gezelschap bent, vermijd dan stressvolle onderwerpen. Dit is niet het moment om een politiek debat te houden of een ruzie bij te leggen. Eet langzaam. Geniet van wat je zintuigen je vertellen: ruik, proef, voel, kauw en slik. Sta elke paar minuten stil bij hoe het voedsel voelt in je maag, terwijl je hongergevoel bevredigd wordt. Kijk uit naar het moment dat je net genoeg hebt gegeten, maar nog niet te veel. De Japanners noemen dat punt *hara hachi bu,* 'maag voor 80 procent vol'. Als je nog meer eet, vermindert dat je plezier in de maaltijd, omdat een onaangenaam gevoel dan overheersend wordt. Als je genoeg hebt gegeten, geniet dan van een kop koffie of thee om de maaltijd af te ronden.

De vijfuurregel. Een van de beste manieren om je eetgewoontes bij te stellen is in de vijf uur na een maaltijd goed naar je lichaam te luisteren.

- Voel je je na het eten verzadigd maar niet propvol?
- Ervaar je tot een paar uur na het eten een stabiel energieniveau en een stemming zonder ups en downs?
- Krijg je op tijd voor de volgende maaltijd, vijf uur later, een gezonde trek (maar geen onbedwingbare eetlust)?

Zo niet, sta er dan even bij stil wat en hoeveel je bij de laatste maaltijd hebt gegeten, en pas je dieet aan. Met wat oefening zul je goed eten gaan associëren met een goed gevoel over jezelf – en dat is nuttig in onze hedendaagse wereld, waarin we aan alle kanten omringd worden door verleidingen die uitnodigen tot obesitas. Je zult je eigen beste gids worden.

Mijn Nooit Meer Trek Verhaal

Onze grote familiediners bestonden uit aardappelpuree, jus en nog veel meer zwaar eten. De laatste keer dat we allemaal bij elkaar kwamen, zette ik een Japanse soepfondue op tafel waar we het nog steeds over hebben – we hadden dolle pret om het eten zo aan tafel klaar te maken en het was heerlijk om lekker veel te kunnen eten en je achteraf goed te voelen in plaats van propvol te zitten. Zo is het weer leuk om te koken!

– Kim S., 47 jaar, South Jordan, Utah
Gewichtsverlies: 11,3 kg. Afname tailleomvang: 8,9 cm

MAALTIJDSUGGESTIES VOOR FASE 3

Gebruik de maaltijdplanners en weektaken uit fase 1 en 2 als voorbeeld voor het opstellen van een maaltijdplanner en weektaken voor fase 3. Hier volgen een paar suggesties om je een idee te geven van wat fase 3 inhoudt.

ONTBIJT

Ontbijtburrito

Verhit een volkorentortilla (of een tortilla van meel van gekiemde granen) van 20 cm doorsnee in een gietijzeren koekenpan. Leg de hete tortilla op een bord en beleg hem met 100 g zwarte bonen met tofoe (blz. 243), 1 eetlepel geraspte cheddar, 2 eetlepels guacamole, 1 eetlepel zure room en 1 theelepel salsa (of naar smaak). Vouw een kant van de tortilla ongeveer 2,5 cm over de vulling en vouw dan de andere twee kanten naar elkaar, zodat ze elkaar overlappen; rol hem tot een burrito.

Spinazieomelet met toast

Verhit 1 theelepel olijfolie in een koekenpan. Klop 2 eieren en 1 eiwit los en voeg 200 g babyspinazie toe. Breng op smaak met zout en peper. Giet het mengsel in de pan. Strooi er 2 eetlepels geraspte cheddar over. Vouw de omelet dicht en bak hem gaar. Serveer hem met 1 sneetje geroosterd volkorenbrood, besmeerd met 1 eetlepel notenboter.

Yoghurt met granola

Meng 250 ml volle Griekse yoghurt met 30 g zelfgemaakte granola (blz. 250) en 200 gram blauwe bessen.

Volkorenpannenkoeken met vruchtensaus en roomtopping

Serveer volkorenpannenkoeken met vruchtensaus en roomtopping (blz. 248), met 2 plakjes kalkoenbacon.

Kip- of tofoe-quesadilla met guacamole en zure room

Garneer een kipquesadilla (blz. 267) (in zes parten – serveer er twee bij het ontbijt of de lunch, één als tussendoortje en drie bij het diner) met 1–2 eetlepels guacamole, 1 eetlepel salsa en 1–2 theelepels zure room. Serveer de quesadilla met 50 g zwarte bonen.

LUNCH/DINER

Vis- of kiptaco's met chipotle

Verhit 2 of 3 kleine tot middelgrote maistortilla's in een gietijzeren koekenpan. Vul elke tortilla met 60 g gare vis of kip en een greepje fijngesneden groenten, zoals kool, wortel en koriander, afgemaakt met een schep chipotlemayonaise (blz. 289). Vouw ze dubbel en eet ze meteen. Let op: maak ze vlak voor het eten klaar, anders worden de tortilla's zompig.

Zalm- of tofoesalade met soep en crackers

Serveer zalmsalade (blz. 275) op een paar volkorencrackers, bijvoorbeeld knäckebröd. Dien op met groentesoep, zoals romige bloemkoolsoep (blz. 301) of wortel-gembersoep (blz. 303), en een sinaasappel.

Sneetjes brood met tomaat, basilicum en mozzarella uit de oven

Beleg twee sneetjes volkorentarwebrood met ongeveer 2 theelepels verse basilicum, een mespunt gedroogde basilicum of een dunne laag basilicumpesto, een paar plakjes tomaat en 90–120 g mozzarella in plakjes (in totaal voor beide sneetjes). Verhit ze onder de grill of in een oven tot de kaas is gesmolten. Serveer de sneetjes met een groene salade gemengd met fijngesneden groenten, afgemaakt met 1 eetlepel mosterdvinaigrette (blz. 285) of een dressing naar keuze.

Pasta primavera

Roer 250–375 ml marinara primavera (blz. 255) door 100 tot 200 g gekookte volkorentarwepasta. Bestrooi de pasta met 1 theelepel geraspte Parmezaanse kaas. Serveer de pasta primavera met 150 g geblancheerde sperziebonen of een andere groene groente.

Kruidige kippendijen, rijst en broccoli

Serveer kruidige kippendijen (blz. 262) met 150 g gekookte witte of bruine rijst (zie de richtlijnen voor het koken van volkorengranen, blz. 329) en gestoomde of geblancheerde broccoli, sugarsnaps, wortels of andere groenten, met een kneepje citroen en zout en peper naar smaak. *Variatie:* verwijder het vel van de kip en meng het vlees met de rijst en groenten. Voeg geraspte kaas toe en bereid het gerecht als ovenschotel.

Sloppy joe met coleslaw en patat

Beleg een half volkorenbroodje met een sloppy joe (blz. 260) en serveer met pittige coleslaw (blz. 300) en zoete aardappels uit de oven (blz. 300), de patatvariatie.

DESSERTS

Fruit met granola

Meng 200 g vers of gekookt fruit met 30 g zelfgemaakte granola (blz. 250) en 2 eetlepels crème fraîche of kokosmelk.

Appeltaartje

Geniet van een appeltaartje (blz. 308).

HOE VERDER

We zijn nu aan het eind gekomen van onze beschrijving van het Nooit Meer Trek Dieet. Ik hoop dat je er veel profijt van zult hebben en een optimale gezondheid zult bereiken. Ik hoop ook dat je me gezelschap wilt houden op een andere weg – om de wereld voor ons allemaal een gezondere plek te maken. Nu we steeds gezonder gaan leven, is het onze taak er ook voor te zorgen dat onze kinderen niet bang hoeven te zijn dat ze korter en minder gezond leven dan wij. Laten we ons daarvoor gezamenlijk inzetten.

Mijn Nooit Meer Trek Verhaal

Ik worstel mijn hele leven al met mijn gewicht, maar nu is de tijd gekomen om er echt iets aan te doen en controle over mijn gezondheid te krijgen. Ik ben bang dat mijn gewrichten en spijsverteringsstelsel er over twintig jaar alleen nog maar slechter aan toe zullen zijn en me zullen beletten van mijn leven te genieten. Ik begrijp steeds beter dat ik het verdien om gezond te zijn en dat het ook binnen mijn bereik ligt – ik heb alleen hulp nodig!

Het dieet heeft me geholpen om niet langer een stress-eter te zijn. Ik heb nauwelijks nog last van vreetbuien. Het dwangmatige eten kan ik steeds beter de baas door gewoon niet naar zoete, bewerkte producten te verlangen, en ik heb eigenlijk alleen nog last van een onbeheersbare trek als ik een onvolledige maaltijd heb gegeten of niet genoeg heb geslapen. Verder zijn de vreetbuien over.

Ik ben minder prikkelbaar en ik heb op de meeste dagen meer energie dan bij andere afvaldiëten – normaal gesproken zou ik me nu letterlijk voortslepen. Ik voel me minder opgeblazen, mijn knieën doen veel minder pijn en mijn huid ziet er gezonder en frisser uit. Het is alsof de druk ervan af is. Een heerlijk gevoel!

Het dieet heeft mijn leven veranderd. Ik heb nog nooit een dieet volgehouden, laat staan dat het een onderdeel van mijn leefstijl is geworden. Ik voel me gezonder, zie er beter uit, slaap beter en voel me oprecht gelukkiger. Ik kan nog steeds niet geloven wat voor hoeveelheden bewerkt voedsel ik vroeger altijd at. Dat ik tegenwoordig niet meer de hele dag door aan eten denk en dat mijn negatieve zelfbeeld is verdwenen, is op zich al een beloning. Ik ben niet alleen afgevallen, maar ik weet nu bovendien hoe ik kan voorkomen dat ik weer aankom. Geen woorden kunnen uitdrukken hoe dankbaar ik daarvoor ben!

– Dominique R., 40 jaar, St. Paul, Maryland
Gewichtsverlies: 12,7 kg. Afname tailleomvang: 16,5 cm

HOOFDSTUK 9

Recepten

IN EEN OOGOPSLAG	
Ontbijt, 241	Soepen, 301
Gerechten, 251	Toetjes, 305
Sauzen, 280	Tussendoortjes, 311
Bijgerechten, 295	

ONTBIJT

Fase 1 powershake

Omdat het lichaam calorierijke gerechten als weldadig ervaart, komt deze shake tegemoet aan dit verlangen zonder zelf zoetstof toe te voegen. De fase 1 powershake past perfect in het fase 1-profiel, en dat alles in een klein, energierijk drankje.

Voorbereidingstijd: 5 minuten

Totale bereidingstijd: 5 minuten

Voor 1 portie

- 3 eetlepels crème fraîche of kokosmelk (blik)
- 80 ml ongezoete amandel- of sojamelk of volle melk
- 1½ eetlepels amandelboter of pindakaas
- 5 eetlepels 100% wei-proteïnepoeder (geen suiker, smaakstoffen of andere kunstmatige ingrediënten toegevoegd)
- 50 g bevroren bosbessen, kersen, of aardbeien

- ½ rijpe peer, of vervang door nog eens 50 g bosbessen

Doe alle ingrediënten in een blender en mix in ongeveer 30 seconden tot een gladde massa. Dien meteen op.

Tip: Als de shake te dik is, voeg dan de room pas toe nadat de andere ingrediënten goed zijn gemengd.

Calorieën: 500*	Koolhydraten: 32 g	Vet: 31 g
Eiwitten: 29 g	Voedingsvezels: 8 g	

Pindakaas-banaan powershake (fase 2 en 3)

Dit is een variatie op de fase 1 powershake. Deze klassieke combinatie van banaan en pindakaas met een vleugje nootmuskaat stilt gegarandeerd elke trek. De juiste combinatie van voedingsstoffen zorgt de hele ochtend voor een verzadigd gevoel.

Voorbereidingstijd: 5 minuten

Totale bereidingstijd: 5 minuten

Voor 1 portie

- 1 verse of bevroren banaan
- 2 tot 3 eetlepels suikervrije pindakaas of een andere notenboter
- 250 ml ongezoete soja- of amandelmelk
- 2½ eetlepels 100% wei-proteïnepoeder (geen suiker, smaakstoffen of andere kunstmatige ingrediënten toegevoegd)
- snufje nootmuskaatpoeder of versgeraspte nootmuskaat

Doe alle ingrediënten in een blender en mix tot een gladde massa, ongeveer 30 seconden. Dien meteen op.

Tip: Leg zelf je voorraad bevroren banaan aan. Bewaar gepelde en in plakjes gesneden rijpe bananen in hersluitbare diepvrieszakken in de vriezer.

Calorieën: 442	Koolhydraten: 37 g	Vet: 20 g
Eiwitten: 28 g	Voedingsvezels: 5 g	

*Gegevens over voedingswaarden zijn bij benadering en kunnen variëren afhankelijk van de specifieke gebruikte producten.

Zwarte bonen met tofoe (alle fases)

Tofoe neemt de smaken van je favoriete kruiden op. Als je nooit warm hebt kunnen lopen voor tofoe, probeer het dan nog eens met de juiste mix van kruiden. Je zult versteld staan hoe heerlijk en veelzijdig dit eiwitrijke gerecht kan zijn.

Voorbereidingstijd: 3 minuten

Totale bereidingstijd: 10 minuten

Voor 4 porties

- 1 eetlepel olijfolie extra vierge
- 1 teentje knoflook, fijngesneden
- ca. 400 g extra stevige tofoe, uitgelekt, voorzichtig geperst met een absorberende handdoek
- 1 eetlepel chilipoeder
- ½ theelepel gemalen komijn
- snufje cayennepeper, of meer naar smaak
- 1 theelepel zout
- ¼ theelepel gemalen zwarte peper
- 2 eetlepels water
- 1 blik (425 g) zwarte bonen, uitgelekt
- 15 g grof gehakte verse koriander

Verhit de olie in een grote koekenpan op middelhoog vuur. Voeg de knoflook toe. Verbrokkel hier de tofoe over en bestrooi met chilipoeder, komijn, cayennepeper, zout en peper. Bak 2 tot 3 minuten. Voeg het water toe en roer, zodat de tofoe de kruiden en het water kan absorberen. Roer er de zwarte bonen door en bak nog eens 2 tot 3 minuten. Bestrooi met verse koriander en eventueel met nog wat zout en peper.

Serveer met plakjes avocado, zure room, salsa, rancherosaus (blz. 293) of een andere favoriete saus.

Tip: Dit recept is ook heerlijk in een sla-wrap, in een tacosalade (zie fase 1 maaltijdplanner – dag 4 lunch) of met kaas als vulling in een quesadilla (blz. 267) voor fase 3.

Calorieën: 243	Koolhydraten: 21 g	Vet: 10 g
Eiwitten: 22 g	Voedingsvezels: 10 g	

Graanvrije wafels of pannenkoeken met vruchtensaus (alle fases)

Er zit geen extra suiker in deze wafels, alle aandacht gaat uit naar de zoetheid van de vruchtentopping. Maak een hele stapel om meteen op te eten, of om te bewaren in een hersluitbare diepvrieszak in de koelkast of vriezer. Opgewarmd in een broodrooster of onder de grill zijn deze wafels een traktatie voor elke fase!

Voorbereidingstijd: 15 minuten

Totale bereidingstijd: 30 minuten

Voor 4 wafels

Wafels

- 90 g kikkererwtenmeel
- mespuntje zout
- ¾ theelepel baksoda
- 1 ei, gesplitst
- 180 ml volle Griekse yoghurt
- 60 ml ongezoete soja- of amandelmelk of volle melk
- 60 ml neutrale olie, zoals saffloerolie of avocado-olie, plus meer voor het invetten van de wafelpan
- ½ theelepel vanille-extract (zonder toegevoegde suiker)

Vruchtensaus

- 300 g bevroren bosbessen, aardbeien, of kersen
- 1 eetlepel water
- Voor fase 2 en 3: 3 eetlepels pure ahornsiroop

Geklopte roomtopping

Fase 1: 180 ml geklopte room (blz. 251; begin met ongeveer 6 eetlepels crème fraîche)

Fase 2 en 3: 60 ml geklopte room (blz. 251; begin met ongeveer 2 eetlepels crème fraîche)

Maak de wafels: Verwarm een wafelijzer. Meng de bloem, zout en baksoda in een grote kom. Klop in een andere kom eigeel, yoghurt, melk, olie en vanille. Roer de natte ingrediënten door de droge ingrediënten. Het beslag moet dik zijn als een taartbeslag.

Klop het eiwit met een garde of een staafmixer voorzien van een garde tot het eiwit zachte pieken vormt. Spatel het eiwit door het beslag.

Bestrijk het wafelijzer met olie. Doe 120 ml beslag per wafel in het wafelijzer (of volg de instructies van de fabrikant).

Bak de wafels goudbruin, ongeveer 2 minuten, of volgens de instructies van de fabrikant. Serveer meteen, of houd ze warm in de oven op de laagste temperatuur tot de andere wafels klaar zijn. Dek af met een theedoek om te voorkomen dat ze uitdrogen.

Maak de vruchtensaus: Doe de vruchten en het water in een kleine steelpan. Alleen voor fase 2 en 3: Voeg de ahornsiroop toe, als je die gebruikt. Dek af en kook op een matig tot laag vuur tot ze zacht en warm zijn. Giet het mengsel in een glazen weckpot met een brede opening. Pureer de saus voorzichtig met een staafmixer.

Serveer elk hete wafel met ongeveer 80 g vruchtentopping en 3 eetlepels geklopte room per portie voor fase 1 of 1 eetlepel geklopte room per portie voor fase 2 en 3.

Tip: Glutenvrije beslagen als deze moeten dik zijn, willen ze na bereiding hun structuur behouden. Extra vocht toevoegen om een vloeibaarder pannenkoekenbeslag te krijgen helpt niet, want de wafels blijven dan vochtig en ongaar van binnen.

Variaties

Maak pannenkoeken in plaats van wafels door een hete koekenpan (ingevet met olie) te gebruiken en de pannenkoeken aan beide kanten bruin te bakken.

Fase 1-versie (zonder ahornsiroop in de vruchtentopping en 3 eetlepels geklopte room)

Per portie:	Eiwitten: 12 g	Voedingsvezels: 5 g
Calorieën: 406	Koolhydraten: 29 g	Vet: 28 g

Fase 2-versie (met ahornsiroop in de vruchtentopping en 1 eetlepel geklopte room)

Per portie:	Eiwitten: 12 g	Voedingsvezels: 5 g
Calorieën: 393	Koolhydraten: 38 g	Vet: 22 g

Mijn favoriete frittata (alle fases)

Dit is een populair lunchgerecht in ons gezin. Het is gemakkelijk te maken en restjes kun je opwarmen in de oven. Je kunt ook een stukje bewaren voor een snelle snack.

Voorbereidingstijd: 8 minuten

Totale bereidingstijd: 25 minuten

Voor 4 porties

- 3 theelepels olijfolie extra vierge
- 5 eieren
- 3 eiwitten
- 1 of 2 teentjes knoflook, fijngesneden
- ½ theelepel zout
- ¼ theelepel gemalen zwarte peper
- 1 kleine courgette, in dunne plakjes gesneden
- 1 kleine tomaat, in dunne plakjes gesneden
- 1 theelepel gemengde Italiaanse kruiden
- 30 g geraspte cheddar
- 100 g voorgesneden boerenkool
- ½ avocado, ontpit, geschild en in plakjes, als garnering

Verwarm de oven voor op 200 °C.

Verhit 2 theelepels van de olie in een 30 cm grote gietijzeren koekenpan of ovenvaste koekenpan op laag vuur. Klop in een kom eieren, eiwitten, knoflook, zout, peper met een garde schuimig. Giet het eiermengsel in de pan. Zet het vuur uit. Verdeel de plakjes courgette in een enkele laag over het eiermengsel. Verdeel de plakjes tomaat in een enkele laag over de courgette. Bestrooi met de kruiden. Bestrooi gelijkmatig met de kaas.

Zet in de oven en bak 5 minuten, of tot de kaas smelt. Meng de boerenkool met de resterende 1 theelepel olie. Verdeel de boerenkool over de frittata en bak nog eens 8 tot 10 minuten tot het eiermengsel gaar maar nog wel zacht is en de boerenkool knapperig begint te worden.

Garneer met plakjes avocado en serveer.

Variaties

Gebruik in plaats van tomaten een paar lepels tomatensaus (zonder toegevoegde suiker).

Voor fase 1, besprenkel de frittata na het bakken met 1 eetlepel olijfolie extra vierge.

Voor fase 2, gebruik 4 eieren plus 4 eiwitten.

Calorieën: 238	Koolhydraten: 7 g	Vet: 17 g
Eiwitten: 16 g	Voedingsvezels: 2 g	

Geweekte havergrutten (fase 2 en 3)

Week de grutten een nacht, dan zijn ze de volgende dag sneller klaar. Voor een uitgebreid ontbijt kun je bij elke portie roerei of een paar gekookte of gebakken eieren serveren. Maak een portie voor onderweg door in een glazen pot laagjes haver af te wisselen met noten, fruit en wat Griekse yoghurt. Eet er een hardgekookt ei bij.

Voorbereidingstijd: 10 minuten

Totale bereidingstijd: Een nacht, plus 10 minuten

Voor 4 porties

- 1 liter ongezoete soja- of amandelmelk
- 100 g havergrutten (ook: *steel cut oats)*
- snufje zout
- snufje gemalen kaneel, kardemom of nootmuskaat (optioneel)
- 30 g geschaafde amandelen

Doe melk, haver en zout in een middelgrote pan. Breng aan de kook op matig vuur, af en toe roerend. (Let op, op het moment dat de melk gaat koken, kan hij schuimen en overkoken.) Zet het vuur lager en kook 2 minuten. Zet het vuur uit en laat afkoelen, met een deksel op de pan. Zet dan een nacht in de koelkast.

Serveer de haver de volgende ochtend koud als een pudding, of warm de haver op boven matig vuur, onder voortdurend roeren. Bestrooi met kruiden, indien gewenst. Verdeel de havermout in vier porties en serveer elke met 2 eetlepels amandelschaafsel.

Variaties

Vers fruit: Serveer elke portie met 50 tot 100 g bessen, in blokjes gesneden appel of een andere vrucht naar keuze.

Gedroogd fruit: Kook de haver met 50 g rozijnen, gedroogde pruimen, gedroogde abrikozen of andere gedroogde vruchten.

Calorieën: 318	Koolhydraten: 34 g	Vet: 14 g
Eiwitten: 16 g	Voedingsvezels: 11 g	

Volkoren pannenkoeken (fase 3)

Deze pannenkoeken vormen in combinatie met een eiwit naar keuze een ideaal lunchgerecht. Serveer met een vruchtentopping en geklopte crème fraîche. Je eigen pannenkoekenmix maken is een stuk goedkoper dan wanneer je hem kant-en-klaar koopt. Maak een extra grote portie en bewaar dit in een luchtdichte pot; voeg eenvoudig de natte ingrediënten toe op het moment dat je zin hebt in pannenkoeken. Of maak een grote stapel en vries ze in. Warm op in de oven voor een heerlijk ontbijt.

Voorbereidingstijd: 5 minuten

Totale bereidingstijd: 20 minuten

Voor 6 porties (tien tot twaalf pannenkoeken van ca. 12 cm)

Pannenkoekenmix

- 150 g volkoren tarwemeel of wit tarwemeel
- 150 g boekweitmeel of volkoren tarwemeel
- 2 theelepels bakpoeder
- ¼ theelepel zout

Pannenkoekenbeslag

- 75 g gehakte pecannoten of andere favoriete noten
- 500 ml volle melk, sojamelk of amandelmelk, of zo nodig meer
- 2 eieren
- 1 eetlepel neutrale olie, zoals oliezuurrijke saffloerolie of avocado-olie, plus meer voor het invetten van de koekepan
- 1 theelepel pure ahornsiroop

Vruchtensaus en roomtopping

- 200 g bevroren bosbessen, aardbeien of kersen
- 1 eetlepel water
- 1 eetlepel pure ahornsiroop (optioneel)
- 60 g geklopte room (blz. 251; begin met ongeveer 2 eetlepels crème fraîche)

Verwarm een bakplaat met anti-aanbaklaag of een gietijzeren koekenpan.

Maak de pannenkoekenmix: Meng alle ingrediënten in een kom.

Maak de pannenkoeken: Voeg de noten toe aan de kom met de pannenkoekenmix.

Doe melk, eieren, olie en ahornsiroop in een andere kom en klop tot alles goed is gemengd. Schenk de natte bij de droge ingrediënten, zacht roerend tot het droge mengsel al het vocht heeft opgenomen. Voeg zo nodig extra melk toe tot je een dik, schenkbaar beslag hebt, maar meng het beslag niet te hard en te lang.

Vet de pan licht in met olie. Giet het beslag in 12 cm grote cirkels in de hete koekenpan. Keer de pannenkoeken om zo gauw de randen goudbruin zijn en er in het midden kleine belletjes ontstaan. (Als er geen belletjes ontstaan, moet er misschien meer melk in het beslag of is het beslag overmixed.) Bak de tweede kant tot deze lichtbruin is en de pannenkoek gaar. Serveer meteen of houd ze tot het serveren warm in de oven op de laagste stand.

Maak de vruchtensaus: Doe de bosbessen en het water in een kleine steelpan. Voeg de ahornsiroop toe, als je die gebruikt. Dek af en kook op een matig tot laag vuur tot ze zacht zijn. Schenk het mengsel in een weckpot met een brede opening of in een andere diepe glazen pot. Pureer de bessen in de pot met een staafmixer.

Serveer de pannenkoeken warm met de vruchtentopping en 1 eetlepel slagroom per portie. De pannenkoeken kunnen ook koel worden bewaard in een hersluitbare diepvrieszak in de koelkast of vriezer. Warm ze op in de oven.

Variatie

Je hoeft de noten niet door het beslag te mengen, maar kunt ze ook over de pannenkoeken strooien.

Varieer met diverse soorten volkorenmeel, maar houd er rekening mee dat elke meelsoort andere hoeveelheden melk absorbeert. Experimenteer om de juiste hoeveelheden te vinden voor je perfecte pannenkoeken.

Calorieën: 337	Koolhydraten: 42 g	Vet: 16 g
Eiwitten: 10 g	Voedingsvezels: 7 g	

Zelfgemaakte granola (fase 3)

Het is niet nodig om dure granolamengsels te kopen: deze is voedzamer, eenvoudig thuis te maken en goed te bewaren. Met volvette Griekse yoghurt is dit een heerlijke traktatie.

Voorbereidingstijd: 5 minuten

Totale bereidingstijd: 25 minuten

Voor 4 grote of 6 kleine porties

- 2 eetlepels neutrale olie, zoals saffloer- of avocado-olie
- 2 eetlepels pure ahornsiroop
- 75 g havermout
- ½ eetlepel sesamzaad
- 100 g grof gehakte pinda's of noten (pecannoten, cashewnoten, amandelen)
- 2 eetlepels ongezoete geraspte kokos

Verwarm de oven voor op 180 °C.

Klop de olie en de ahornsiroop in een kom.

Meng in een andere kom havermout, sesemzaad en gehakte noten. Voeg de natte ingrediënten toe en roer tot de granola goed is gemengd.

Spreid het mengsel uit over een bakplaat of ondiepe koekenpan. Bak 15 tot 20 minuten in de oven tot het mengsel goudbruin ziet, roer om de 5 tot 10 minuten om zodat het mengsel gelijkmatig bruin wordt. Haal uit de oven en voeg de geraspte kokos toe. Meng goed. Laat afkoelen en serveer, of bewaar luchtdicht in een pot.

Per (kleine) portie:	Eiwitten: 7 g	Voedingsvezels: 3 g
Calorieën: 266	Koolhydraten: 19	Vet: 20 g

Geklopte room (alle fases)

Je zult niet geloven hoe snel en eenvoudig het is om je eigen geklopte room te maken. Deze heerlijke topping maakt elk recept tot een traktatie. Suiker toevoegen is echt onnodig.

Voorbereidingstijd: 3 minuten

Totale bereidingstijd: 3 minuten

Voor 4 tot 8 porties

- 60 ml crème fraîche

Doe de crème fraîche in een diepe kom. Klop met een garde of een staafmixer voorzien van een garde tot de room zachte pieken vormt. Serveer meteen of bewaar tot gebruik in de koelkast.

Per eetlepel:	Eiwitten: 0 g	Voedingsvezels: 0 g
Calorieën: 13	Koolhydraten: 0 g	Vet: 1 g

GERECHTEN

Geroerbakte kip (alle fases)

Een recept voor als je zin hebt in een heerlijk vers gerecht, maar weinig tijd hebt. Met voorgesneden groenten ben je nog sneller klaar. Ook de volgende dag lekker in een sla-wrap.

Voorbereidingstijd: 10 minuten

Totale bereidingstijd: 20 minuten

Voor 4 porties

- 1 eetlepel neutrale olie, zoals (ongeroosterde-)sesamolie, oliezuurrijke saffloerolie of avocado-olie
- 6 kippendijen (ca. 600 g), zonder vel en bot, in stukjes
- 1 recept roerbaksaus (blz. 281)
- 100 g shiitake of (kastanje)champignons
- 1 broccoli, in roosjes, de steeltjes geschild en in stukjes gesneden

- 2 middelgrote wortels, in reepjes gesneden of grof geraspt (ongeveer 50 g)
- 200 g gesneden kool
- 225 g peultjes of sugar snaps (15 tot 20 peultjes)
- 650 g gewassen spinazie
- versgemalen zwarte peper en zout

Verhit de olie in een grote koekenpan op middelhoog vuur. Voeg de stukken kip toe en bak deze ongeveer 5 minuten tot ze beginnen te kleuren.

Doe de roerbaksaus en de paddenstoelen in de pan. Roerbak 5 tot 7 minuten tot de kip niet meer roze is van binnen. Voeg broccoli, wortel, kool en peultjes toe. Zet het vuur lager, dek de pan af en smoor de groenten 3 tot 5 minuten tot ze gaar zijn, maar nog steeds helder van kleur. Roer een paar keer, voeg zo nodig wat water toe om te voorkomen dat het mengsel aanbrandt.

Verspreid de spinazie over een schaal of verdeel tussen individuele kommen. Schep de kip en groenten over de spinazie, bewaar het overtollige kookvocht in de pan. De spinazie zal slinken door de hitte van de kip. Breng het kookvocht in de pan aan de kook, zet het vuur lager en laat de saus zachtjes indikken. Giet de ingedikte saus over de geroerbakte kip. Serveer meteen terwijl de groenten nog helder van kleur zijn. Bestrooi met versgemalen zwarte peper en zout naar smaak.

Tip: Serveer met een vetrijk dessert, zoals chocoladerotsjes (blz. 305) of, voor fase 2, met het peer-aardbeientaartje (blz. 306)

Variaties

Gebruik andere groenten naar keuze.

Voor fase 2 en 3. Met bruine rijst: Voeg gelijk met de andere groenten de spinazie toe. Roer nadat de groenten en kip uit de pan zijn gehaald 200 g gekookte bruine rijst door de saus. Roerbak tot alle saus is opgenomen. Serveer met de groenten en kip.

Voor een vegetarisch versie: Vervang de kip door 500 gr extra stevige tofoe, uitgelekt, voorzichtig geperst met een absorberende handdoek en in kleine stukken gesneden. Breng op smaak met extra zout of sojasaus naar smaak.

Vervang de kip door 500 g gepelde en schoongemaakt garnalen.

Voor een pepersteakversie: Vervang de kip door 500 g biefstukreepjes, en de groenten door uien en rode, gele en groene paprika.

Calorieën: 371	Koolhydraten: 22 g	Vet: 15 g
Eiwitten: 40 g	Voedingsvezels: 8 g	

Gegrilde vis met knoflook en citroen (alle fases)

Dit snelle, eenvoudige recept werkt met vrijwel elke witvis en ook met zalm. Een perfecte doordeweekse maaltijd, die in twintig minuten op de tafel staat, met alle bijgerechten.

Voorbereidingstijd: 5 minuten

Totale bereidingstijd: 15 minuten

Voor 4 porties

- 500 tot 600 g witvisfilet, zoals kabeljauw, schelvis of heek
- ½ theelepel zout, of meer naar smaak (als de filets dikker dan 2,5 cm zijn, is meer zout nodig)
- 2 eetlepels olijfolie extra vierge
- 1 tot 2 teentjes knoflook, fijngesneden
- ½ citroen, in dunne schijfjes gesneden
- fijngehakte verse peterselie, koriander of lente-uitjes, als garnering

Zet de grill van de oven aan.

Spoel de vis af, dep droog en bestrooi licht met zout. Verhit de olie in een gietijzeren of ovenvaste koekenpan op middelhoog vuur. Voeg de knoflook toe en bak een paar seconden. Leg de vis in de pan en schroei een paar seconden aan elke kant. Haal de vis uit de pan en zet het vuur uit.

Leg de schijfjes citroen in een enkele laag in de pan. Leg de vis op de schijfjes citroen. De vis moet zo mogelijk het grootste deel van de citroenschijfjes bedekken, zodat ze niet verbranden onder de grill, maar er wel een mooie saus ontstaat.

Zet de pan in de oven en grill tot de vis ondoorzichtig is en begint te bruinen, 8 tot 10 minuten per 2,5 cm filetdikte. Leg de vis op een serveerschaal. Kook het achterbleven kookvocht op middelhoog vuur in tot sausdikte. Giet de saus over de vis en leg er de schijfjes citroen op. Garneer met gehakte peterselie. Serveer meteen.

Variatie

Zalmvariatie: Grill een stuk zalm met de huidkant naar boven tot de vis krokant is.

Calorieën: 205	Koolhydraten: 2 g	Vet: 8 g
Eiwitten: 31 g	Voedingsvezels: 0 g	

Boterzachte lamsschenkels (alle fases)

Voorbereidingstijd: 5 minuten

Totale bereidingstijd: 1 uur en 45 minuten

Voor 4 porties

- 4 middelgrote lamsschenkels (in totaal ca. 1 kg)
- 250 ml rode wijn
- 125 ml water
- 1 laurierblad
- 10 hele zwarte peperkorrels
- ½ tot ¾ theelepel zout

Doe de lamsschenkels in een braadpan of diepe koekenpan. Voeg rode wijn, water, laurierblad en peperkorrels toe. Bestrooi met zout en breng aan de kook op middelhoog vuur. Zet het vuur lager, dek de pan af en laat 90 minuten of langer sudderen tot het vlees gaar is en gemakkelijk van het bot komt. Draai het vlees om de 20 minuten. Als het vlees dreigt aan te branden, kun je het vuur nog wat lager zetten of een beetje water toevoegen. Leg de schenkels op een serveerschaal en kook de saus in op middelhoog vuur, in 3 tot 5 minuten. Giet de saus over de schenkels en serveer.

Variatie

Bestrooi met gedroogde kruiden, zoals tijm en oregano.

Calorieën: 442	Koolhydraten: 1 g	Vet: 30 g
Eiwitten: 41 g	Voedingsvezels: 0 g	

Marinara primavera (alle fases)

Een gerecht voor liefhebbers van de Italiaanse keuken en een geweldige manier om extra groenten in een maaltijd te verwerken. Serveer als hoofdgerecht in fase 1, met quinoa of zachte gierst in fase 2, of gemengd met volkorenpasta in fase 3.

Voorbereidingstijd: 10 minuten

Totale bereidingstijd: 30 minuten

Voor 4 porties

- 1 theelepel olijfolie extra vierge
- 1 kleine ui, gesnipperd
- 1 teentje knoflook, fijngesneden
- 1 grote courgette, in dobbelsteentjes
- snufje zout
- ¼ theelepel gemalen zwarte peper
- 500 tot 750 ml tomatensaus (zonder toegevoegde suiker)
- 1 recept krokante tempé (blz. 265)
- 225 tot 500 g gewassen bladgroenten (boerenkool, spinazie, rucola, snijbiet), in stukjes

Verhit de olie in een grote koekenpan op matig vuur. Voeg ui, knoflook en courgette toe en bestrooi met zout en peper. Bak ongeveer 5 minuten tot de ui zacht is. Voeg de tomatensaus toe.

Zet het vuur lager, dek de pan af en laat 10 minuten sudderen tot de courgette zacht is. Voeg tempé en bladgroenten toe en laat met het deksel op de pan sudderen tot de groenten gaar zijn, maar nog steeds helder van kleur, 3–5 minuten voor boerenkool en 1–2 minuten voor zachtere groenten, zoals spinazie of rucola.

Bestrooi eventueel met nog wat zout en peper. Serveer op deze manier voor fase 1, met volkorengranen voor fase 2, en volkorenpasta voor fase 3.

Variaties

Houd dit gerecht extra krokant door de tempé bij elke portie als garnering toe te voegen (90 tot 120 g) in plaats van met de saus te mengen.

Voeg extra groenten naar keuze toe, zoals champigons, aubergine, paprika, broccoli, geroosterde knoflook en artisjokharten, of verse kruiden.

Vervang de tempé door 500 g lams- of rundergehakt of 500 g kippendijen, zonder vel en bot. Smoor het vlees gaar met de groenten en voeg een ½ theelepel extra zout toe, of naar smaak, afhankelijk van het zoutgehalte van de tomatensaus.

Calorieën: 429	Koolhydraten: 25 g	Vet: 28 g
Eiwitten: 25 g	Voedingsvezels: 12 g	

Runderstoof met bonen en gerst (alle fases)

Deze milde stoofpot vergt wat geduld, maar het vlees wordt supermals en je krijgt een rijke bouillon. Serveer meteen, maar na een nacht in de koelkast is de runderstoof nog lekkerder.

Voorbereidingstijd: 20 minuten

Totale bereidingstijd: 1 uur

Voor 4 porties

- 1 eetlepel olijfolie extra vierge
- 500 g runderriblappen of ander stoofvlees, gesneden in blokjes van 2,5 cm
- 1 theelepel zout
- ¼ theelepel gemalen zwarte peper, plus meer als garnering
- 1 middelgrote ui, in ringen gesneden
- 1 stengel bleekselderij, in blokjes
- 1 liter water
- 1 blik (400 g) tomatenblokjes
- 100 g gerst, ongekookt
- 1 blik (425 g) kidneybonen, uitgelekt en afgespoeld
- 300 g gehakte snijbiet of andere bladgroenten
- 2 theelepels fijngehakte verse of 1 theelepel gedroogde rozemarijn
- 1 theelepel gedroogde tijm, of meer naar smaak
- verse peterselie of lente-uitjes, fijngehakt, als garnering

Verwarm de oven voor op 160 °C.

Verhit de olie in een grote ovenvaste braadpan op middelhoog vuur. Voeg het vlees toe en bestrooi met zout en peper. Laat het vlees bruin worden en voeg ui, bleekselderij, water, tomaten, gerst, kidneybonen, de helft van de snijbiet, rozemarijn en tijm toe. Breng aan de kook, dek de pan af, en zet 1 uur in de oven.

Haal de pan uit de oven en voeg de resterende snijbiet toe. Voeg eventueel nog wat zout toe en bestrooi met versgemalen zwarte peper en peterselie. Serveer warm. Het vlees kun je maximaal 3 dagen in de koelkast bewaren, of vries individuele porties in.

Variaties

Bereid dit gerecht op het fornuis of in een slowcooker.

Neem bruine rijst in plaats van gerst voor een glutenvrije versie.

Voeg specerijen zoals cayennepeper of kerriepoeder toe.

Vervang voor een vegetarische versie het rundvlees door 500 g extra stevige tofoe, uitgelekt, voorzichtig geperst met een absorberende handdoek en in blokjes gesneden.

Calorieën: 423 Koolhydraten: 43 g Vet: 13 g
Eiwitten: 35 g Voedingsvezels: 13 g

Gestoofde savooiekool (alle fases)

Dit is een eenvoudige variant op een traditioneel recept met gevulde kool. Met dit recept krijg je de heerlijke smaak van koolrolletjes in een zoete, hartige saus zonder dat je alle individuele koolblaadjes zelf hoeft te vullen.

Voorbereidingstijd: 15 minuten

Totale bereidingstijd: 1 uur en 25 minuten

Voor 4 porties

- 1 middelgrote ui, in vieren gesneden
- 4 teentjes knoflook
- 1 rode paprika, zaad en zaadlijsten verwijderd

- 500 g mager rundergehakt
- 1 theelepel zout
- 2 x een mespunt gemalen zwarte peper
- 2 blikken (elk 400 g) tomatenblokjes
- 2 tot 4 eetlepels appelciderazijn
- 1 appel, in vieren gesneden en klokhuis verwijderd
- ¼ theelepel gemalen kaneel
- 500 tot 600 g gesneden groene kool

Verwarm de oven voor op 190 °C. Breng in een middelgrote pan op hoog vuur een laagje water aan de kook.

Hak de ui, knoflook en paprika fijn in een keukenmachine. (Snijd de groenten met de hand als je geen keukenmachine hebt.) Doe in een middelgrote kom. (Zet de kom van de keukenmachine apart voor de volgende ingrediënten, hij hoeft niet te worden afgewassen.) Meng het gehakt samen met een ½ theelepel van het zout en een mespunt zwarte peper door het uimengsel.

Meng in de keukenmachine tomaten, azijn, appel, kaneel, de resterende ½ theelepel zout en nog een mespunt zwarte peper. Pulseer tot de appel is fijngesneden.

Blancheer de kool door deze ongeveer 30 seconden onder te dompelen in kokend water, steeds in kleine porties van ca. 100 g. Haal de kool met een schuimspaan uit het water en laat uitlekken.

Bedek de bodem van een 22,5 x 30 cm grote vuurvaste ovenschaal met 250 g van het tomatenmengsel. Verdeel hier de helft van de kool over en dan de helft van het gehaktmengsel. Bedek weer met 250 g van het tomatenmengsel, de resterende kool en de rest van het gehakt. Werk af met wat over is van het tomatenmengsel. Dek af met de aluminiumfolie en bak 45 minuten in de oven. Verwijder de folie en bak nog eens 30 minuten.

Variaties

Vervang voor een vegetarische versie het gehakt door 1 recept krokante tempé (blz. 265) en verminder het zout met de helft.

Gebruik minder azijn voor een mildere smaak.

Calorieën: 366	Koolhydraten: 26 g	Vet: 14 g
Eiwitten: 32 g	Voedingsvezels: 6 g	

Shepherd's pie met bloemkool (alle fases)

Dit recept was een enorme hit bij ons proefpanel. De topping van bloemkool en witte bonen is misschien wel rijker en smakelijker dan de traditionele variant met aardappel ... en niemand zal merken dat je geen aardappels hebt gebruikt, tenzij je het hen vertelt! Maak individuele porties en vries deze in voor een snelle warme maaltijd. Maak een vegetarische variant met tempé.

Voorbereidingstijd: 15 minuten

Totale bereidingstijd: 45 minuten

Voor 6 porties

- 1 kleine tot middelgrote bloemkool, in flinke stukken
- 1 grote ui, in vieren
- 2 teentjes knoflook
- 1 venkelknol (of 4 kleine wortels), in flinke stukken
- 1 theelepel plus 2 eetlepels olijfolie extra vierge of boter
- 225 g gesneden (kastanje)champignons
- 500 g mager rundergehakt
- 1¼ theelepel zout
- een mespunt en ¼ theelepel gemalen zwarte peper
- 160 g tomatenpuree
- 125 ml water
- snufje cayennepeper (optioneel)
- 1 blik (425 g) cannellinibonen of andere witte bonen, uitgelekt en afgespoeld

Doe de bloemkool in een pan, voeg zoveel water toe dat de bloemkool onder staat en breng aan de kook. Kook in ongeveer 10 minuten gaar op middelhoog vuur.

Verwarm ondertussen de oven voor op 190 °C.

Hak de ui, knoflook en venkel fijn in een keukenmachine.

Verhit 1 theelepel olijfolie in een grote koekenpan op middelhoog vuur. Voeg het uimengsel, champignons, gehakt, een ½ theelepel zout en een mespunt peper toe. Bak 5 tot 10 minuten tot het gehakt bruin en rul is.

Meng in een kleine kom de tomatenpuree met het water en doe het mengsel in de pan met het gehakt. Voeg cayennepeper toe, als je die gebruikt, en zet het vuur uit.

Giet de bloemkool af, doe terug in de pan en voeg de resterende 2 eetlepels olie, ¾ theelepel zout, ¼ theelepel peper en de witte bonen toe. Pureer met een staafmixer tot een gladde massa.

Doe het gehaktmengsel in een ovenschaal van 22,5 x 30 cm of zes individuele ramekinschaaltjes van 10 of 12 cm. Vul met het bloemkoolmengsel en bak 20 tot 30 minuten.

Dien meteen op, of laat afkoelen en zet in de koelkast, of vries porties in. Warm gekoelde porties in ca. 20 minuten op in een voorverwarmde oven (190 °C). Serveer warm.

Variaties

Vervang voor een vegetarische versie het gehakt door 1 recept krokante tempé (blz. 265), vermeerder het water tot 250 ml en verminder het zout met een ½ theelepel of naar smaak.

Gebruik in plaats van rundergehakt 500 g lams- of kalkoengehakt.

Calorieën: 400	Koolhydraten: 31 g	Vet: 17 g
Eiwitten: 32 g	Voedingsvezels: 8 g	

Sloppy joe (fase 2 en 3)

Wie houdt er niet van een hamburger? Zelfs de meest kieskeurige eters zullen genieten van deze nieuw-uitgevonden variant. Combineer met pittige coleslaw (blz. 300) en zoete aardappels uit de oven (blz. 300) voor een complete maaltijd.

Voorbereidingstijd: 10 minuten

Totale bereidingstijd: 20 minuten

Voor 4 porties

- 2 eetlepels olijfolie extra vierge
- 1 ui, gesnipperd
- 1 rode paprika, zaad en zaadlijsten verwijderd en in blokjes gesneden

- 500 g mager rundergehakt
- 1 theelepel zout
- 1 blik (400 g) tomatenblokjes
- 1 eetlepel honing
- 60 ml appelciderazijn
- ¼ theelepel gemalen kruidnagel
- ¼ theelepel gemalen kaneel
- ¼ theelepel mosterdpoeder
- mespunt gemalen zwarte peper
- cayennepeper, naar smaak
- *Voor fase 3*: 2 volkoren hamburgerbroodjes (of broodjes van gekiemde granen als je die kunt krijgen)

Verhit de olie in een grote koekenpan op middelhoog vuur. Voeg ui en paprika toe en bak 3 minuten, regelmatig roerend. Voeg het gehakt en het zout toe en bak al roerend tot het gehakt bruin en rul is, ongeveer 5 minuten.

Meng in een blender of met een staafmixer in een weckpot met een brede opening de tomaten, honing, azijn, kruidnagel, kaneel, mosterdpoeder, zwarte peper en cayennepeper. Roer het tomatenmengsel door het gehaktmengsel. Verhit op een matig vuur en bak 5 tot 10 minuten. Serveer als hoofdgerecht in fase 2, of geef bij elke portie een half broodje in fase 3.

Variatie

Vervang voor een vegetarische versie het gehakt door 500 g extra stevige tofoe, uitgelekt, voorzichtig geperst met een absorberende handdoek en verbrokkeld, en vermeerder daarbij de hoeveelheid zout naar smaak.

Fase 2

Calorieën: 377	Koolhydraten: 13 g	Vet: 23 g
Eiwitten: 28 g	Voedingsvezels: 2 g	

Fase 3 (met gekiemde volkoren hamburgerbroodjes)

Calorieën: 462	Koolhydraten: 30 g	Vet: 23 g
Eiwitten: 28 g	Voedingsvezels: 5 g	

Kruidige kippendijen (alle fases)

Bestaat er een gemakkelijker manier om kip te maken? Wees creatief en voeg je favoriete gedroogde kruidenmengsels toe. Restjes kip zijn heerlijk in een salade of wikkel ze in een slablad met een romige saus erover.

Voorbereidingstijd: 5 minuten

Totale bereidingstijd: 50 minuten

Voor 4 porties

- 6 tot 8 kippenbouten met vel (ongeveer 1 kg)
- 1 eetlepel olijfolie extra vierge
- 1 tot 2 theelepels gemengde Italiaanse kruiden (of kies je eigen favoriete gedroogde kruidenmengsel)
- ½ tot ¾ theelepel zout
- ¼ theelepel gemalen zwarte peper

Verwarm de oven voor op 180 °C. Leg de kip met de velkant naar boven in een vierkante ovenschaal van 22,5 cm. Besprenkel met de olie en bestrooi met gemengde Italiaanse kruiden, zout en peper. Bak 45 minuten tot de kip goed gaar is en niet meer roze van binnen. Bedruip de kip af en toe met het braadvocht.

Variatie

Vervang de olijfolie door 80 ml mosterdvinaigrette (blz. 285)

Calorieën: 350	Koolhydraten: 1 g	Vet: 24 g
Eiwitten: 32 g	Voedingsvezels: 0 g	

Mexicaanse 'shredded' kip (alle fases)

Gebruik deze kip als vulling voor taco's, tortilla's of in de kipquesadilla (blz. 267), gegarneerd met guacamole en zure room. Extra porties kun je maximaal drie dagen in de koelkast bewaren, of vries ze in als je ze langer wilt bewaren.

Voorbereidingstijd: 5 minuten

Totale bereidingstijd: 10 tot 25 minuten

Voor 6 porties

- 3 eetlepels olijfolie extra vierge
- 6 tot 8 kippendijen (ca. 500 g), zonder vel en bot
- ¼ theelepel knoflookpoeder
- 1 theelepel gemalen komijn
- ¼ theelepel rodepeperpoeder, zoals ancho of chile de arbol (of dezelfde hoeveelheid chilipoeder)
- snufje cayennepeper, of naar smaak
- ½ theelepels zout
- mespunt gemalen zwarte peper

Verhit de olie in een grote koekenpan op middelhoog vuur. Doe de kip in de pan en bestrooi met de kruiden, zout en peper.

Dek af en laat de kip gaar worden. Draai regelmatig, vooral in het begin, tot de olie en sappen uit de kip een saus beginnen te vormen. Voeg zo nodig water toe, 1 eetlepel tegelijk, om aanbranden te voorkomen. Laat 15 tot 20 minuten sudderen tot de kip volledig gaar is. Trek dan de kip met behulp van twee vorken in dunne reepjes uit elkaar. Verwarm de reepjes kip nog 3–5 minuten, regelmatig roerend, tot de vloeistof en specerijen helemaal zijn opgenomen en de kip volledig gaar is.

Variatie

Vervang voor een vegetarische versie de kip door 600 g extra stevige tofoe, uitgelekt, voorzichtig geperst met een absorberende handdoek en verbrokkeld. Vermeerder het zout tot 1 theelepel en de komijn tot 2–3 theelepels. Kook ongeveer 10 minuten. Het uiteindelijke resultaat moet eruitzien als roerei.

Calorieën: 220	Koolhydraten: 0 g	Vet: 12 g
Eiwitten: 26 g	Voedingsvezels: 0 g	

Gebakken tempé of tofoe (alle fases)

Tempé of tofoe bereiden lijkt misschien lastig op het eerste gezicht, maar als je het eenmaal onder de knie krijgt, zul je zien dat beide geweldige vleesvervangers zijn. Dit recept biedt een eenvoudige manier om tempé of tofoe te bereiden voor gebruik in je favoriete recepten. Serveer ze in plaats van het vlees dat je gebruikt in de maaltijdplanners, zoals kruidige kippendijen (blz. 262) of boterzachte lamsschenkels (blz. 254). Als je voor de vegetarische versie van een maaltijdplannerrecept kiest, voeg dit recept dan toe aan je normale planning van die dag. Maak genoeg voor een hele week en bewaar het in de koelkast om op elk gewenst moment een snelle maaltijd op tafel te kunnen zetten.

Voorbereidingstijd: 3 minuten

Totale bereidingstijd: 20 minuten

Voor 4 porties

- 2 eetlepels olijfolie extra vierge
- 500 g tempé, in reepjes van een ½ cm gesneden, of 500 g extra stevige tofoe, afgegoten, uitgelekt en voorzichtig geperst met een absorberende handdoek, daarna in reepjes van een ½ cm gesneden
- 1 eetlepel sojasaus
- 3 eetlepels water
- ¼ theelepel knoflookpoeder

Verhit de olie in een grote gietijzeren koekenpan op matig tot middelhoog vuur. Leg de tempé in een enkele laag in de pan en bak in 5–7 minuten aan één kant bruin en krokant. Draai de reepjes om en bak ze aan de andere kant. Zet het vuur laag. Meng in een kleine kom de sojasaus met het water en knoflookpoeder en schenk de saus over de gebakken tempé.

Voor tempé: Dek af en laat nog ongeveer 3 minuten sudderen. Draai de tempéreepjes om en stoof ze nog eens, zonder deksel, 3 minuten zodat de aroma's gelijkmatig opgenomen worden.

Voor tofoe: Stoof de tofoe, zonder deksel, ongeveer 1 minuut aan elke kant.

Serveer meteen of bewaar in de koelkast voor gebruik in andere recepten.

Variaties

Voeg verse gember of andere specerijen toe aan de saus.

Marineer de tempé een hele nacht of de tofoe een paar uur in de saus. Haal uit de marinade, bereid zoals voorgeschreven en laat op het eind de marinade nog even meesudderen zodat alle smaken goed kunnen intrekken.

Tofoeversie:

Calorieën: 169	Koolhydraten: 2 g	Vet: 13 g
Eiwitten: 16 g	Voedingsvezels: 2 g	

Tempéversie:

Calorieën: 251	Koolhydraten: 14 g	Vet: 13 g
Eiwitten: 22 g	Voedingsvezels: 5 g	

Krokante tempé (alle fases)

Door tempé op deze wijze te bereiden alvorens hem in een recept te verwerken, krijg je een rijke smaak en vlezige structuur. Krokante tempé is in al je favoriete recepten een goede vervanger voor gehakt. Je zult opkijken hoe bevredigend dit eiwitrijke gerecht kan zijn. Tempé behoudt ook na bereiding zijn structuur. Voeg dit recept toe aan je dagelijkse schema. Maak genoeg voor een hele week en bewaar de tempé in de koelkast, zodat je op elk gewenst moment een snelle maaltijd op tafel kunt zetten.

Voorbereidingstijd: 5 minuten

Totale bereidingstijd: 25 minuten

Voor 4 porties

- 3 eetlepels olijfolie extra vierge
- 1 theelepel zout
- 500 g tempé, fijngesneden of verbrokkeld

Verwarm de oven voor op 190 °C.

Meng de olie en het zout goed door de tempé. Doe de tempé in een ovenschaal van 22,5 x 30 cm en bak 20–30 minuten, regelmatig roerend, tot de tempé aan alle kanten bruin en krokant is.

Variatie

Verhit de olie in een grote gietijzeren koekenpan op middelhoog vuur. Voeg de tempé en het zout toe. Bak ongeveer 20 minuten, regelmatig roerend, tot de tempé bruin en gaar is. Maak grotere stukken kleiner met een houten spatel. Voeg zo nodig water toe om aanbranden te voorkomen.

Calorieën: 279	Koolhydraten: 13 g	Vet: 16 g
Eiwitten: 22 g	Voedingsvezels: 5 g	

Mediterrane kip (alle fases)

Deze stevige eenpansmaaltijd is een groot succes bij familiefeestjes, want bijna iedereen vindt het lekker. Serveer het als een creatief alternatief voor chili con carne.

Voorbereidingstijd: 10 minuten

Totale bereidingstijd: 30 minuten

Voor 4 porties

- 3 eetlepels olijfolie extra vierge
- 6 kippendijen (ca. 600 g), zonder vel en bot, in stukjes
- ¼ tot een ½ theelepel zout, afhankelijk van het zoutgehalte van de olijven en de feta
- ¼ theelepel gemalen zwarte peper
- 1 middelgrote ui, in halve ringen gesneden
- 4 teentjes knoflook, fijngesneden
- 2 blikken (elk 400 g) tomatenblokjes
- 100 g kalamataolijven
- 1 blik (300 g) kikkererwten, uitgelekt en afgespoeld
- 225 g sperziebonen
- 300 g feta, als garnering

Verhit de olie in een grote koekenpan op matig vuur. Voeg de kip toe, bestrooi met zout en peper en bak ongeveer 5 minuten. Voeg ui en knoflook toe en bak ongeveer 5 minuten tot de ui zacht is. Roer er de tomaten, olijven en kikkererwten door. Breng aan de kook, zet het vuur lager en laat 10 tot 15 minuten sudderen tot de kip gaar is. Voeg de sperziebonen toe, dek af en laat 3 tot 5 minuten zachtjes koken tot de sperziebonen gaar zijn, maar nog steeds helder groen. Serveer meteen, gegarneerd met de fetakaas.

Variaties

Vervang voor een vegetarische versie de kip door 600 g extra stevige tofoe, uitgelekt, voorzichtig geperst met een absorberende handdoek en in kleine stukjes gesneden.

Verminder de hoeveelheid olie tot 1–2 eetlepels voor fase 2 en 3.

Calorieën: 495	Koolhydraten: 28 g	Vet: 24 g
Eiwitten: 41 g	Voedingsvezels: 8 g	

Kipquesadilla's (fase 3)

Quesadilla's, wie houdt er niet van? Je kunt er snel en eenvoudig een heel gezelschap mee verrassen. Ze zijn goed te bewaren, gemakkelijk mee te nemen en smaken opgewarmd voor de lunch of als snelle snack ook heerlijk. Maak een dubbele hoeveelheid om er de volgende dag van te genieten.

Voorbereidingstijd: 5 minuten

Totale bereidingstijd: 10 minuten

Voor 4 porties

- 4 tortilla's (20 cm) van volkoren of gekiemde tarwe
- 6 eetlepels geraspte cheddar
- 400 g Mexicaanse 'shredded' kip (blz. 262)
- 2 eetlepels fijngehakte verse koriander
- 2 eetlepels salsa

Verhit een gietijzeren koekenpan op middelhoog vuur. Verwarm een tortilla aan de ene kant, ongeveer 15 seconden, keer dan om.

Zet het vuur lager. Strooi 1½ eetlepel van de kaas over de hele tortilla. Bedek de kaas met 200 g kip en 1 eetlepel koriander, verdeel gelijkmatig over de tortilla. Bestrooi met nog eens 1½ eetlepel van de kaas en bedek met een tweede tortilla.

Bak aan een kant bruin, in 1–2 minuten. Draai voorzichtig om met een grote spatel, zodat de vulling er niet uitvalt, en bak in 1–2 minuten aan de tweede kant bruin. Haal voorzichtig uit de pan en laat 2 tot 3 minuten afkoelen op een houten snijplank. Herhaal met de rest van de tortilla's, kaas, kip en koriander.

Snijd elke quesadilla in zes partjes. Serveer warm, met salsa.

Tip: Voor het warm maken van een tortilla werkt niets beter dan een gietijzeren koekenpan: alsof ze vers van de grillplaat komen.

Variaties

Voeg de salsa gelijk met de koriander toe.

Serveer met guacamole of plakjes avocado en zure room.

Vervang voor een vegetarische versie de kip door 400 g zwarte bonen met tofoe (blz. 243) of Mexicaanse 'shredded' kip – de tofoeversie (blz. 262).

Calorieën: 455	Koolhydraten: 49 g	Vet: 17 g
Eiwitten: 28 g	Voedingsvezels: 10 g	

Aubergine parmigiana (alle fases)

Een andere favoriet van ons proefpanel. Je kunt deze schotel ook grotendeels van tevoren bereiden, afgedekt in de koelkast zetten en vlak voor het opdienen 30 minuten afbakken in de oven.

Voorbereidingstijd: 15 minuten

Totale bereidingstijd: 45 minuten

Voor 4 porties

- 1 middelgrote aubergine (ca. 450 g), in plakjes van een ½ cm
- 4 theelepels olijfolie extra vierge
- ¾ theelepel zout (houd rekening met het zoutgehalte van de tomatensaus)
- 500 g extra stevige tofoe, uitgelekt en voorzichtig geperst met een absorberende handdoek
- mespunt gemalen zwarte peper
- 125 g mozzarella, fijngesneden
- 125 g ricotta
- 1 grote courgette, in plakjes van een ½ cm
- 500 ml tomatensaus (zonder toegevoegde suiker)
- 2 eetlepels verse basilicumblaadjes
- 25 g geraspte Parmezaanse kaas

Verwarm de oven voor op 220 °C.

Bestrijk de aubergine met de olie en leg de plakjes in een enkele laag, of enigszins overlappend aan de randen, op een bakplaat (of twee, indien nodig). Bestrooi met ¼ theelepel van het zout. Rooster 12 tot 15 minuten in de oven tot de aubergine zacht is. Haal uit de oven (laat de oven aan).

Verbrokkel ondertussen de tofoe in een grote kom en bestrooi met de resterende ½ theelepel zout en de peper. Meng goed. Voeg de mozzarella en ricotta toe en meng alles goed.

Bedek de bodem van een 22,5 x 30 cm grote ovenschaal met 180 ml van de tomatensaus. Bestrooi met 1 eetlepel basilicum, dan met de helft van de geroosterde aubergine, de helft van de courgette en de helft van het mozzarellamengsel. Herhaal met nog eens 180 ml van de tomatensaus, 1 eetlepel basilicum, de rest van de aubergine, courgette en het mozzarellamengsel. Schenk er de resterende tomatensaus over en bestrooi met Parmezaanse kaas.

Zet 30 minuten in de oven tot de aubergine zacht is en de Parmezaanse kaas goudbruin. De ovenschotel moet goed heet zijn.

Variaties

Voeg andere groenten naar keuze toe, zoals rode paprika en ui.

Voor fase 3: Voeg een laag lasagnavellen toe.

Calorieën: 485	Koolhydraten: 17 g	Vet: 34 g
Eiwitten: 34 g	Voedingsvezels: 8 g	

Garnalen in kokoscurrysaus (alle fases)

De combinatie van garnalen en cashewnoten in een romige, pittige currysaus – slechts een van de vele heerlijke mogelijkheden van de kokoscurrysaus (blz. 287) – maakt deze maaltijd zo rijk en bevredigend, en je zult de rijst niet missen. (Na fase 1 hoeft dat ook niet meer!)

Voorbereidingstijd: 5 minuten

Totale bereidingstijd: 20 minuten

Voor 4 porties

- 1 theelepel neutrale olie, zoals saffloerolie of avocado-olie
- 500 g middelgrote garnalen, gepeld en darmpje verwijderd
- ¼ theelepel zout
- 2 middelgrote wortels (ca. 150 g), in luciferdunne reepjes gesneden of grof gesnipperd
- ½ rode paprika, zaad en zaadlijsten verwijderd en in blokjes gesneden
- 200 g gesnipperde kool
- 400 g peultjes of sugar snaps (30 tot 40 peultjes)
- 750 ml kokoscurrysaus (blz. 287)
- 2 eetlepels fijngehakte verse koriander
- extra kerriepoeder
- 650 g gewassen spinazie, fijngehakt

Verhit de olie in een grote koekenpan op matig vuur. Voeg de garnalen toe en bestrooi met zout. Roerbak 3 tot 5 minuten tot de garnalen aan alle kanten roze zijn.

Doe de wortel, paprika, kool, peultjes en kokoscurrysaus in de pan. Breng aan de kook, zet het vuur lager en laat 5–7 minuten afgedekt sudderen, regelmatig roerend, tot de groenten gaar zijn, maar nog steeds helder van kleur en de saus is ingedikt. Bestrooi met koriander. Voeg eventueel extra kerriepoeder toe.

Verspreid de spinazie over een schaal of verdeel tussen individuele kommen. Schep het hete currymengsel over de spinazie. De spinazie zal slinken door de hitte van de saus. Serveer meteen, terwijl de groenten nog helder van kleur zijn.

Variaties

Vervang voor een vegetarische versie de garnalen door 150 g kikkererwten (blik), uitgelekt en afgespoeld en 500 g extra stevige tofoe, uitgelekt, voorzichtig geperst met een absorberende handdoek en in kleine stukken gesneden. Vermeerder het zout tot een ½ theelepel, of naar smaak.

Vervang de garnalen door 500 g kip of vis. Bij gebruik van kip, snijd deze in kleine stukken en bak 7 tot 10 minuten tot het vlees niet meer roze is van binnen.

Voor fase 2 en 3, serveer kleinere porties en geef er per portie 60 tot 120 g gekookte bruine rijst of quinoa bij.

Voeg groenten naar keuze toe.

Voeg 50 tot 75 g gare kikkererwten (blik) toe voor een romiger saus.

Calorieën: 421	Koolhydraten: 21 g	Vet: 25 g
Eiwitten: 30 g	Voedingsvezels: 4 g	

Vis in chipotlesaus (alle fases)

Hier is nog een snel, gemakkelijk visrecept. Het combineert de rokerige smaak van chipotle met de weelderige romigheid van mayonaise.

Voorbereidingstijd: 5 minuten

Totale bereidingstijd: 30 minuten

Voor 4 porties

- 500 g witvisfilet (kabeljauw, schelvis, heek of een andere witvis)
- ¼ theelepel zout
- 160 ml chipotlemayonaise (blz. 289)
- verse koriander of lente-ui, fijngehakt, als garnering

Verwarm de oven voor op 220 °C.

Spoel de visfilets af onder de kraan en dep ze droog. Bestrooi de visfilets met zout en rangschik ze in een ovenschaal. Verdeel de chipotlemayonaise gelijkmatig over de filets. Bak 20 tot 25 minuten tot de vis niet langer doorschijnend is en gemakkelijk uit elkaar valt. Het zal minder tijd kosten voor dunne filets en meer tijd voor filets die dikker zijn dan 2,5 cm. Garneer met koriander en serveer meteen.

Calorieën: 293	Koolhydraten: 1 g	Vet: 18 g
Eiwitten: 31 g	Voedingsvezels: 0 g	

Gemarineerde vis (fase 2 en 3)

Een vleugje zoetheid van de honing-balsamicomarinade vormt een mooie aanvulling op de hartigheid van dit gerecht, perfect voor een zomeravond!

Voorbereidingstijd: 2 minuten

Totale bereidingstijd: 55 minuten

Voor 4 porties

- 120 ml honing-balsamicomarinade (blz. 294)
- 500 tot 600 g witvisfilet (kabeljauw, schelvis, heek of een andere witvis)
- verse peterselie of lente-ui, fijngehakt, als garnering

Spoel de vis af onder de kraan, dep droog en leg de filets in een ovenschaal. Besmeer de filets met de marinade en zet de schaal vervolgens 30 minuten tot 1 uur in de koelkast (kortere tijd voor dunne vis die gemakkelijk uit elkaar valt en langere tijd voor dikke, stevige vis).

Verwarm de oven voor op 220 °C. Bak de filets, nog in de marinade, 20 tot 25 minuten tot de vis niet meer doorschijnend is en gemakkelijk uit elkaar valt. Het zal minder tijd kosten voor dunne filets en meer tijd voor filets dikker dan 2,5 cm.

De marinade in de ovenschaal kan waterig zijn geworden. Leg de vis in dat geval op een groot bord of een schaal en schenk de marinade in een pan. Verhit de marinade op het fornuis op middelhoog vuur, regelmatig roerend, en laat hem indikken. Schenk de saus over de vis en serveer, gegarneerd met peterselie of lente-ui.

Variatie

Gebruik voor een fase 1-recept de gember-sojavinaigrette (blz. 288), mosterdvinaigrette (blz. 285) of rancherosaus (blz. 293) als marinade.

Calorieën: 237	Koolhydraten: 8 g	Vet: 8 g
Eiwitten: 32 g	Voedingsvezels: 0 g	

Kipsalade met druiven en walnoten (alle fases)

Deze eiwitrijke salade heeft precies de juiste mix van zoetheid en krokantheid. Het recept biedt enige vrijheid wat betreft de hoeveelheid mayonaise die je gebruikt. Begin met 3 eetlepels, maar voeg eventueel nog eens 2 eetlepels toe als je meer saus wilt.

Voorbereidingstijd: 5 minuten

Totale bereidingstijd: 5 minuten

Voor 2 porties

- 225 g gaar kippenvlees, zonder vel, in blokjes gesneden
- 100 g kikkererwten (blik), uitgelekt en afgespoeld
- 2 stengels bleekselderij, fijngehakt
- 1 tot 2 middelgrote wortels, fijngesneden
- 350 g druiven, gehalveerd
- 2 eetlepels fijngehakte geroosterde walnoten (blz. 331)
- 3 tot 5 eetlepels mayonaise (blz. 280), of gebruik kant-en-klare mayonaise (zonder toegevoegde suiker)
- 2 theelepels vers citroensap
- ¼ theelepel zout
- 150 tot 225 g romainesla, in kleine stukjes
- versgemalen zwarte peper

Meng in een middelgrote kom kip, kikkererwten, bleekselderij, wortel, druiven, walnoten, mayonaise, citroensap en zout. Meng hier vlak voor het opdienen voorzichtig de sla doorheen. Bestrooi met versgemalen zwarte peper.

Tip: Gebruik voor dit recept gekruide kip (bijvoorbeeld restjes van de vorige avond of een gebraden kip uit de winkel). Deze salade kun je het best een uur of langer voordat je de sla toevoegt maken, zodat de smaken zich volledig kunnen ontwikkelen. Meng de romaine er vlak voor het opdienen door.

Variaties

Vervang voor een vegetarische versie de kip door 120 g gebakken tempé of tofoe (blz. 263), in kleine stukjes gesneden, of krokante tempé (blz. 265).

Voor fase 2: Gebruik quinoa in plaats van kikkererwten.

Voor fase 3: Gebruik croutons in plaats van kikkererwten.

Calorieën: 572	Koolhydraten: 35 g	Vet: 34 g
Eiwitten: 34 g	Voedingsvezels: 8 g	

Biefstuksalade met blauwekaasdressing (alle fases)

Dit is een populaire variant op een klassiek gerecht. Het recept biedt enige vrijheid wat betreft de hoeveelheid blauwekaasdressing die je gebruikt: begin met 6 eetlepels, maar voeg eventueel maximaal 2 extra eetlepels toe als je meer dressing wilt.

Voorbereidingstijd: 5 minuten

Totale bereidingstijd: 10 minuten

Voor 2 porties

- 225 g ossenhaas
- 1 theelepel olijfolie extra vierge
- ¼ theelepel zout
- ¼ theelepel gemalen zwarte peper, plus meer als garnering
- 150 tot 225 g romainesla, in kleine stukjes
- 100 g cannellini- of andere witte bonen (blik), uitgelekt en afgespoeld
- 50 g fijngesneden wortel (ongeveer 1 grote wortel)
- 2 kleine tomaten, in blokjes, of andere rauwe groenten naar keuze
- 6 tot 8 eetlepels blauwekaasdressing (blz. 284)

Verhit een koekenpan met dikke bodem op middelhoog vuur. Wrijf het vlees in met de olie en bestrooi met zout en peper. Leg het vlees in de hete pan en bak het ongeveer 90 seconden aan de ene kant, of langer als het vlees dikker is dan 2,5 cm. Draai het vlees om en bak nog eens 90 seconden tot de gewenste gaarheid is bereikt. Haal het vlees uit de pan en laat rusten op een snijplank.

Snijd het vlees met een scherp mes in dunne reepjes. Meng in een grote kom sla, bonen, wortel, tomaat en biefstuk. Meng er dan de blauwekaasdressing door. Bestrooi met versgemalen zwarte peper en serveer.

Variaties

Vervang voor een vegetarische versie het vlees door 225 g gebakken tempé of tofoe (blz. 263), in kleine stukjes gesneden, of krokante tempé (blz. 265).

In plaats van ossenhaas kun je ook gare koude kip gebruiken of het vlees van de kruidige kippendijen (blz. 262).

Voor fase 2: Gebruik quinoa in plaats van cannellinibonen.

Voor fase 3: Gebruik croutons in plaats van cannellinibonen.

Calorieën: 525	Koolhydraten: 27 g	Vet: 30 g
Eiwitten: 38 g	Voedingsvezels: 7 g	

Zalmsalade (alle fases)

Zalm als alternatief voor de traditionele tonijn is een geweldige manier om gunstige omega 3-vetten en minder kwik binnen te krijgen en te genieten van een heerlijk, eenvoudig gerecht. Dit recept kan ook dienen als basis voor andere eiwitten: vervang de vis door hardgekookte eieren voor een eiersalade of probeer de tofoeversie. Serveer in een groene salade of met komkommer.

Voorbereidingstijd: 7 minuten

Totale bereidingstijd: 7 minuten

Voor 2 porties

- 1 blik (200 g) duurzame rode (sockeye)zalm
- 1 stengel bleekselderij, in blokjes
- een halve middelgrote wortel (ca. 15 g), gesnipperd
- 3 tot 4 takjes verse peterselie, dikke takjes verwijderd, dunne takjes en blaadjes fijngehakt
- 250 tot 375 ml tartaarsaus (blz. 282)
- 1 tot 2 theelepels vers citroensap
- ¼ theelepel knoflookpoeder
- zout en versgemalen zwarte peper naar smaak

Meng alle ingrediënten, behalve zout en peper, in een grote kom. Voeg zout toe indien nodig (afhankelijk van de zoutheid van het zalm) en bestrooi met versgemalen zwarte peper.

Variatie

Vervang voor een vegetarische versie de zalm door ca. 200 g extra stevige tofoe, uitgelekt, voorzichtig geperst met een absorberende handdoek, verbrokkeld en op smaak gebracht met een ½ theelepel zout en een ½ theelepel paprikapoeder.

Calorieën: 475	Koolhydraten: 5 g	Vet: 34 g
Eiwitten: 39 g	Voedingsvezels: 1 g	

Brown Derbysalade (alle fases)

Dit is onze variant op een recept dat zijn oorsprong vond in het Hollywood Brown Derby-restaurant in de jaren 1930.

Voorbereidingstijd: 5 minuten

Totale bereidingstijd: 5 minuten

Voor 2 porties

- 75 tot 100 g gemengde slablaadjes
- 2 hardgekookte eieren, in plakjes
- 75 g kidneybonen (blik), uitgelekt en afgespoeld
- 2 plakjes kalkoenbacon (ca. 50 g), gebakken en verkruimeld
- 110 g gare koude kip of kalkoen, in stukjes
- 1 grote tomaat, in blokjes
- 2 tot 4 eetlepels mosterdvinaigrette (blz. 285)
- 2 eetlepels fijngemaakte roquefort of andere blauwe kaas
- versgemalen zwarte peper

Meng alle ingrediënten, behalve de peper, in een grote kom. Bestrooi met versgemalen zwarte peper en serveer.

Variatie

Vervang voor een vegetarische versie de bacon en de stukjes kip of kalkoen door 160 g gebakken tempé of tofoe (blz. 263), in kleine stukjes gesneden, of krokante tempé (blz. 265).

Calorieën: 460
Koolhydraten: 25 g
Vet: 25 g
Eiwitten: 35 g
Voedingsvezels: 10 g

Bulgursalade met garnalen (fase 2 en 3)

Deze frisse salade vormt een perfecte lunch. Je kunt de salade ook goed enige tijd van tevoren maken en tot gebruik in de koelkast bewaren. Voeg extra komijn, citroensap of een vleugje cayennepeper toe voor een pittiger resultaat.

Voorbereidingstijd: 10 minuten

Totale bereidingstijd: 15 minuten

Voor 2 porties

- 60 g bulgur
- 120 ml kokend water
- 2 theelepels olijfolie extra vierge
- 2 teentjes knoflook, fijngesneden
- 350 g garnalen, gepeld en darmpjes verwijderd
- ½ theelepel zout
- 60 ml citroen-olijfoliedressing (blz. 290)
- ½ theelepel gemalen komijn
- 50 g kikkererwten (blik), uitgelekt en afgespoeld
- 1 middelgrote tomaat, fijngesneden
- 25 g fijngesneden wortel (ongeveer 1 middelgrote wortel)
- 25 g fijngesneden peterselie
- 2 eetlepels fijngesneden ui
- versgemalen zwarte peper
- ¼ avocado, ontpit, geschild en in plakjes, als garnering

Doe de bulgur in een middelgrote kom en giet er het kokende water overheen. Dek af en laat minstens 5 minuten staan tot al het water is geabsorbeerd.

Verhit 1 theelepel van de olie in een koekenpan met dikke bodem op middelhoog vuur. Voeg knoflook, garnalen en zout toe en bak 3 tot 5 minuten tot de garnalen aan alle kanten roze en stevig zijn. Haal uit de pan en zet opzij.

Meng in een grote kom citroen-olijfoliedressing en komijn. Voeg de kikkererwten, tomaat, wortel, peterselie, ui, en garnalen toe. Meng alles goed. Roer er de bulgur door en bestrooi met versgemalen zwarte peper. Garneer met de plakjes avocado en serveer.

Variaties

Vervang voor een vegetarische versie de garnalen door ca. 200 g gebakken tempé of tofoe (blz. 263), in kleine stukjes gesneden, of krokante tempé (blz. 265).

Maak een glutenvrije versie door gierst of quinoa te bereiden volgens de richtlijnen op blz. 329. Gebruik 100 g gekookte gierst of quinoa in plaats van de bulgur en laat het kokend water weg.

Calorieën: 540	Koolhydraten: 44 g	Vet: 28 g
Eiwitten: 32 g	Voedingsvezels: 12 g	

Rancherokip (alle fases)

Vandaag koken we in cowboystijl. Zoals met veel van de recepten in dit boek: als je de saus van tevoren hebt gemaakt, bereid je deze fantastische maaltijd in een flits.

Voorbereidingstijd: 1 minuut

Totale bereidingstijd: 25 tot 45 minuten

Voor 4 porties

- 6 kippendijen (ca. 500 g), zonder vel en bot
- ¼ theelepel zout
- 375 ml rancherosaus (blz. 293)

Verwarm de oven voor op 180 °C.

Doe de kip in een ovenschaal van 20 of 22,5 cm.

Bestrooi met zout. Schenk er de rancherosaus over.

Bak in 30 tot 45 minuten bruin en gaar.

Variaties

Vervang de kip door 500 g witvisfilet (kabeljauw, schelvis, heek of een andere witvis) en verminder de baktijd tot 25 minuten.

Vervang voor een vegetarische versie de kip door 500 g extra stevige tofoe, uitgelekt en voorzichtig geperst met een absorberende handdoek, en daarna in reepjes gesneden. Verminder de baktijd tot 25 minuten.

Calorieën: 272	Koolhydraten: 6 g	Vet: 12 g
Eiwitten: 34 g	Voedingsvezels: 1 g	

Thaise pindatempé (alle fases)

Een vegetarische versie van de Aziatische klassieker.

Voorbereidingstijd: 10 minuten

Totale bereidingstijd: 20 minuten

Voor 4 porties

- 1 theelepel olijfolie extra vierge
- 1 middelgrote ui, gesnipperd
- 1 grote wortel, in luciferdunne reepjes gesneden of grof gesnipperd
- 1 grote boerenkool (ca. 500 g), in stukjes gesneden
- 2 eetlepels water
- 1 recept krokante tempé (blz. 265)
- 1 recept Thaise pindasaus (blz. 283)
- 675 g gewassen spinazie
- 30 g kiemgroente (bijv. taugé of alfalfa), als garnering
- 60 g gehakte geroosterde pinda's (blz. 331), als garnering
- 1 limoen, in partjes, als garnering

Verhit de olie in een grote koekenpan op matig vuur. Voeg de ui toe en bak glazig in 3 tot 5 minuten. Voeg de wortel, boerenkool, en water toe. Dek af en stoom gedurende 1 minuut. Haal het deksel van de pan en voeg de tempé en de Thaise pindasaus toe. Laat 1–2 minuten koken tot de saus en tempé warm zijn.

Verspreid de spinazie over een schaal of verdeel tussen individuele kommen. Schep de hete Thaise pindatempé over de spinazie. De spinazie zal slinken door de hitte van de saus. Garneer met de kiemgroente, gehakte pinda's en partjes limoen. Serveer meteen terwijl de groenten nog helder van kleur zijn.

Variaties

Voeg groenten naar keuze toe.

Voor fase 2, serveer met rijst of quinoa.

Voor fase 3, serveer met Aziatische noedels.

Vervang de tempé door 500 g kip, vis of garnalen.

Calorieën: 659	Koolhydraten: 41 g	Vet: 42 g
Eiwitten: 38 g	Voedingsvezels: 18 g	

SAUZEN

Basisrecept mayonaise (alle fases)

Aan bijna alle mayonaise die je in de winkel koopt is suiker toegevoegd. Gelukkig is je eigen mayonaise maken zeer eenvoudig. Verdubbel, verdrievoudig of verviervoudig zelfs de hoeveelheden in het recept als je meteen een flinke hoeveelheid wilt maken.

Voorbereidingstijd: 5 minuten

Totale bereidingstijd: 5 minuten

Voor ca. 185 ml

- 60 ml ongezoete sojamelk of volle melk
- ½ theelepel zout
- 1 theelepel vers citroensap
- ¼ theelepel wittewijnazijn of heldere rijstazijn
- 60 ml neutrale olie, zoals saffloerolie of avocado-olie
- 80 ml extra neutrale olie, voor een klassieke mayonaise, of olijfolie extra vierge, voor een pittiger smaak

Doe alle ingrediënten in een weckpot met een brede opening waarin een staafmixer past zonder dat het gaat spatten. Mix ongeveer 2 minuten met de staafmixer tot het mengsel dik en romig is. Doe een deksel op de pot en zet 1 uur of meer koel weg, zodat de smaken zich kunnen ontwikkelen. De mayonaise kun je 1 tot 2 weken in de koelkast bewaren.

Tip: Amandelmelk en andere melkvervangers werken voor dit recept niet zo goed als sojamelk of volle melk. Voeg meer olie toe of mix nog even met de staafmixer als de mayo niet dik genoeg is.

Per 1 eetlepel:	Eiwitten: 0 g	Voedingsvezels: 0 g
Calorieën: 80	Koolhydraten: 0 g	Vet: 9 g

Roerbaksaus of Marinade (alle fases)

Je kunt deze veelzijdige saus met elk eiwit gebruiken. Voeg Aziatische groenten met kip of tofoe toe, of rode, oranje, groene paprika en biefstukreepjes voor pepersteak, of gebruik het als een marinade voor gebakken of gekookte tofoe of vis.

Voorbereidingstijd: 5 minuten

Totale bereidingstijd: 5 minuten

Voor ca. 80 ml

- 1 stukje (2,5 cm) verse gember, geschild
- 1 teentje knoflook
- 60 ml water
- ½ theelepel zout
- 1 eetlepel neutrale olie, zoals (ongeroosterde-)sesamolie, oliezuurrijke saffloerolie of avocado-olie

Doe alle ingrediënten in een weckpot met brede opening. Pureer met een staafmixer tot de gember zeer fijn is gesneden.

Tip: Schil gember door deze met een lepel af te schrapen. Hierdoor gaat zo min mogelijk van de gember verloren. Gebruik voor een dikkere schil een dunschiller.

Variaties

Verdubbel de hoeveelheid gember en knoflook voor een intensere smaak.

Gebruik 1 eetlepel sojasaus in plaats van zout voor een roerbaksaus in Aziatische stijl.

Gebruik geroosterde-sesamolie voor meer diepte in de smaak.

Vermeerder het zout met ¼ theelepel als je tofoe gebruikt als eiwit.

Per 1 eetlepel:	Eiwitten: 0 g	Voedingsvezels: 0 g
Calorieën: 26	Koolhydraten: 1 g	Vet: 3 g

Tartaarsaus (alle fases)

Net als het geval is bij mayonaise is aan bijna alle tartaarsaus die je in de winkel koopt suiker toegevoegd. Met behulp van het basisrecept mayonaise maak je in een handomdraai je eigen tartaarsaus, zonder extra suiker, en deze blijft in de koelkast net zo lang goed als mayonaise.

Voorbereidingstijd: 5 minuten

Totale bereidingstijd: 5 minuten

Voor ca. 180 ml

- 1 middelgrote augurk
- een partje rode ui
- 1 klein teentje knoflook, of een mespunt knoflookpoeder
- ½ theelepel vers citroensap
- ½ theelepel dijonmosterd (optioneel)
- snufje zout
- 125 ml mayonaise (blz. 280), of gebruik een goede kant-en-klare mayonaise (zonder toegevoegde suiker)

Doe de augurk, ui en knoflook in een keukenmachine en laat deze draaien tot alles is fijngehakt. Voeg de overige ingrediënten toe en meng nog eens goed. Doe de saus in een glazen pot, sluit deze af en zet hem 1 uur of langer koel weg, zodat de smaken zich kunnen ontwikkelen. De tartaarsaus kun je maximaal 1 tot 2 weken in de koelkast bewaren.

Variatie

Meng er wat kruiden uit de augurkenpot doorheen voor een beetje extra pit.

Per 1 eetlepel:	Eiwitten: 0 g	Voedingsvezels: 0 g
Calorieën: 49	Koolhydraten: 0 g	Vet: 5 g

Thaise pindasaus (alle fases)

Pindasauzen die je kant-en-klaar in de winkel koopt staan ook bekend om de grote hoeveelheid suiker en andere kunstmatige ingrediënten die worden toegevoegd. Gebruik dit recept voor bij de Thaise pindatempé (blz. 279), of gewoon wanneer je trek hebt in een zoete, hartige dip.

Voorbereidingstijd: 5 minuten

Totale bereidingstijd: 5 minuten

Voor ca. 450 ml

- 1 grote sinaasappel, 2 grote of 4 kleine mandarijnen (clementines), geschild, zonder pitjes en in 2,5 cm grote stukken gesneden
- 1 stukje (ca. 1,5 cm) verse gember, geschild
- 1 theelepel vers limoensap
- 125 ml pindakaas (zonder toegevoegde suiker)
- 2 theelepels heldere rijstazijn
- 2 eetlepels water
- 1 eetlepel sojasaus
- ¼ theelepel zout
- ¼ tot een ½ theelepel cayennepeper, of naar smaak

Doe alle ingrediënten in een weckpot met een brede opening waarin een staafmixer past zonder dat het gaat spatten. Mix met de staafmixer tot de stukjes sinaasappel volledig zijn gemengd en de saus dik en romig is geworden. Voeg eventueel nog wat zout en cayennepeper toe. Sluit de pot af en zet hem 1 uur of meer koel weg, zodat de smaken zich kunnen ontwikkelen. De pindasaus kun je ongeveer een week in de koelkast bewaren.

Tip: Schil gember door deze met een lepel af te schrapen. Hierdoor gaat zo min mogelijk van de gember verloren. Gebruik voor een dikkere schil een dunschiller.

Variatie

Optioneel voor fase 2 en 3: Verminder de hoeveelheid sinaasappel met de helft en voeg 1 eetlepel honing toe.

Per 1 eetlepel:	Eiwitten: 1 g	Voedingsvezels: 1 g
Calorieën: 33	Koolhydraten: 1 g	Vet: 3 g

Blauwekaasdressing (alle fases)

Met deze dressing maak je van een eenvoudige krop sla een heerlijk bijgerecht. Je kunt hem ook gebruiken in een fase 1 lunchrecept, de biefstuksalade met blauwekaasdressing (blz. 284). Verschillende soorten blauwe kaas kunnen sterk in smaak variëren, van sterk tot mild. Experimenteer met verschillende soorten tot je jouw favoriete vindt.

Voorbereidingstijd: 5 minuten

Totale bereidingstijd: 5 minuten

Voor ca. 120 ml

- 60 g verbrokkelde blauwe kaas
- 1 theelepel fijngesneden verse bieslook of lente-ui
- 2 eetlepels zure room
- 2 eetlepels mayonaise (blz. 280), of gebruik kant-en-klare mayonaise (zonder toegevoegde suiker)
- 1½ theelepel vers citroensap
- 1 eetlepel water
- snufje zout, zo nodig
- snufje gemalen zwarte peper

Doe 30 g van de blauwe kaas, bieslook, zure room, mayonaise, citroensap, water, zout en peper in een weckpot met brede opening waarin een blender kan draaien zonder dat het gaat spatten. Mix met de staafmixer tot alles gemengd is. Roer er de resterende 30 g blauwe kaas door, deze dressing is het lekkerst als hij nog een enigszins grove structuur heeft. Sluit de pot af en zet 1 uur of meer koel weg, zodat de smaken zich kunnen ontwikkelen. De dressing kun je 1 tot 2 weken in de koelkast bewaren.

Tip: Blauwe kaas varieert sterk in zout en textuur, proef dus de dressing voordat je zout toevoegt en kies een (droge) soort die je gemakkelijk kunt verbrokkelen.

Variatie

Gebruik feta in plaats van blauwe kaas.

Per 1 eetlepel:	Eiwitten: 2 g	Voedingsvezels: 0 g
Calorieën: 52	Koolhydraten: 0 g	Vet: 5 g

Mosterdvinaigrette (alle fases)

Deze vinaigrette is zo veelzijdig, misschien wil je zelfs een dubbele hoeveelheid maken als dressing voor salades, over groenten, vlees, gevogelte en vis. De vinaigrette kun je ook gebruiken als marinade voor vis of kip uit de oven.

Voorbereidingstijd: 3 minuten

Totale bereidingstijd: 3 minuten

Voor 250 ml

- 180 ml olijfolie extra vierge
- 60 ml rodewijnazijn
- 2 eetlepels dijonmosterd
- mespunt zout
- mespunt gemalen zwarte peper

Doe alle ingrediënten in een glazen pot met deksel. Sluit de pot af en schud tot alles goed is gemengd.

Tip: Mosterdvinaigrette kan maanden in de koelkast worden bewaard en 1 tot 2 weken daarbuiten. In de koelkast stolt olijfolie, daarbuiten blijft hij zacht en vloeibaar. Haal de vinaigrette minstens een uur voor gebruik uit de koelkast. Als je olijfolie in de koelkast niet stolt, controleer dan de kwaliteit, het zou kunnen dat er andere oliën zijn toegevoegd.

Variaties

Voeg gedroogde kruiden toe, zoals tijm, oregano of basilicum, of een van je andere favoriete kruiden.

Optioneel voor fase 2 en 3, vervang de helft van de rodewijnazijn door balsamicoazijn.

Per 1 eetlepel:	Eiwitten: 0 g	Voedingsvezels: 0 g
Calorieën: 92	Koolhydraten: 0 g	Vet: 10 g

Pittige coleslawdressing (alle fases)

Deze zeer rijke en volle dressing maakt van elke portie gesneden witte kool een traktatie! Hij dient als dressing voor de pittige coleslaw op blz. 300.

Voorbereidingstijd: 5 minuten

Totale bereidingstijd: 5 minuten

Voor ca. 250 ml

- 1 eetlepel dijonmosterd
- 1 eetlepel appelciderazijn
- 1 eetlepel vers citroensap
- ¼ theelepel zout
- 125 ml mayonaise (blz. 280)
- 60 ml zure room
- mespunt gemalen zwarte peper

Doe alle ingrediënten in een weckpot met een brede opening waarin een staafmixer past zonder dat het gaat spatten. Pureer met de staafmixer tot een gladde massa. Sluit de pot af en zet 1 uur of meer koel weg, zodat de smaken zich kunnen ontwikkelen. Deze pittige dressing kun je 1 tot 2 weken in de koelkast bewaren.

Variatie

Vervang voor een geheel zuivelvrije versie de zure room door nog eens 60 ml mayonaise (blz. 280).

Per 1 eetlepel:	Eiwitten: 0 g	Voedingsvezels: 0 g
Calorieën: 59	Koolhydraten: 0 g	Vet: 6 g

Kokoscurrysaus (alle fases)

Curry is een mengsel van uiteenlopende kruiden, de samenstelling kan per merk verschillen. Probeer een aantal merken uit tot je er een hebt gevonden dat je bevalt, en voel je vrij om extra rodepepervlokken of een snufje cayennepeper toe te voegen om de saus nog pittiger te maken. Gebruik de currysaus als smaakmaker bij een verscheidenheid aan groenten en eiwitten, zoals tofoe, vis, garnalen, kip en tempé.

Voorbereidingstijd: 5 minuten

Totale bereidingstijd: 5 minuten

Voor ca. 625 ml

- 100 g rauwe cashewnoten
- 180 ml warm water
- 300 ml kokosmelk (driekwart van een 400 ml blik, goed schudden voordat je de hoeveelheid afmeet)
- 1 stukje (1,5–2,5 cm) verse gember, geschild en in dunne plakjes gesneden
- 1 klein teentje knoflook
- 1½ tot 2 eetlepels kerriepoeder, of meer, naar smaak
- rodepepervlokken (optioneel)
- 1 theelepel zout

Doe alle ingrediënten in een blender of in een weckpot met een brede opening waarin een staafmixer past zonder dat het gaat spatten. Pureer op hoge snelheid tot een gladde massa. Zorg bij het gebruik van een staafmixer dat ook de dikkere stukken groenten en noten glad en romig worden. Sluit de pot af en zet 1 uur of meer koel weg, zodat de smaken zich kunnen ontwikkelen. De currysaus kun je 1 tot 2 weken in de koelkast bewaren.

Tip: Schil gember door deze met een lepel af te schrapen. Hierdoor gaat zo min mogelijk van de gember verloren. Gebruik voor een dikkere schil een dunschiller.

Variatie

Week de cashewnoten 1 uur in warm water, laat daarna uitlekken, dit geeft een romiger textuur.

Per 1 eetlepel:	Eiwitten: 1 g	Voedingsvezels: 0 g
Calorieën: 28	Koolhydraten: 1 g	Vet: 2 g

Gember-sojavinaigrette (alle fases)

Dit is een geweldig saus om bij tofoe of kip te serveren, maar ook voor over gesnipperde kool in Aziatische gerechten, bij groene salades, of als marinade voor in de oven gebakken vis. Voor fase 3 kun je hem toevoegen aan sobanoedels en groenten voor een verfrissende Aziatische noedelsalade.

Voorbereidingstijd: 5 minuten

Totale bereidingstijd: 5 minuten

Voor 180 ml

- 1 stukje (2,5 cm) verse gember, geschild en in dunne plakjes gesneden
- 1 teentje knoflook
- 60 ml water water
- 1 eetlepel sojasaus
- 2 eetlepels heldere rijstazijn
- 1 eetlepel zoete witte miso
- 3 eetlepels geroosterde-sesamolie
- 3 eetlepels neutrale olie, zoals (ongeroosterde-)sesamolie, oliezuurrijke saffloerolie of avocado-olie

Doe alle ingrediënten in een weckpot met een brede opening waarin een staafmixer past zonder dat het gaat spatten. Pureer met de staafmixer tot een gladde massa. Zorg dat ook de dikkere stukken fijngehakt worden. Sluit de pot af en zet 1 uur of meer koel weg, zodat de smaken zich kunnen ontwikkelen. De vinaigrette kun je 1 tot 2 weken in de koelkast bewaren.

Tip: Schil gember door deze met een lepel af te schrapen. Hierdoor gaat zo min mogelijk van de gember verloren. Gebruik voor een dikkere schil een dunschiller.

Per 1 eetlepel:	Eiwitten: 0 g	Voedingsvezels: 0 g
Calorieën: 66	Koolhydraten: 1 g	Vet: 7 g

Chipotlemayonaise (alle fases)

Pas de hoeveelheid chipotlepoeder aan, afhankelijk van de gewenste pittigheid. Deze pikante mayonaise fleurt uiteenlopende eiwitbronnen als bonen, tofoe en kip op en maakt van elk gerecht een interessante maaltijd. Het is ook een heerlijke dipsaus voor groenten. Ook kun je een dikke laag over witvis smeren en deze in de oven bakken voor een snelle visschotel.

Voorbereidingstijd: 5 minuten

Totale bereidingstijd: 5 minuten

ca. 250 ml

- 60 ml ongezoete sojamelk of volle melk
- 2 theelepels tomatenpuree
- 2 theelepels vers limoensap
- ¼ theelepel appelciderazijn (of wittewijnazijn of witte gedistilleerde azijn voor een mildere smaak)
- 60 ml neutrale olie, zoals saffloerolie of avocado-olie
- 80 ml olijfolie extra vierge
- 1 klein teentje knoflook
- ¼ theelepel chipotlepoeder, of meer naar smaak
- ½ theelepel zout

Doe alle ingrediënten in een weckpot met een brede opening waarin een staafmixer past zonder dat het gaat spatten. Pureer met de staafmixer tot een romige massa is ontstaan. Voeg eventueel naar smaak nog wat chipotlepoeder toe. Sluit de pot af en zet hem 1 uur of meer koel weg, zodat de smaken zich kunnen ontwikkelen. Deze mayonaise kun je 1 tot 2 weken in de koelkast bewaren.

Per 1 eetlepel:	Eiwitten: 0 g	Voedingsvezels: 0 g
Calorieën: 58	Koolhydraten: 0 g	Vet: 6 g

Citroen-olijfoliedressing (alle fases)

Deze zonnige combinatie versterkt de smaak van geblancheerde en gestoomde groenten en is een heerlijke dressing voor graansalades en sla-wraps.

Voorbereidingstijd: 3 minuten

Totale bereidingstijd: 3 minuten

Voor 6 eetlepels

- 2 eetlepels vers citroensap
- 60 ml olijfolie extra vierge
- snufje zout
- snufje gemalen zwarte peper

Doe alle ingrediënten in een weckpot met een brede opening. Sluit de pot af en schud. De dressing blijft 1 tot 2 weken goed in de koelkast. Flink schudden voor gebruik.

Tip: Haal de dressing minstens een uur voor gebruik uit de koelkast, aangezien olijfolie extra vierge stolt in de koelkast. Als je olijfolie niet stolt in de koelkast, controleer dan de kwaliteit, het zou kunnen dat er andere oliën zijn toegevoegd.

Variatie

Voeg kruiden en specerijen toe, zoals gemalen komijn, cayennepeper, tijm, oregano of gemengde Italiaanse kruiden.

Per 1 eetlepel:	Eiwitten: 0 g	Voedingsvezels: 0 g
Calorieën: 81	Koolhydraten: 0 g	Vet: 9 g

Citroen-tahinsaus (alle fases)

Geniet van deze verfrissende saus bij geblancheerde groenten, salades, falafel, hummus of quinoa.

Voorbereidingstijd: 5 minuten

Totale bereidingstijd: 5 minuten

Voor 180 ml

- 2 eetlepels vers citroensap
- 1 klein teentje knoflook
- de blaadjes van 2 tot 3 takjes peterselie, fijngesneden
- 60 ml tahin
- 2 eetlepels olijfolie extra vierge
- ½ theelepel zout
- 60 ml water, of zo nodig meer

Doe alle ingrediënten behalve het water in een weckpot met een brede opening waarin een staafmixer past zonder dat het gaat spatten. Pureer met de staafmixer tot een dikke puree. Voeg langzaam het water toe en blijf mengen tot er een romige, schenkbare dressing ontstaat. Sluit de pot af en zet hem 1 uur of meer koel weg, zodat de smaken zich kunnen ontwikkelen. De saus kun je 1 tot 2 weken in de koelkast bewaren.

Variatie

Voeg minder water toe en gebruik de saus als een dip.

Per 1 eetlepel:	Eiwitten: 1 g	Voedingsvezels: 0 g
Calorieën: 50	Koolhydraten: 1 g	Vet: 5 g

Romige dillesaus (alle fases)

Deze mix van verse dille, yoghurt en een snufje paprika vormt een verfrissende, rustieke dressing die zich met bijna alles laat combineren. Serveer bij gerookte zalm, komkommer en tomaat voor een heerlijke lunch, of gebruik als saus of dip om simpele groenten interessanter te maken.

Voorbereidingstijd: 5 minuten

Totale bereidingstijd: 5 minuten

Voor ca. 300 ml

- 60 ml ongezoete sojamelk of volle melk
- 80 ml ongezoete volvette Griekse yoghurt
- ½ teentje knoflook
- 1 theelepel vers citroensap
- ½ theelepel wittewijnazijn of heldere rijstazijn

- 60 ml neutrale olie, zoals saffloerolie of avocado-olie
- 60 ml olijfolie extra vierge
- 4 tot 5 eetlepels grof gehakte verse dille (steeltjes en blaadjes), of 1 tot 2 eetlepels gedroogde dille
- snufje paprika
- ½ theelepel zout
- mespunt gemalen zwarte peper

Doe alle ingrediënten in een weckpot met een brede opening waarin een staafmixer past zonder dat het gaat spatten. Pureer met de staafmixer tot een romige, schenkbare dressing. Sluit de pot af en zet 1 uur of meer koel weg, zodat de smaken zich kunnen ontwikkelen. De saus kun je 1 tot 2 weken in de koelkast bewaren.

Per 1 eetlepel:	Eiwitten: 0 g	Voedingsvezels: 0 g
Calorieën: 53	Koolhydraten: 0 g	Vet: 6 g

Romige limoen-korianderdressing (alle fases)

De limoen en koriander geven een Mexicaans tintje aan deze eenvoudige, romige dressing, die heerlijk is bij salades, gekookte groenten, taco's en burrito's.

Voorbereidingstijd: 5 minuten

Totale bereidingstijd: 5 minuten

Voor 125 ml

- 2 eetlepels water
- ½ theelepel zout
- 1½ theelepel vers limoensap
- 1 klein teentje knoflook
- ½ avocado, ontpit en geschild
- 2 eetlepels grof gehakte verse koriander (blaadjes en steeltjes)
- 2 eetlepels lijnzaadolie of olijfolie extra vierge
- snufje gemalen zwarte peper

Doe alle ingrediënten in een weckpot met een brede opening waarin een staafmixer past zonder dat het gaat spatten. Pureer met de staafmixer tot een romige, schenkbare dressing. Sluit de pot af en zet hem 1 uur of meer koel weg, zodat de smaken zich kunnen ontwikkelen. Serveer meteen of binnen 3–4 dagen (anders wordt de avocado bruin).

Variatie

Gebruik peterselie in plaats van koriander.

Per 1 eetlepel:	Eiwitten: 0 g	Voedingsvezels: 1 g
Calorieën: 45	Koolhydraten: 1 g	Vet: 5 g

Rancherosaus

Dit recept is gul met pittige pepers, zoals jalapeños, maar tijdens de bereiding wordt de smaak al veel milder. Wees creatief met verschillende soorten chilipeper, en maak naar wens een mildere of pikantere saus. Serveer met eieren, taco's of sla-wraps voor elke maaltijd van de dag, of gebruik als marinade voor tofoe, vis of kip, zoals in de rancherokip (blz. 278).

Voorbereidingstijd: 5 minuten

Totale bereidingstijd: 25 minuten

Voor ca. 1 liter

- 1 gele paprika, zaad en zaadlijsten verwijderd
- 1 Anaheim- of poblanopeper, zaad en steeltje verwijderd
- 2 tot 4 jalapeños, zaad en steeltje verwijderd
- 1 grote teen knoflook
- 1 grote ui, in grote stukken gesneden
- 60 ml olijfolie extra vierge
- 1 theelepel zout
- ½ theelepel gemalen zwarte peper
- 1 eetlepel gedroogde Mexicaanse oregano of mediterrane oregano
- ½ theelepel rodepeperpoeder, zoals ancho of chile de arbol (optioneel), of chilipoeder
- snufje cayennepeper (optioneel)
- 100 g milde groene chilipepers (potje)
- 2 blikken (elk 400 g) tomatenblokjes

Meng paprika, Anaheim- of poblanopeper, jalapeños, knoflook en ui in een keukenmachine en hak alles zeer fijn.

Verhit de olie in een diepe koekenpan op matig vuur. Voeg het paprika-uimengsel, zout, zwarte peper, oregano, rodepeperpoeder en cayennepeper (als je die gebruik) toe. Roerbak 5 minuten tot de ui zacht is. Voeg groene chilipepers en tomatenblokjes toe. Zet het vuur lager en laat 10 tot 15 minuten zachtjes pruttelen. Voeg zo nodig meer cayennepeper toe voor een pittiger saus.

Pureer de saus met een staafmixer, maar niet te fijn, de saus mag een beetje grof van textuur zijn. Laat nog eens 5 minuten sudderen. Serveer meteen of bewaar in de koelkast in een pot, of laat afkoelen en bewaar in een hersluitbare diepvrieszak in de vriezer. De saus kun je 1 tot 2 weken in de koelkast bewaren en tot 1 maand in de vriezer.

Per 60 ml:	Eiwitten: 1 g	Voedingsvezels: 1 g
Calorieën: 47	Koolhydraten: 4 g	Vet: 3 g

Honing-balsamicomarinade (fase 2 en 3)

Door vis in een marinade of saus te bereiden, blijft hij mals en sappig. Met behulp van deze marinade zet je elke keer een heerlijke maaltijd op tafel.

Voorbereidingstijd: 5 minuten

Totale bereidingstijd: 5 minuten

Voor 125 ml

- 1 stukje (5 cm) verse gember, geschild en in dunne plakjes gesneden
- 1 teentje knoflook
- 2 eetlepels water
- 1 eetlepel zoete witte miso
- 1 eetlepel honing
- 1 eetlepel balsamicoazijn
- 2 eetlepels sojasaus
- 2 eetlepels olijfolie extra vierge

Doe alle ingrediënten in een weckpot met een brede opening waarin een staafmixer past zonder dat het gaat spatten. Pureer tot een gladde massa. Let op dat de gember ook goed fijn is. Gebruik meteen of sluit de pot af en bewaar in de koelkast tot gebruik. De marinade kun je 1 tot 2 weken in de koelkast bewaren.

Per 1 eetlepel:	Eiwitten: 1 g	Voedingsvezels: 0 g
Calorieën: 48	Koolhydraten: 4 g	Vet: 3 g

BIJGERECHTEN

Gesauteerde groenten met knoflook (alle fases)

Dit is een recept voor zelfs de grootste groentehaters. Paksoi en snijbiet zijn fantastisch op deze manier, maar je kunt ook een zak voorgesneden boerenkool gebruiken. Het lijkt misschien veel op het eerste gezicht, maar het slinkt. Maak een extra grote hoeveelheid – je zult verbaasd zijn hoe snel het op is.

Voorbereidingstijd: 5 minuten

Totale bereidingstijd: 7 minuten

Voor 4 porties

- 1 eetlepel olijfolie extra vierge
- 2 klein teentjes knoflook
- 500 g paksoi, snijbiet of boerenkool, stengels in dunne rondjes gesneden, bladeren in kleine stukken gehakt
- ¼ theelepel zout

Verhit de olie in een grote koekenpan op middelhoog vuur. Voeg de knoflook toe en fruit deze 30 seconden. Voeg de groenten toe en bestrooi met zout. Roerbak ongeveer 1 minuut tot de groenten helemaal bedekt zijn met olie. Dek af en laat de groenten ongeveer 1 minuut zachtjes stomen. Haal het deksel van de pan en blijf bakken tot de groenten geslonken en zacht zijn, maar nog steeds helder van kleur. Snijbiet en paksoi zullen sneller klaar zijn dan boerenkool of een andere stevige groente.

Calorieën: 53	Koolhydraten: 5 g	Vet: 4 g
Eiwitten: 2 g	Voedingsvezels: 1 g	

Gierstpolenta (fase 2 en 3)

Deze variatie op de klassieke polenta is eenvoudig te maken en heel geschikt om restjes op te maken.

Voorbereidingstijd: 5 minuten

Totale bereidingstijd: 25 minuten

Voor 4 porties

- 625 ml water
- 130 g gierst, gewassen
- 3 eetlepels gare maiskorrels (blik), afgegoten
- ¼ tot ½ theelepel zout
- sojasaus of zout, om te serveren (optioneel)

Breng het water aan de kook in een middelgrote pan. Voeg gierst, mais en zout toe en breng het water aan de kook. Roer kort, zet het vuur laag, dek af en laat ongeveer 20 minuten pruttelen tot het water volledig is geabsorbeerd. Schep op elk bord een portie en serveer met een scheutje sojasaus of een snufje zout.

Als alternatief: Verdeel de hete gierst over een ovenschaal van 20 of 22 cm. Laat afkoelen, snijd in vierkanten en dien op zoals de traditionele polenta.

Variaties

Bak de afgekoelde stukken gierst in een gietijzeren koekenpan met 1–2 eetlepels olijfolie extra vierge aan beide kanten bruin en krokant.

Bestrooi met Parmezaan of een andere kaas.

Voeg tegelijk met het zout je favoriete kruiden of specerijen toe.

Gebruik in plaats van mais groenten als bloemkool en pureer glad met een staafmixer (zoals aardappelpuree).

Calorieën: 132	Koolhydraten: 26 g	Vet: 1 g
Eiwitten: 4 g	Voedingsvezels: 3 g	

Boerenkool met wortel en krenten (fase 2 en 3)

De zoetheid van de krenten en wortel in combinatie met de pittige citroendressing maken dit een onweerstaanbare gerecht – een geweldige manier om iedereen aan de groenten te krijgen.

Voorbereidingstijd: 5 minuten

Totale bereidingstijd: 5 minuten

Voor 4 porties

- 1 grote boerenkool (ca. 500 g), fijngesneden
- 1 kleine wortel, in luciferdunne reepjes gesneden of grof gesnipperd
- 1 eetlepel krenten of rozijnen, fijngehakt
- 3 tot 4 eetlepels citroen-olijfoliedressing (blz. 290)

Breng in een middelgrote pan ca. 10 cm water aan de kook.

Blancheer de boerenkool door hem 1 minuut in het kokende water onder te dompelen of tot de blaadjes zacht zijn maar nog steeds helder groen. Haal met een schuimspaan uit het water en laat op een groot bord uitlekken.

Blancheer de wortels 15 tot 30 seconden in het kokende water. Haal met een schuimspaan uit het water en laat op een bord uitlekken.

Meng in een grote kom de geblancheerde boerenkool en wortels, krenten en citroen-olijfoliedressing.

Meng voorzichtig tot alle groenten bedekt zijn met de dressing, en serveer.

Tip: Met deze snelle blancheertechniek hoef je de groenten na het koken niet in ijswater te laten 'schrikken'. Door ze maar kort onder te dompelen in kokend water en daarna op een bord te laten uitlekken behouden ze hun volle smaak. Snel geblancheerde groenten moeten bij het serveren warm, fris en helder van kleur zijn. Zie Appendix C – richtlijnen voor de bereiding van groenten (blz. 325) – voor een uitgebreide lijst van blancheertijden.

Calorieën: 104	Koolhydraten: 9 g	Vet: 7 g
Eiwitten: 2 g	Voedingsvezels: 2 g	

Knoflook-kruidencourgette (alle fases)

Dit smakelijke bijgerecht past bij ongeveer alles.

Voorbereidingstijd: 2 minuten

Totale bereidingstijd: 15 minuten

Voor 4 porties

- 1 eetlepel olijfolie extra vierge
- 1 teentje knoflook, fijngesneden of uitgeperst
- 2 grote courgettes, in plakjes van 2,5 cm gesneden
- ½ tot 1 theelepel gemengde Italiaanse kruiden
- ¼ theelepel zout

Verhit de olie in een grote koekenpan op middelhoog vuur. Voeg de knoflook toe en bak 5 tot 10 seconden. Verspreid de plakjes courgette in een enkele laag in de pan. Bestrooi met de gemengde Italiaanse kruiden en zout. Dek af en smoor 6–8 minuten tot de plakjes courgette bruin zijn aan de onderkant. Draai ze om, dek de pan af en smoor de courgette in ongeveer 5 minuten bruin aan de andere kant. Serveer warm.

Calorieën: 59	Koolhydraten: 6 g	Vet: 4 g
Eiwitten: 2 g	Voedingsvezels: 2 g	

Quinoasalade met pecannoten en cranberry's (fase 2 en 3)

Op zoek naar een glutenvrij alternatief voor volkorengranen? Quinoa is licht en heeft een aangename, nootachtige smaak. De pittige dressing gaat goed samen met de friszure smaak van de cranberry's. Dit recept werkt het best met restjes quinoa. Maak van tevoren een grote hoeveelheid quinoa voor gebruik in dit soort recepten, of serveer de quinoa met een saus naar keuze.

Voorbereidingstijd: 10 minuten

Totale bereidingstijd: 10 minuten

Voor 4 porties

Dressing

- 1 eetlepel olijfolie extra vierge
- 1½ theelepel vers citroensap
- mespunt zout
- ½ theelepel heldere rijstazijn
- mespunt gemalen zwarte peper

Salade

- 2 eetlepels fijngesneden gedroogde cranberry's
- 300 g gekookte quinoa, geheel afgekoeld
- ½ stengel bleekselderij, in blokjes
- ½ kleine wortel, in blokjes
- 3 eetlepels fijngehakte peterselie
- 1 of 2 lente-uitjes, fijngehakt
- 5 tot 6 eetlepels grof gehakte geroosterde pecannoten (blz. 331)
- versgemalen zwarte peper

Maak de dressing: Meng alle ingrediënten voor de dressing in een kleine kom of beker. Voeg vervolgens de cranberry's toe. Houd apart.

Maak de salade: Meng in een grote kom de quinoa met de bleekselderij, wortel, peterselie, lente-uitjes en pecannoten. Meng de dressing door het quinoamengsel en bestrooi met versgemalen zwarte peper. Dek af en zet de salade minstens een uur in de koelkast, zodat de smaken zich kunnen ontwikkelen. Serveer koel of op kamertemperatuur. De salade blijft in de koelkast een paar dagen goed.

Tip: Was de quinoa voor het koken goed met water. Hiermee verwijder je de saponine, het bitter smakende, natuurlijke beschermlaagje van quinoa.

Variatie

Voeg restjes kip, gebakken tempé of tofoe (blz. 263), krokante tempé (blz. 265), of een andere, in blokjes gesneden eiwitbron naar keuze toe.

Calorieën: 232	Koolhydraten: 24 g	Vet: 14 g
Eiwitten: 5 g	Voedingsvezels: 4 g	

Zoete aardappels uit de oven (fase 2 en 3)

Door zoete aardappels op deze manier te bakken, zullen ze heerlijk karamelliseren, je zou ze bijna als dessert kunnen eten.

Voorbereidingstijd: 5 minuten

Totale bereidingstijd: 50 minuten

Voor 4 porties

- 2 middelgrote zoete aardappels, met schil, in blokjes van 2,5 cm
- 2 eetlepels olijfolie extra vierge
- ¼ theelepel zout

Verwarm de oven voor op 220 °C.

Meng de blokjes zoete aardappel goed met olie en zout. Doe ze in een ovenschaal van 22,5 x 30 cm en bak ze ongeveer 45 minuten tot ze gaar zijn van binnen en een beetje krokant aan de buitenkant. Schep iedere 15 minuten om zodat ze gelijkmatig bakken.

Variaties

Voor een hele aardappel: Boen de aardappels schoon en wikkel elke middelgrote hele zoete aardappel in aluminiumfolie (laat de olie en het zout weg). Bak 45 tot 60 minuten op 220 °C tot je er gemakkelijk met een vork in kunt prikken.

Voor patat: Snijd de zoete aardappels in reepjes en meng met 1 eetlepel olie. Verspreid ze in een enkele laag over een grote bakplaat, bestrooi met zout en bak 25 tot 30 minuten op 220 °C, draai de frieten na ongeveer 15 minuten een keer om.

Calorieën: 81	Koolhydraten: 12 g	Vet: 3 g
Eiwitten: 1 g	Voedingsvezels: 2 g	

Pittige coleslaw (alle fases)

Deze pittige salade is snel en gemakkelijk te maken en past goed bij de meeste hoofdgerechten. De wortel zorgt voor extra knapperigheid.

Voorbereidingstijd: 5 minuten

Totale bereidingstijd: 5 minuten

Voor 4 porties

- 200 g gesnipperde witte kool
- 50 g gesnipperde wortel (ongeveer 1 kleine wortel)
- 60 tot 80 ml pittige coleslawdressing (blz. 286)

Doe alle ingrediënten in een middelgrote kom en meng goed. De salade kan meteen worden gegeten, maar hij wordt lekkerder na een uur of meer in de koelkast.

Variaties

Voeg 2 eetlepels gehakte en geroosterde zoute pinda's toe.

Voeg andere groenten of kruiden naar keuze toe, zoals rode ui, lente-ui, peterselie of dille.

Calorieën: 71	Koolhydraten: 3 g	Vet: 6 g
Eiwitten: 1 g	Voedingsvezels: 1 g	

SOEPEN

Romige bloemkoolsoep (alle fases)

Je zult verbaasd zijn wat je met een paar eenvoudige ingrediënten kunt doen. Deze romige soep is een perfecte manier om een eiwit- of vetrijke maaltijd in balans te brengen en er extra smaak aan toe te voegen. Probeer de vele variaties en speel met de kruiden tot je een soep hebt die precies goed is voor jou en je huisgenoten.

Voorbereidingstijd: 5 minuten

Totale bereidingstijd: 20 minuten

Voor 4 porties (ca. 1,5 liter)

- 1 middelgrote bloemkool, in grove stukken
- 1 middelgrote ui, gesnipperd
- 1 liter water, plus zo nodig meer

- 1 theelepel zout
- versgemalen zwarte peper
- 2 eetlepels fijngesneden peterselie, fijngehakt, als garnering
- crème fraîche, als garnering (optioneel, om het vetgehalte van de maaltijd te vergroten)

Doe de bloemkool en ui in een grote pan. Voeg het water toe, zo nodig meer, de bloemkool moet helemaal onder staan. Voeg zout toe en breng het water op hoog vuur aan de kook. Zet het vuur lager en laat het geheel 10 tot 15 minuten pruttelen met het deksel op de pan tot de bloemkool zacht is. Pureer de soep met een staafmixer. Voeg zo nodig meer water toe tot je een dikke, romige consistentie hebt. Voeg eventueel naar smaak nog wat zout toe. Bestrooi met versgemalen zwarte peper en peterselie en garneer, indien gewenst, met crème fraîche (1 tot 2 eetlepels per portie). Serveer warm.

Tip: Het originele recept bevat geen vet en is perfect als begeleiding van een vetrijke maaltijd. Serveer je de soep als bijgerecht van een vetarme maaltijd, dan kun je hem garneren met crème fraîche. Deze soep is de volgende dag ook lekker, zowel gekoeld als opgewarmd.

Variaties

Voeg je favoriete kruiden of specerijen toe voor een rijker palet aan smaken, bijvoorbeeld kerriepoeder, Provençaalse kruiden en tijm of rozemarijn.

Serveer met basilicumpesto of een andere kruidige saus.

Fruit de ui eerst even in de olie voordat je de bloemkool en het water toevoegt.

Voeg andere groenten naar keuze toe, zoals bleekselderij.

Gebruik broccoli in plaats van bloemkool en garneer je soep met cheddar.

Serveer gekoeld voor een verfrissende zomersoep.

Met 1 eetlepel crème fraîche per portie:	Calorieën: 100	Voedingsvezels: 4 g
	Eiwitten: 4 g	Vet: 6 g
	Koolhydraten: 11 g	

Wortel-gembersoep (alle fases)

Deze pittige soep is een goede aanvulling op eiwit- en vetrijke maaltijden. Maak extra veel, bewaar hem in de koelkast of vriezer, en warm deze heerlijke soep op elk gewenst moment op. Houd je niet van gember, pas de kruiden dan helemaal naar eigen smaak aan. Deze soep is een romige basis voor allerlei smaken.

Voorbereidingstijd: 5 minuten

Totale bereidingstijd: 20 minuten

Voor 4 porties (ca. 1,5 liter)

- 5 middelgrote wortels, in stukken gesneden
- 1 middelgrote ui, gesnipperd
- 1 liter water, plus zo nodig meer
- 1 theelepel zout
- 1 stukje (1 tot 2,5 cm) verse gember, geschild
- 2 eetlepels gehakte lente-uitjes, als garnering
- kokosmelk (blik), als garnering (optioneel, om het vetgehalte van de maaltijd te verhogen)

Doe de wortel en ui in een pan. Voeg het water toe, zo nodig meer, de groenten moet helemaal onder staan. Voeg het zout toe en breng het water op hoog vuur aan de kook. Zet het vuur lager en laat 10 tot 15 minuten pruttelen met het deksel op de pan tot de wortel zacht is. Voeg de gember toe.

Pureer met een staafmixer tot de gember goed is doorgemengd. Voeg zo nodig meer water toe om een dikke, romige consistentie te krijgen. Garneer met lente-ui en, indien gewenst, kokosmelk (1 tot 2 eetlepels per portie). Serveer warm. Deze soep is de volgende dag ook lekker, zowel gekoeld als opgewarmd.

Tip: Serveer je de soep als begeleiding van een vetarme maaltijd, dan kun je hem verrijken met een scheutje kokosmelk.

Variaties

Voeg in plaats van gember je favoriete kruiden of specerijen toe voor een rijker palet aan smaken, bijvoorbeeld kerriepoeder, tijm, of zelfs kaneel en kardemom of een vleugje nootmuskaat.

Fruit de ui eerst even in de olie voordat je de wortel en het water toevoegt.

Voeg bleekselderij of andere groenten toe.

Gebruik pompoen of andere groenten in plaats van de wortel.

Serveer gekoeld voor een verfrissende zomersoep.

Met 1 eetlepel kokosmelk per portie:	Calorieën: 75	Voedingsvezels: 3 g
	Eiwitten: 1 g	Vet: 3 g
	Koolhydraten: 11 g	

Rodelinzensoep (alle fases)

Linzen zijn uitstekend te combineren met een verscheidenheid aan smaken, dus wees creatief met kruiden en specerijen. Rode linzen zijn sneller gaar en hebben een romiger textuur dan andere linzen. Als je geen rode linzen hebt, zijn bruine of groene linzen als vervanging ook goed. Maak extra veel en bewaar in de koelkast of vriezer om later op te warmen. Deze dikke, hartige soep is de volgende dag nog lekkerder.

Voorbereidingstijd: 5 minuten

Totale bereidingstijd: 30 tot 40 minuten

Voor 4 porties (ca. 1,5 liter)

- 200 g rode linzen (of bruine of groene linzen)
- 1 liter water
- 1 kleine ui, gesnipperd
- 2 stengels bleekselderij, in plakjes
- 1 middelgrote wortel, in dikke plakjes
- 1 theelepel gedroogde tijm
- 1 laurierblad
- 1 theelepel zout
- ¼ theelepel gemalen zwarte peper, plus meer als garnering
- 2 eetlepels fijngehakte verse koriander of lente-uitjes, als garnering
- crème fraîche of kokosmelk (blik), als garnering (optioneel, om het vetgehalte van de maaltijd te verhogen)

Spoel de linzen een paar keer in koud water en laat uitlekken. Doe de linzen in een pan met 1 liter water. Breng het water aan de kook op matig hoog vuur. Schep het schuim af met een schuimspaan.

Voeg ui, bleekselderij, wortel, tijm en laurierblad toe. Zet het vuur lager en kook de linzen 25 tot 40 minuten tot ze zacht zijn en je een dikke, romig soep hebt. Roer af en toe. Breng op het laatst op smaak met zout en peper en verwijder het laurierblad.

Bestrooi met versgemalen zwarte peper, fijngehakte koriander en garneer, indien gewenst, met crème fraîche (1 tot 2 eetlepels per portie). Bewaar de soep in de koelkast. De soep wordt in de koelkast dikker, dus voeg een beetje water toe als je hem opwarmt.

Tip: Serveer je de soep als begeleiding van een vetarme maaltijd, dan kun je hem verrijken met crème fraîche of kokosmelk.

Variaties

Experimenteer met andere verse of gedroogde kruiden en specerijen. Kerriepoeder werkt uitzonderlijk goed met rode linzen.

Fruit de groenten eerst even in de olie voordat je ze aan de linzen en het water toevoegt.

Zonder crème fraîche als garnering:	Calorieën: 190	Voedingsvezels: 8 g
	Eiwitten: 14 g	Vet: 1 g
	Koolhydraten: 33 g	

TOETJES

Chocoladerotsjes (alle fases)

Je hebt trek in een warme chocoladetraktatie en kunt haast niet wachten. Deze chocoladerotsjes zijn supersnel klaar, dus maak extra veel en neem ze mee naar een kinderpartijtje. De kinderen zullen de extra suiker niet eens missen.

Voorbereidingstijd: 5 minuten

Totale bereidingstijd: 15 minuten

Voor 4 tot 6 rotsjes

- 75 g gehakte rauwe ongezouten cashewnoten of andere noten
- 90 g pure chocolade (minstens 70 % cacao), in kleine stukjes
- 2 eetlepels ongezoete kokosvlokken of geraspte kokos

Verwarm de oven voor op 190 °C.

Bekleed een bakplaat met bakpapier.

Meng in een kom cashewnoten, chocolade en kokos. Verdeel het mengsel in vier hoopjes voor vier grote rotsjes of zes hoopjes voor zes kleinere rotsjes en leg ze op de bakplaat. Zet ze ongeveer 5 minuten in de oven tot de chocolade is gesmolten. Schuif het bakpapier met rotsjes en al van de bakplaat en laat ze enkele uren afkoelen op het aanrecht of in de koelkast tot de chocolade helemaal is afgekoeld. De chocoladerotsjes moeten volledig zijn afgekoeld, en de chocolade gestold, anders vallen ze uit elkaar. Bewaar ze luchtdicht verpakt in de koelkast.

Variatie

Smelt de chocolade au bain-marie. Roer er de noten en kokos door. Leg in vier grote of zes kleine hoopjes op een vel bakpapier om af te koelen.

1 groot rotsje:	Eiwitten: 4 g	Voedingsvezels: 3 g
Calorieën: 245	Koolhydraten: 16 g	Vet: 19 g
1 klein rotsje:	Eiwitten: 3 g	Voedingsvezels: 2 g
Calorieën: 163	Koolhydraten: 11 g	Vet: 13 g

Peer-aardbeientaartje (fase 2 en 3)

Een graanvrij taartje? Het kan! Deze taartjes zijn eenvoudig te maken en zo heerlijk dat je gasten niet in de gaten zullen hebben dat er iets ontbreekt. Wees creatief met seizoensgebonden fruit en maak deze traktatie op elk moment van het jaar.

Voorbereidingstijd: 10 minuten

Totale bereidingstijd: 25 minuten

Voor 6 porties

Topping

- 45 g kikkererwtenmeel
- 25 g geschaafde amandelen
- 50 g gehakte pecannoten
- 2 eetlepels neutrale olie, zoals saffloerolie of avocado-olie
- 1 eetlepel honing
- 1 eetlepel pure ahornsiroop
- mespunt puur vanille-extract (zonder toegevoegde suiker)

Vulling

- 250 g aardbeien, doormidden gesneden
- 1 middelgrote peer, klokhuis verwijderd en in blokjes

Verwarm de oven voor op 190 °C.

Maak de topping: Meng meel en noten in een kom. Meng in een andere kom de olie, honing, ahornsiroop en vanille. Doe de natte en droge ingrediënten bij elkaar en roer de massa tot alles goed is gemengd.

Maak de vulling: Doe de vruchten in een bakvorm van 20 x 10 cm of in zes afzonderlijke ovenvaste ramekinschaaltjes. Bedek de vruchten gelijkmatig met de topping. Dek de bakvorm af met aluminiumfolie en bak 7–10 minuten (korter voor de ramekins). Verwijder de folie en bak nog eens 7–10 minuten (korter voor de ramekins) tot de bovenkant goudbruin is en de vulling borrelt. Serveer warm uit de oven of laat afkoelen en bewaar in de koelkast.

Variaties

Gebruik in plaats van peer 100 g rabarber plus een ½ theelepel honing.

Vervang de aardbeien door 2 tot 3 middelgrote appels, perziken of andere vruchten naar keuze.

Voeg specerijen zoals kaneel, kardemom, nootmuskaat of andere favoriete kruiden toe aan de vruchten of de topping.

Calorieën: 208	Koolhydraten: 19 g	Vet: 14 g
Eiwitten: 4 g	Voedingsvezels: 4 g	

Appeltaartje (fase 3)

Een taartbodem maken kan een intensief werkje zijn. Deze glutenvrije traktatie is veel gemakkelijker en nog gezonder ook. Gebruik vruchten van het seizoen voor de heerlijkste combinaties. Haal alles uit de lente met aardbei en rabarber, vier de zomer met heerlijke perziken en verwelkom de herfst met frisse appel en kaneel.

Voorbereidingstijd: 10 minuten

Totale bereidingstijd: 30 minuten

Voor 4 tot 6 porties

Topping

- 50 g havermout
- 6 eetlepels kikkererwtenmeel
- 2 eetlepels geschaafde amandelen
- 30 g gehakte pecannoten
- 8 theelepels neutrale olie, zoals saffloerolie of avocado-olie
- 1 eetlepel honing
- 1 eetlepel pure ahornsiroop
- mespunt puur vanille-extract (zonder toegevoegde suiker)

Vulling

- 2 of 3 middelgrote appels, peren of een andere vrucht naar keuze, fijngehakt (ca. 300 g)

Verwarm de oven voor op 190 °C.

Maak de topping: Meng in een kom havermout, erwtenmeel en noten. Meng in een andere kom de olie, honing, ahornsiroop en vanille. Doe de natte en droge ingrediënten bij elkaar en roer tot alles goed is gemengd.

Maak de vulling: Doe de vruchten in een bakvorm van 20 x 10 cm of in zes afzonderlijke ovenvaste ramekinschaaltjes. Bedek de vruchten gelijkmatig met de topping. Dek de bakvorm af met aluminiumfolie en bak 7–10 minuten (korter voor de ramekins). Verwijder de folie en bak nog eens 7–10 minuten (korter voor de ramekins) tot de bovenkant goudbruin is en de vulling borrelt. Serveer warm uit de oven of laat afkoelen en bewaar in de koelkast.

Variaties

Vervang de vruchtenvulling door 225 g gehalveerde aardbeien, 100 g rabarber en een ½ theelepel honing.

Vervang de vruchtenvulling door 225 g gehalveerde aardbeien en 1 middelgrote, in blokjes gesneden peer (klokhuis verwijderd).

Gebruik 2 tot 3 middelgrote perziken, peren of andere vruchten naar keuze.

Voeg specerijen zoals kaneel, kardemom, nootmuskaat of andere favoriete kruiden toe aan de vruchten of de topping.

Per zesde deel:	Eiwitten: 3 g	Voedingsvezels: 3 g
Calorieën: 195	Koolhydraten: 22 g	Vet: 11 g

Gepocheerde seizoensvruchten (alle fases)

Ideaal voor een voorraad seizoensvruchten die over hun hoogtepunt heen dreigen te gaan. Late zomer- of vroege herfstvruchten zijn het best, van perziken en nectarines tot appels en peren, maar je kunt dit recept het hele jaar en in elke fase maken.

Voorbereidingstijd: 3 minuten

Totale bereidingstijd: 15 minuten

Voor 4 porties

- 2 middelgrote peren, appels, perziken of abrikozen, gehalveerd en klokhuis verwijderd of ontpit
- 125 ml water
- ¼ theelepel gemalen kaneel
- ¼ theelepel gemalen kardemom
- mespunt gemalen of versgeraspte nootmuskaat
- snufje zout

Leg de vruchten, met de gesneden kant naar boven, in een enkele laag in een ondiepe koekenpan. Voeg het water toe en bestrooi met specerijen en zout. Breng aan de kook op middelhoog vuur. Zet het vuur lager en laat 10–15 minuten pruttelen met het deksel op de pan tot het fruit zacht is. Haal van het vuur. Serveer warm.

Variatie

Voeg andere specerijen naar keuze toe.

Calorieën: 68	Koolhydraten: 18 g	Vet: 0 g
Eiwitten: 0 g	Voedingsvezels: 4 g	

Chocoladesaus (alle fases)

Een chocoladesaus die is toegestaan vanaf de eerste dag van je plan! Wat moeten we er nog meer over zeggen? Deze veelzijdige saus maakt van elke vrucht een speciale traktatie.

Voorbereidingstijd: 3 minuten

Totale bereidingstijd: 15 minuten

Voor 2 tot 4 porties (ongeveer 6 eetlepels)

- 60 ml ongezoete sojamelk, amandelmelk of volle melk
- 60 g pure chocolade (minstens 70 % cacao), in stukjes

Schenk de melk in een pan. Verhit de melk op een matig vuur, zet het vuur laag en voeg de chocolade toe. Laat de chocolade smelten, regelmatig roerend, tot hij glad is, in 3–5 minuten. Ga niet te lang door met roeren en smelten. De chocolade moet glad en romig zijn. Als hij er korrelig begint uit te zien, heeft hij te lang op het vuur gestaan.

Schep of druppel de chocoladesaus over fruit op een schaal of op individuele borden. Serveer warm.

Tip: De chocoladesaus kan worden gekoeld en daarna weer op een laag vuur opgewarmd. Bij kamertemperatuur heeft de chocoladesaus de consistentie van een dik glazuur.

Per 1 eetlepel:	Eiwitten: 1 g	Voedingsvezels: 1 g
Calorieën: 60	Koolhydraten: 5 g	Vet: 4 g

TUSSENDOORTJES

Hummus (alle fases)

Gebruik dit recept als basis voor diverse hummusvariaties. Serveer puur of meng met Griekse olijven, geroosterde rode paprika, knoflook of andere ingrediënten voor een rijker aroma. Geniet ervan met licht geblancheerde of rauwe groenten, zoals stukjes wortel, broccoli, bloemkool, paprika en komkommer.

Voorbereidingstijd: 5 minuten

Totale bereidingstijd: 5 minuten

Voor 4 porties (ca. 375 ml)

- 1 blik (300 g) kikkererwten, uitgelekt en afgespoeld
- 2 tot 4 eetlepels vers citroensap
- 1 eetlepel tahin
- 2 eetlepels olijfolie extra vierge
- ½ theelepel zout, of naar smaak
- 60 tot 120 ml water, of zo veel als nodig is
- snufje paprikapoeder

Doe kikkererwten, citroensap, tahin, olie en zout in een keukenmachine, blender of in een weckpot met een brede opening waarin een staafmixer past zonder dat het gaat spatten. Pureer tot een romig en glad mengsel, voeg zo veel water toe als nodig is om een gladde consistentie te bereiken. Proef en voeg eventueel nog wat zout toe. Garneer met paprikapoeder.

Calorieën: 187	Koolhydraten: 19 g	Vet: 10 g
Eiwitten: 6 g	Voedingsvezels: 5 g	

Kaas-kievitsbonendip (alle fases)

Dit is een heerlijke snack op kamertemperatuur, maar nog beter als je hem even verwarmt.

Voorbereidingstijd: 5 minuten

Totale bereidingstijd: 10 minuten

Voor 4 porties (ca. 325 g)

- 175 g pinto- of kievitsbonen (blik), uitgelekt en afgespoeld
- 4 theelepels olijfolie extra vierge
- 60 ml water
- ½ theelepel chilipoeder
- ¼ tot ½ theelepel zout
- 75 g geraspte cheddar
- 2 rode paprika's, in reepjes gesneden

Meng in een keukenmachine of in een kom waarin een staafmixer past zonder dat het gaat spatten de kievitsbonen, olie, water, chilipoeder en zout. Pureer in ongeveer 30 seconden tot een gladde massa. Meng de kaas erdoor. Eet op kamertemperatuur of verwarm tot de kaas is gesmolten. Serveer met reepjes rode paprika.

Calorieën: 205 Koolhydraten: 15 g Vet: 12 g
Eiwitten: 9 g Voedingsvezels: 5 g

Geroosterde notenmix (alle fases)

Notenmengsels kunnen duur zijn, maar zijn eigenlijk heel gemakkelijk zelf te maken, en je hoeft je geen zorgen te maken of er mysterieuze smaakstoffen of andere kunstmatige toevoegingen in zitten. Neem een zakje mee voor op kantoor, in de auto, of waar je misschien ook trek hebt in een hapje tussendoor. Deze notenmix vol gezonde vetten, eiwitten en langzaam werkende koolhydraten sluit naadloos aan bij het maaltijdenplan.

Voorbereidingstijd: 2 minuten

Totale bereidingstijd: 15 minuten

Voor 8 porties

- 1 theelepel neutrale olie, zoals saffloerolie of avocado-olie
- ½ theelepel zout
- 200 g noten, zoals walnoten, pecannoten of cashewnoten
- 35 g bruin sesamzaad
- 1–2 eetlepels ongezoete geraspte kokos

Verwarm de oven voor op 180 °C.

Meng de olie met het zout, de noten en zaden in een kom. Verspreid de noten over een grote bakplaat en rooster ze 8–10 minuten tot ze licht gaan kleuren. Haal uit de oven, roer er de kokos door en laat afkoelen.

Variaties

Voeg voor fase 3 op het laatst met de geraspte kokos een paar stukjes pure chocolade of ongezoete gedroogde vruchten toe.

Wees creatief en gebruik je favoriete noten en zaden.

Calorieën: 225	Koolhydraten: 7 g	Vet: 21 g
Eiwitten: 5 g	Voedingsvezels: 3 g	

Pittige pompoenpitten (alle fases)

Krokant, pittig en hartig – een geweldige snack voor onderweg. Wees voorzichtig met de cayennepeper als je geen fan bent van al te pittig eten!

Voorbereidingstijd: 10 minuten

Totale bereidingstijd: 10 minuten

Voor 4 porties

- 130 g gepelde pompoenpitten
- 1 theelepel olijfolie extra vierge
- ½ theelepel chilipoeder, of naar smaak
- cayennepeper
- ¼ theelepel zout

Verwarm de oven voor op 180 °C.

Doe alle ingrediënten in een kom en meng goed. Zorg ervoor dat de specerijen gelijkmatig worden verdeeld. Verspreid de pitten in een enkele laag over een bakplaat en rooster ze 5 tot 10 minuten in de oven tot ze bruin beginnen te worden. Haal uit de oven, laat afkoelen en geniet. Bewaar de geroosterde pitjes in een weckpot met een goed sluitend deksel.

Variaties

Vervang het chilipoeder of de cayennepeper door kerriepoeder of een andere specerij.

Gebruik gedroogde kruiden naar keuze.

Calorieën: 192	Koolhydraten: 4 g	Vet: 17 g
Eiwitten: 10 g	Voedingsvezels: 2 g	

Kruidige kikkererwten (alle fases)

Dit is een hartige snack die voelt als een maaltijd. De kikkererwten zitten vol weldadige eiwitten, de olijfolie extra vierge en de Parmezaanse kaas maken dit tussendoortje nog rijker.

Voorbereidingstijd: 2 minuten

Totale bereidingstijd: 22 minuten

Voor 4 porties

- 1 blik (425 g) kikkererwten, uitgelekt en goed afgespoeld
- 1 eetlepel olijfolie extra vierge
- 1 theelepel oregano of gemengde Italiaanse kruiden
- snufje zout
- 25 g gerapste Parmezaanse kaas

Verwarm de oven voor op 200 °C.

Meng de kikkererwten, olie, oregano en zout in een kom.

Verspreid de kikkererwten over een ovenschaal of een bakplaat. Rooster de kikkererwten 15 tot 20 minuten in de oven, schud de bakplaat af en toe, tot ze goudbruin zijn. Ze moeten zacht zijn van binnen en een beetje krokant van buiten. Meng de kikkererwten meteen uit de oven met de Parmezaanse kaas.

Laat afkoelen en serveer meteen of bewaar in een glazen pot in de koelkast.

Calorieën: 150	Koolhydraten: 15 g	Vet: 7 g
Eiwitten: 8 g	Voedingsvezels: 5 g	

EIWITRIJKE SNACKS

Slaschuitjes (alle fases)

Deze veelzijdige snack is een handige vervanger voor brood.

Voorbereidingstijd: 3 minuten

Totale bereidingstijd: 3 minuten

Voor 2 porties

- 3 eetlepels dressing of saus naar keuze
- 8 romainehart- of andijvieblaadjes
- 110 g gesneden vleeswaren naar keuze

Verspreid je favoriete dressing gelijkmatig over de slablaadjes. Rol een half plakje vlees in het midden van elk blad en geniet!

Variaties

Verdeel 2 theelepels mosterd gelijkmatig over de slablaadjes. Leg op elk blad een ½ plakje (ongeveer 15 g) vlees, en leg hierop een klein stukje (ongeveer 7 g) emmentaler.

Experimenteer met je toppings: Vervang de vleeswaren door gerookte zalm of restjes zalm- of tofoesalade (blz. 275) of restjes kruidige kippendijen (blz. 262).

Calorieën: 140	Koolhydraten: 4 g	Vet: 8 g
Eiwitten: 14 g	Voedingsvezels: 2 g	

Komkommerschuitjes met kalkoen en feta (alle fases)

Dit recept lijkt op een Griekse salade, zeker als je er een paar gehalveerde kerstomaten bij doet.

Voorbereidingstijd: 5 minuten

Totale bereidingstijd: 5 minuten

Voor 2 porties

- 2 cocktailkomkommers
- 3 eetlepels feta (ongeveer 30 g)
- 110 g gesneden kalkoen of andere vleeswaren naar keuze

Snijd de komkommers in de lengte doormidden. Schep de zaadjes eruit, vul de helften met 1½ eetlepel feta en een plakje kalkoen.

Variaties

Experimenteer met je toppings: Gebruik restjes zalm- of tofoesalade (blz. 275) of restjes kruidige kippendijen (blz. 262).

Vervang de vleeswaren en feta door gerookte zalm en roomkaas.

Voeg kerstomaten toe.

Calorieën: 170 Koolhydraten: 12 g Vet: 6 g
Eiwitten: 18 g Voedingsvezels: 2 g

Gerookte zalm en dilleroomkaas op komkommerrondjes

Een populaire snack op elk feestje: romig, knapperig en verfrissend.

Voorbereidingstijd: 3 minuten

Totale bereidingstijd: 3 minuten

Voor 2 porties

- 2 eetlepels roomkaas
- 1 eetlepel gehakte verse of 1 theelepel gedroogde dille
- 1 cocktailkomkommer, in plakjes van een ½ cm gesneden
- 110 g gerookte zalm

Meng de roomkaas met de dille en besmeer er de komkommerplakjes mee. Verdeel de gerookte zalm hier gelijkmatig over.

Variaties

Voeg een scheutje citroensap toe aan het roomkaasmengsel.

Snijd de zalm klein en meng samen met de dille door de roomkaas.

Calorieën: 129 Koolhydraten: 3 g Vet: 8 g
Eiwitten: 12 g Voedingsvezels: 1 g

Appendix A

GLYKEMISCHE LADING VAN VOEDINGSMIDDELEN[1]

VOEDSEL-GROEP	GLYKEMISCHE LADING[2]		
	Laag geschikt voor alle fases	**Gematigd** geschikt voor fase 2 en 3	**Hoog** geschikt voor fase 3
Groenten	alfalfa amsoi artisjokken asperges aubergine bamboescheuten bleekselderij bloemkool boerenkool bosui broccoli champignons courgette knolraap komkommer kool koolraap koolrabi mergkool okra paksoi paprika prei	bakbanaan bieten doperwten eikelpompoen muskuspompoen pastinaak pompoen yamwortel zoete aardappel	aardappel

VOEDSELGROEP	**GLYKEMISCHE LADING**[2]		
	Laag geschikt voor alle fases	**Gematigd** geschikt voor fase 2 en 3	**Hoog** geschikt voor fase 3
Groenten	raapstelen radijs sla snijbiet sperziebonen spinazie spruitjes sugarsnaps taugé tomaten uien waterkastanjes wortels zomerpompoen		
Fruit	aardbeien abrikozen appel avocado bessen bramen citroen clementines druiven frambozen grapefruit kersen kiwi limoen mandarijn mineola nectarine peer perzik pruim sinaasappel tangelo	ananas appelmoes* banaan cantaloupe fruit, gedroogd fruit uit blik, ongezoet galiameloen mango papaja suikermeloen watermeloen	vruchtensappen

VOEDSELGROEP	GLYKEMISCHE LADING[2]		
	Laag geschikt voor alle fases	**Gematigd** geschikt voor fase 2 en 3	**Hoog** geschikt voor fase 3
Peulvruchten	bonen (behalve in tomatensaus) hummus kikkererwten linzen spliterwten	witte bonen in tomatensaus*	
Noten	amandelen cashewnoten hazelnoten macadamianoten paranoten pecannoten pindakaas (zonder toegevoegde suiker) pinda's pistachenoten walnoten	pindakaas (gezoet met suiker)*	
Zaden	chiazaad pompoenpitten sesamzaad zonnepitten		
Zuivel	kaas melk yoghurt (zonder toegevoegde suiker)	chocomel* yoghurt (gezoet met suiker)	
Granen		amarant boekweit brood, minimaal bewerkt bruine rijst farro gerst haver	brood, sterk bewerkt (waaronder bagels, broodjes, maisbrood, muffins, pitabroodjes en wit brood)

VOEDSEL-GROEP	**GLYKEMISCHE LADING**[2]		
	Laag geschikt voor alle fases	**Gematigd** geschikt voor fase 2 en 3	**Hoog** geschikt voor fase 3
Granen (vervolg)		mais pasta quinoa rogge spelt tarwebessen vezelrijke ontbijt-granen wilde rijst	couscous crackers pannenkoeken pasta (uit blik) pizza popcorn pretzels rijstgebak taco tortilla vezelarme ontbijt-granen wafel witte rijst
Zoetigheid, drankjes	extra bittere chocolade (minimaal 70% cacao)	consumptie-ijs melkchocolade pure chocolade	brownies cake chips donuts gebak koekjes pudding snoepgoed sorbet suikerhoudende drankjes

[1]De glykemische lading geeft aan hoe snel de koolhydraten in een voedingsmiddel het bloedsuikergehalte beïnvloeden. Wanneer je regelmatig voedsel met een hoogglykemische lading eet, vergroot dat de kans op obesitas, hart- en vaatziektes en diabetes, zoals is uitgelegd in hoofdstuk 4. De glykemische lading wordt bepaald door de glykemische index van een voedingsmiddel te vemenigvuldigen met de hoeveelheid koolhydraten in een portie. Een lijst van voedingsmiddelen met glykemische index en lading staat op www.glycemicindex.com.

[2]De waarden die voor de glykemische lading zijn gebruikt verschillen enigszins per voedselgroep, om de voedingsmiddelen beter te kunnen verdelen.

*Niet in fase 2 vanwege het suikergehalte of omdat het sterk is bewerkt.

Appendix B

OVERZICHTEN

DAGTRACKER

Gebruik elke dag een kopie van dit schema. Ga bij de vijf genoemde categorieën uit van je ervaring over de hele dag genomen. Vermeld de punten per categorie en noteer het totaal ervan bij totale score (die dus zal inliggen tussen 0 en 20). Vermeld vervolgens het aantal porties bewerkte koolhydraten dat je vandaag hebt gegeten. Neem de totale score over op het maandoverzicht, in de kleur (groen, geel of rood) die hoort bij het aantal porties bewerkte koolhydraten. Onderaan het schema vermeld je de activiteiten die bij je lifestyle-adviezen horen (ontstressen, bewegen en slapen).

Hongergevoel. Ik voelde me vandaag:
❑ 0 (uitgehongerd) ❑ 1 ❑ 2 ❑ 3 ❑ 4 (geen honger) _______ punten

Eetbuien. Ik had vandaag veel/weinig last van eetbuien:
❑ 0 (veel) ❑ 1 ❑ 2 ❑ 3 ❑ 4 (geen) _______ punten

Verzadigdheid. Ik voelde me vandaag niet/wel verzadigd na het eten:
❑ 0 (niet) ❑ 1 ❑ 2 ❑ 3 ❑ 4 (tot de volgende maaltijd) _______ punten

Energieniveau. Mijn energieniveau was vandaag:
❑ 0 (laag) ❑ 1 ❑ 2 ❑ 3 ❑ 4 (hoog) _______ punten

Gezondheidstoestand. Ik voelde me vandaag:
❑ 0 (slecht) ❑ 1 ❑ 2 ❑ 3 ❑ 4 (goed) _______ punten

TOTALE SCORE _______ punten

Als je bewerkte koolhydraten* hebt gegeten, omcirkel dan het aantal porties. 0 tot 1: groen; 2: geel; 3 of meer: rood
Neem je Totale score in de vermelde kleur over op het maandoverzicht
*waaronder geraffineerde granen (brood, pasta, witte rijst enz.), aardappels of aardappelproducten, voedsel met toegevoegde suikers en vruchtensap

Ik heb mijn ontspanningsoefening gedaan: ❑ ochtend ❑ middag/avond
Ik heb mijn wandeling gemaakt: ❑ ochtend ❑ middag/avond
Ik heb mijn lichaamsbeweging uitgevoerd: ❑ (beschrijf) ____________
____
Ik heb mijn slaapritueel uitgevoerd: ❑ (beschrijf) ________________
____

MAANDOVERZICHT

Met dit schema houd je van maand tot maand je vorderingen bij. Bovendien kun je zien in welke mate het eten van bewerkte koolhydraten de resultaten beïnvloedt. Neem je totale score over van de dagtracker door een bolletje (•) in het juiste hokje te zetten. Doe dat in de kleur die correspondeert met het aantal porties bewerkte koolhydraten dat je die dag hebt aangegeven op de dagtracker (0 tot 1: groen; 2: geel; 3 of meer: rood). Als je in de loop van een maand met het dieet begint, laat je de voorgaande dagen blanco. Noteer aan het eind van de maand hoeveel je bent afgevallen en hoeveel je tailleomvang is afgenomen, vergeleken met de startwaarden.

Noteer de startwaarden (bij het begin van het dieet):
Gewicht ______________ Tailleomvang ______________

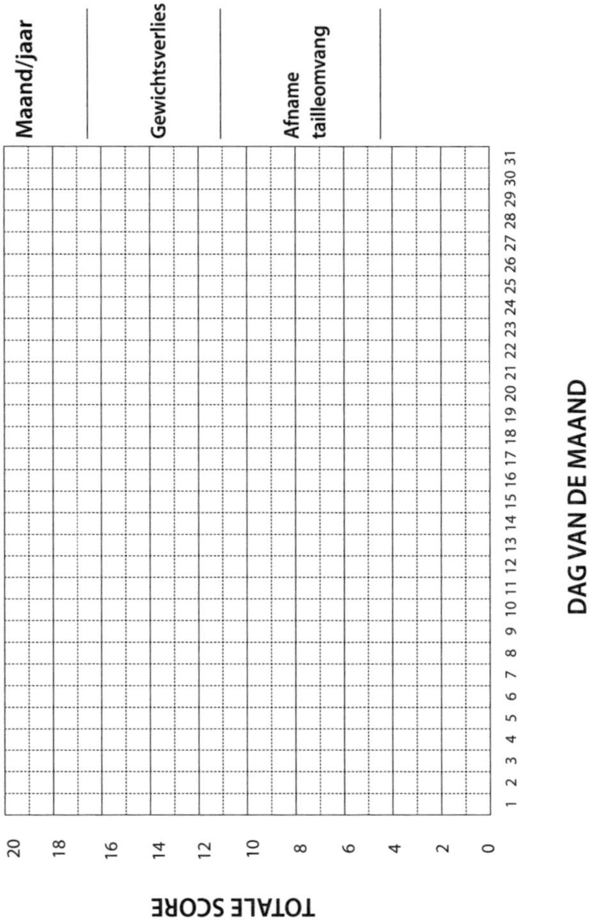

Appendix C

Richtlijnen voor de bereiding van groenten, volkorengranen, noten en zaden

RICHTLIJNEN VOOR DE BEREIDING VAN GROENTEN

Groenten zijn een belangrijk ingrediënt in de gerechten van het Mijn Nooit Meer Trek Dieet. Ze bevatten veel voedingsstoffen en smaken goed met de machtige sauzen en dips in alle dieetfases. Wees creatief en laat je inspireren door deze richtlijnen.

		Bereidingstijd in minuten				
Groente	**Voorbereiding**	**Roerbakken ***	**Stomen**	**Koken**	**Blancheren ***	**Roosteren**
Amsoi	Snijd het witte gedeelte in 1,5 cm dikke plakken en hak de bladeren grof.	3 à 5	3 à 5	3 à 5	1	-
Asperges	Verwijder de houtachtige uiteinden	4 à 6	7 à 8	6 à 8	1	8 à 10
Aubergine	Schil desgewenst. Snijd in dobbelsteentjes of 2,5 cm dikke plakken.	10 à 12	-	-	-	20 à 25
Bieten	Roerbakken: Schil en snijd in stukjes. Stomen en koken: Schil en snijd in dobbelsteentjes van 2,5 cm. Blancheren: Snijd in dunne schijfjes of halvemaanvormige stukken. Roosteren: Leg de hele bietjes ongeschild op een bakplaat, schenk er 60 ml water op en dek af of verpak in aluminiumfolie. Verwijder na het roosteren de schil.	6 à 8	15 à 20	10 à 15	1 à 2	45 à 60 (afhankelijk van de grootte)

		Bereidingstijd in minuten				
Groente	**Voorbereiding**	**Roer-bakken ***	**Stomen**	**Koken**	**Blancheren ***	**Roosteren**
Bloemkool	Verdeel de bovenkant in roosjes en snijd het hart in dobbelsteentjes.	4 à 6	7 à 9	7 à 9	1 à 2	15 à 18
Boerenkool	Spoel goed af. Snijd de bladeren van de stelen. Snijd de stronk in zeer dunne schijven en hak de bladeren grof.	4 à 7	4 à 7	3 à 5	1 à 2	-
Broccoli	Snijd de harde voet van de steel en snijd julienne; snijd de boven-kant in roosjes.	4 à 6	6 à 8	6 à 8	1	20 à 25
Broccoli en raap-stelen	Snijd in 1,5 cm lange stukjes.	4 à 6	4 à 6	4 à 6	1	-
Chinese kool	Snijd het witte gedeelte in 1,5 cm dikke plakken en hak de bladeren grof.	2 à 4	2 à 4	2 à 4	Minder dan 1	-
Knolraap	Snijd in 1,5 cm dikke plakken. Roerbakken: Snijd julienne. Blancheren: Snijd in dunne schijfjes.	4 à 6	8 à 10	8 à 10	1 à 2	20 à 30
Kool (witte, groene en rode)	Verwijder de harde kern. Snijd in dunne repen. Roosteren: Snijd in 4 cm dikke plakken.	5 à 7	8 à 10	8 à 10	1	20 à 25
Koolraap	Schil. Snijd in 1,5 cm dikke plakken. Roerbakken: Snijd julienne. Blancheren: Snijd in dunne schijven	7 à 9	16 à 18	14 à 16	1 à 2	35 à 50
Mergkool	Spoel goed af. Snijd de bladeren van de stelen. Snijd de stelen in dunne schijven en hak de bladeren grof.	5 à 8	5 à 8	3 à 5	1 à 2	-
Paksoi	Snijd de witte delen in 1,5 cm dikke plakken en hak de bladeren grof.	2 à 4	2 à 4	2 à 4	Minder dan 1	-

		Bereidingstijd in minuten				
Groente	**Voorbereiding**	**Roer-bakken ***	**Stomen**	**Koken**	**Blancheren ***	**Roosteren**
Paprika (groene, rode, oranje, en gele)	Verwijder zaden en zaadlijsten. Snijd in dunne reepjes.	5 à 7	-	-	Minder dan 1	20 à 25
Pastinaak	Snijd in 1,5 cm dikke plakken. Roerbakken: Snijd julienne. Blancheren: Snijd in dunne schijven.	8 à 10	13 à 15	12 à 14	2	20 à 25
Peultjes en sugar-snaps	Verwijder de harde uitein-den, steeltjes en de draden aan de randen.	2 à 3	2 à 3	2 à 3	Minder dan 1	-
Prei	Snijd over de lengte door-midden en spoel goed af. Snijd het witte en groene gedeelte in dunne schijfjes. Roosteren: Snijd in grove stukken.	5 à 7	6 à 9	8 à 10	1 à 2	20 à 30
Ramme-nas en radijs	Snijd in dikke plakken of laat de radijsjes heel. Roerbakken: Snijd julienne. Blancheren: Snijd in dunne schijfjes of halvemaanvor-mige stukken.	4 à 6	4 à 6	5 à 8	1	15 à 20
Rucola	Spoel af. Hak grof.	2 à 3	2 à 3	-	Minder dan 1	-
Snijbiet	Spoel goed af. Snijd de ste-len in 1,5 cm dikke plakken en hak de bladeren grof.	4 à 6 – eerst de steeltjes; voeg na 2 minuten de blade-ren toe	4 à 6 Stelen op de bodem van de pan	3 à 5	Stelen 1, bladeren korter	-
Sperzie-bonen	Verwijder de harde uitein-den en de steeltjes.	3 à 5	4 à 6	4 à 6	1 of korter	8 à 10
Spinazie	Spoel goed af. Hak grof.	2 à 3	2 à 3	3 à 5	Minder dan 1	-
Uien (zoete, gele, witte en rode)	Pel. Snijd in ringen of snipper. Roosteren: snijd in kwarten of stevige wigvormige stukken.	8 à 10	10 à 12	8 à 10	2 à 3	20 à 25

		Bereidingstijd in minuten				
Groente	**Voorbereiding**	**Roerbakken ***	**Stomen**	**Koken**	**Blancheren ***	**Roosteren**
Venkel	Snijd knol en stelen in dunne schijven. Roosteren: Snijd in kwarten of stukken.	6 à 8	6 à 8	6 à 8	1 à 3	30 à 45
Winterpompoen (muskus-, fles-, Japanse en eikelpompoen)	Snijd doormidden. Verwijder de zaden. Snijd in 2,5 cm dikke plakken. De schil is eetbaar, tenzij hij erg hard is, zoals bij de eikelpompoen. Blancheren: Snijd in dunne halvemaanvormige stukken.	4 à 6	7 à 9	7 à 9	1 à 2	15 à 18
Wortels	Roerbakken en blancheren: Snijd julienne of in schijfjes. Stomen, koken en roosteren: Snijd in dikke schijven of stukjes.	4 à 6	8 à 10	8 à 10	1 à 2	20 à 30
Zoete aardappel	Roerbakken: Snijd julienne. Stomen of koken: Snijd in 1,5 cm dikke plakken of dikke schijfjes. Blanchen: Snijd in dunne schijfjes. Roosteren: Snijd in 1,5 cm dikke plakken, dikke schijfjes of laat heel.	8 à 10	8 à 10	10 à 12	2 à 3	45 à 60
Zomerpompoen en courgette	Snijd in 0,5 cm dikke plakken of julienne.	5 à 10	5 à 7	5 à 7	1 à 2	15 à 20

* Olijfolie is aan te raden, maar je kunt ook een andere plantaardige olie (bijvoorbeeld saffloerolie, die rijk is aan oliezuur) of roomboter gebruiken.
** Na het blancheren is het niet nodig de groenten in ijswater onder te dompelen.

RICHTLIJNEN VOOR HET KOKEN VAN VOLKORENGRANEN

Hele graankorrels koken klinkt misschien als een culinair mysterie, maar in feite is het heel gemakkelijk: je hebt alleen maar water, zout en een hittebron nodig. Breng het graan aan de kook, doe een deksel op de pan en laat het de aangegeven tijd zachtjes koken. In fase 2 eet je elke dag volkorengranen. Experimenteer met granen die je misschien nog niet eerder hebt gegeten – ze geven je vast meer voldoening dan bewerkte graanproducten. Maak ruime porties, zodat je genoeg hebt om later te kunnen gebruiken. Als de granen al gekookt zijn, ben je snel klaar met het bereiden van een maaltijd.

Graansoort/ -vervanger	Hoeveelheid (in volumedelen*)	Water (in volumedelen*)	Zout	Kooktijd (in minuten)	Hoeveelheid na koken (in volumedelen*)
Voorweken niet nodig					
Boekweit	1	1½ à 2	mespunt	15 à 20	3
Gierst**	1	2 à 4, kokend	mespunt	30	3 à 5
Gort (gepelde gerst)	1	3	mespunt	30	3
Havergrutten (steel-cut oats)	1	2	mespunt	30 à 45	2
Havergrutten (voorgeweekt)	1	4	mespunt	Breng aan de kook, neem van het vuur en laat met een deksel op de pan een nacht staan. Of laat afkoelen en zet een nacht in de koelkast. Koud of warm serveren.	4½
Quinoa (goed afspoelen)	1	2	mespunt	20	3
Spelt	1	2	mespunt	30	2
Tarwegries (bulgur)	1	1 à 1¼, kokend	mespunt	5	2

Graansoort/ -vervanger	**Hoeveelheid (in volume-delen*)**	**Water (in volume-delen*)**	**Zout**	**Kooktijd (in minuten)**	**Hoeveelheid na koken (in volume-delen*)**
*Voorweken aanbevolen (minimaal 4 uur)****					
Bruine rijst****	1	1½	mespunt	ca. 50 (afhankelijk van de rijstssoort)	2 à 3
Gerst	1	3	mespunt	60 of meer	3
Tarwebessen	1	3	mespunt	60 of meer	3

* Bij het koken van granen meet je de hoeveelheden af per volumedeel, bijvoorbeeld een kopje of een mok. Reken per persoon op 1 kop granen en de hoeveelheid water die in de tabel vermeld staat.

** Voor een luchtige, korrelige gierstpap gebruik je 2¼ volumedeel kokend water; voor een zachte, romige gierstpap gebruik je 4 volumedelen kokend water. Je kunt de zachte gierstpap ook afkoelen, in stukken snijden en in een koekenpan bakken, net als polenta.

*** Bij het voorweken krijgen de granen de kans te ontkiemen, wat hun voedingswaarde vergroot en ze een rijkere, notige smaak geeft.

**** Rijst met ronde, korte korrels wordt na het koken plakkerig. Rijst met lange korrels is minder samenhangend.

RICHTLIJNEN VOOR HET ROOSTEREN VAN NOTEN EN ZADEN

Basisbereiding:

Verwarm de oven voor op 180 °C. Spreid de rauwe noten of zaden in één laag uit op een groot bakblik. Zet het blik in de oven tot de noten of zaden lichtgoudbruin kleuren en de geur van geroosterde noten begint op te stijgen uit de oven (voor de baktijden zie hieronder). Elke oven is anders, dus let goed op en controleer de noten of zaden elke paar minuten, zodat ze niet aanbranden. Haal het blik direct uit de oven wanneer de noten of zaden klaar zijn. Laat ze afkoelen op een groot bord of dienblad. Bewaar ze in een pot met een deksel (bijvoorbeeld een weckpot) of een luchtdichte bak.

Noten of zaden	Baktijd (in minuten)
Amandelen	10–12
Cashewnoten	8–10
Macadamianoten	rauw gebruiken
Pecannoten	10–12
Pinda's	10–12
Pistachenoten	8–10
Pompoenpitten	6–8 (tot ze goudbruin zijn en beginnen te knallen)
Sesamzaad	6–8 (tot ze goudbruin en geurig zijn en beginnen te knallen)
Walnoten	8–10
Zonnepitten	5–7

Opmerking: Het roosteren in een grill/bakoven gaat veel sneller. Volg de gebruiksaanwijzing van de oven of experimenteer met de tijden. Laat je neus je leiden: zodra de heerlijke geur zich begint te verspreiden, zijn ze klaar!

Dankbetuiging

De grote kwesties waar de gezondheidszorg tegenwoordig mee wordt geconfronteerd, zijn veel te complex om door één persoon te worden aangepakt. Ik wil daarom mijn grote dank uitspreken aan mijn leermeesters en de vele collega's en patiënten die me in de loop van de jaren de weg hebben gewezen.

Voor dit boek werd ik bijgestaan door een sterrenteam van voedingsdeskundigen, culinaire experts en redactionele cracks. Mariska van Aalst, mijn geweldige projectmanager, hielp bij het opzetten van het dieet en de pilottesten en hield ons op het juiste spoor. Ze gaf ook een doordachte feedback op het manuscript. Janis Jibrin droeg eveneens bij aan de ontwikkeling van het dieet en hielp, ondersteund door Sidra Forman en Tracy Gensler, bij het voorbereiden van de recepten, Maaltijdplanners en voedingsanalyses. Susan Chatzky controleerde de Maaltijdplanners en gaf nuttige feedback. Mary Woodin zorgde voor illustraties die wetenschappelijke concepten op een eenvoudige, toegankelijke manier verduidelijken. John Larson van Coach Accountable ondersteunde de pilottesten met zijn uitstekende software.

De buitengewoon getalenteerde Melissa Gallagher en Ethan Litman leidden de pilottest in het Boston Children's Hospital. Het fantastische team van het tijdschrift *Experience Life* gaf in het beginstadium nuttige adviezen over de opzet van het dieet en was behulpzaam bij het vinden van deelnemers aan de landelijke pilottest. Mijn dank gaat in het bijzonder uit naar Pilar Gerasimo, hoofdredacteur, en Jamie Martin, hoofd multimedia, voor de energie die zij in het project hebben gestoken.

Extra-, extra-speciale waardering gaat uit naar mijn levensgezellin en partner in dit project, Dawn Ludwig. Dawn gaf zorgvuldig en meelevend leiding aan de landelijke pilottest en hield toezicht op alle aspecten van de ontwikkeling van de recepten en Maaltijdplanners. Met onvermoeibare inzet creëerde ze gerechten van kookboekkwaliteit die precies aan de eisen van het dieet voldeden, inclusief vegetarische opties. Dawns inspirerende vermogen om met voedsel te genezen straalt aan alle kanten af van het Nooit Meer Trek Dieet.

Ik had het genoegen te mogen samenwerken met Sarah Pelz en de fantastische groep mensen om haar heen bij Grand Central Publishing, onder wie uitgever Jamie Raab, hoofdredacteur Deb Futter, redacteur Karen Murgolo, redactieassistent Morgan Hedden, hoofd publiciteit Matthew Ballast en marketeers Brian McLendon, Amanda Pritzker en Andrew Duncan. Zij begeleidden het project uiterst professioneel en met veel enthousiasme, stuurden me bij wanneer ik het nodig had en lieten me met rust als ik het zonder hen afkon. Tot slot, maar zeker niet omdat ze onbelangrijk zijn, noem ik hier Richard Pine, Eliza Rothstein en Alexis Hurley van Inkwell Management. Mijn literair agent Richard was als een beschermende oudere broer, die me vaardig van begin tot eind van het project begeleidde. Hij stond altijd voor me klaar.

Diverse collega's en vrienden voorzagen me van hun scherpzinnige commentaar op het manuscript, onder wie Pilar Gerasimo (hoofdredacteur van *Experience Life)*, Daniel Lieberman (lees zijn briljante boek *Het verhaal van het menselijk lichaam)*, Gary Taubes (zijn *Good Calories, Bad Calories* biedt een interessant historisch perspectief op de wetenschap achter calorieën en afvallen), Walter Willett (lees zijn klassieker *Eet, drink en blijf slank & gezond)*, Ben Brown, Cara Ebbeling, Joseph Majzoub and Dariush Mozaffarian.

Mijn dank gaat verder uit naar Mark Hyman (auteur van *Eat Fat, Get Thin)* voor zijn jarenlange vriendschap, steun en aanmoediging en omdat hij me heeft geholpen in de uitgeverijwereld – voor en na het schrijven van het manuscript. Richard Borofsky en Rodger Whidden wil ik graag bedanken voor hun hooglijk te waarderen persoonlijke adviezen.

Dit boek was niet mogelijk geweest zonder mijn collega's in het New Balance Foundation Obesity Prevention Center in het Boston Children's Hospital, Cara Ebbeling, Christine Healey en

Daniele Skopek. Cara verdient een aparte vermelding. Ze heeft zich van een van mijn eerste promovendi ontwikkeld tot een fantastisch onderzoeker en de collega met wie ik het nauwst samenwerk. Ze heeft het afgelopen decennium aan een groot deel van het onderzoek van het Center leiding gegeven, waaronder veel van de studies die in dit boek aan de orde komen.

Onderzoek is een dure aangelegenheid, en overheidssubsidies zijn schaars geworden. Daarom wil ik mijn speciale dank uitspreken aan de sponsors die ons werk hebben gesteund. De Charles H. Hood Foundation lanceerde mijn carrière als klinisch onderzoeker aan het eind van de jaren 1990 met een grote subsidie. De New Balance Foundation steunt met een aanzienlijke subsidie alle aspecten van ons werk in het Center – onderzoek, patiëntenzorg en volksgezondheidsprojecten. De bestuurders van de Foundation, onder wie Anne en Jim Davis, Megan Bloch, Molly Santry en Noreen Bigelow, zetten zich met hart en ziel in voor kinderen en staan in de frontlinie als het erom gaat de jeugdobesitasepidemie te bestrijden. En recentelijk heeft het Nutrition Science Initiative (NuSI) met steun van de Laura and John Arnold Foundation ons grootschalige onderzoek naar de invloed van diëten op de stofwisseling gesponsord. Ik heb talrijke stimulerende gesprekken gehad met Peter Attia, Gary Taubes en Mark Friedman, bestuursleden van het NuSI. Andere genereuze sponsors waren het Thrasher Research Fund, de Allen Foundation, Runner's World Heartbreak Hill Half Marathon & Festival en de Many Voices Foundation. Ik ben ook erkentelijk voor vele jaren onderzoekssteun, verstrekt door de National Institutes of Health (het Amerikaanse Nationaal Instituut voor Medisch Onderzoek), met name door het National Institute of Diabetes and Digestive and Kidney Diseases (NIDDK).

Ik wil ook mijn mentor, Joe Majzoub, bedanken, evenals het Boston Children's Hospital, dat al meer dan twee decennia mijn professionele thuisbasis vormt.

Tot slot spreek ik ook mijn welgemeende dank uit aan iedereen die heeft deelgenomen aan de pilottesten.

Noten

Deel 1 Altijd honger, nooit afvallen

1. Kolata, G. In struggle with weight, Taft used a modern diet. *New York Times*. 14 oktober, 2013. http://www.nytimes.com/2013/10/15/health/in-struggle-with-weight-william-howard-taft-used-a-modern-diet.html?_r=1, geraadpleegd 21 juni 2015; Levine, D.I. Corpulence and correspondence: President William H. Taft and the medical management of obesity. *Annals of Internal Medicine* 2013;159(8):565-570.

Hoofdstuk 1 De grote lijn

1. USDA, Choose MyPlate. Weight Management: Eat the Right Amount of Calories for You. http://www.choosemyplate.gov/weight-management-calories/weight-management/better-choices/amount-calories.html, geraadpleegd 21 juni 2015; Executive summary: Guidelines (2013) for the management of overweight and obesity in adults: a report of the American College of Cardiology/American Heart Association Task Force on Practice Guidelines and the Obesity Society, published by the Obesity Society and American College of Cardiology/American Heart Association Task Force on Practice Guidelines. Based on a systematic review from the The Obesity Expert Panel, 2013. *Obesity* 2014; 22 Suppl 2:S5–39.

2. Ludwig, D.S. Weight loss strategies for adolescents: a 14-year-old struggling to lose weight. *JAMA* 2012;307(5): 498–508; Puhl, R.M., Latner, J.D., O'Brien, K., Luedicke, J., Forhan, M., Danielsdottir, S. Cross-national perspectives about weightbased bullying in youth: nature, extent and remedies. *Pediatr Obes* 6 juli 2015. doi: 10.1111/ijpo.12051.

3. Brownell, K.D., Puhl, R.M., Schwartz, M.B., Rudd, L. (bewerking). *Weight Bias: Nature, Consequences, and Remedies*. New York: The Guilford Press; 2005.

4. Ebbeling, C.B., Swain, J.F., Feldman, H.A., et al. Effects of dietary composition on energy expenditure during weight-loss maintenance. *JAMA* 2012; 307(24): 2627–2634.

5. Weight Watchers. Zero PointsPlus™ Value Food List. http://www.weightwatchers.com/util/art/index_art.aspx?tabnum=1&art_id=59781, geraadpleegd 21 juni 2015.

6. Ludwig, D.S., Friedman, M.I., Always Hungry? Here's Why. *New York Times,* 16 mei 2014. http://www.nytimes.com/2014/05/18/opinion/sunday/always-hungry-heres-why.html, geraadpleegd 21 juni 2015; Ludwig, D.S., Friedman, M.I. Increasing adiposity: consequence or cause of overeating? *JAMA* 2014; 311(21):2167–2168.

7. Taubes G. What if It's All Been a Big Fat Lie? *New York Times,* 7 juli 2012. http://www.nytimes.com/2002/07/07/magazine/what-if-it-s-all-been-a-big-fat-lie.html, geraadpleegd 21 juni 2015; Taubes G. *Good Calories, Bad Calories: Fats, Carbs, and the Controversial Science of Diet and Health.* New York: Alfred A. Knopf; 2007; Taubes G. The science of obesity: what do we really know about what makes us fat? An essay by Gary Taubes. *BMJ* 2013;346:f1050.

Hoofdstuk 2 Het probleem

1. USDA, Choose MyPlate. Weight Management: *Eat the Right Amount of Calories for You.* http://www.choosemyplate.gov/weight-management-calories/weight-management/better-choices/amount-calories.html, geraadpleegd 21 juni 2015.

2. Hall, K.D., Sacks, G., Chandramohan, D., et al. Quantification of the effect of energy imbalance on bodyweight. *The Lancet* 2011;378(9793):826–837.

3. Hill, J.O., Prentice, A.M. Sugar and body weight regulation. *AJCN* 1995;62(1 Suppl):264S–273S; discussion 273S–274S.

4. Willett, W.C., Leibel, R.L. Dietary fat is not a major determinant of body fat. *AJCN* 2002;113 Suppl 9B:47S–59S; Ludwig, D.S. Dietary glycemic index and obesity. *Journal of Nutrition* 2000;130(2S Suppl):280S–283S; Taubes, G. Nutrition. The soft science of dietary fat. *Science* 2001;291(5513):2536–2545.

5. Design of the Women's Health Initiative clinical trial and observational study. The Women's Health Initiative Study Group. *Controlled Clinical Trials* 1998;19(1):61–109; Thaul, S., Hotra, D. (editors). Institute of Medicine (US) Committee to Review the NIH Women's Health Initiative. *An Assessment of the NIH Women's Health Initiative*. Washington DC: National Academies Press; 1993. http://www.ncbi.nlm.nih.gov/books/NBK236518/.

6. McCambridge, J., Witton, J., Elbourne, D.R. Systematic review of the Hawthorne effect: new concepts are needed to study research participation effects. *Journal of Clinical Epidemiology* 2014;67(3):267–277.

7. Howard, B.V., Manson, J.E., Stefanick, M.L., et al. Low-fat dietary pattern and weight change over 7 years: the Women's Health Initiative Dietary Modification Trial. *JAMA* 2006;295(1):39–49.

8. Beresford, S.A., Johnson, K.C., Ritenbaugh, C., et al. Low-fat dietary pattern and risk of colorectal cancer: the Women's Health Initiative Randomized Controlled Dietary Modification Trial. *JAMA* 2006;295(6):643–654; Howard, B.V., Van Horn, L., Hsia, J., et al. Low-fat dietary pattern and risk of cardiovascular disease: the Women's Health Initiative Randomized Controlled Dietary Modification Trial. *JAMA* 2006;295(6):655–666; Prentice, R.L., Caan, B., Chlebowski, R.T., et al. Low-fat dietary pattern and risk of invasive breast cancer: the Women's Health Initiative Randomized Controlled Dietary Modification Trial. *JAMA* 2006;295(6):629–642; Tinker, L.F., Bonds, D.E., Margolis, K.L., et al. Low-fat dietary pattern and risk of treated diabetes mellitus in postmenopausal women: the Women's Health Initiative randomized controlled dietary modification trial. *Archives of Internal Medicine* 2008;168(14):1500–1511; Noakes, T.D. The Women's Health Initiative Randomized Controlled Dietary Modification Trial: an inconvenient finding and the diet-heart hypothesis. *South African Medical Journal* 2013;103(11):824–825.

9. Bueno, N.B., Melo, I.S. de, Oliveira, S.L. de, Rocha Ataide, T. da. Very-lowcarbohydrate ketogenic diet v. low-fat diet for

long-term weight loss: a meta-analysis of randomised controlled trials. *The British Journal of Nutrition* 2013;110(7):1178–1187; Nordmann, A.J., Suter-Zimmermann, K., Bucher, H.C., et al. Meta-analysis comparing Mediterranean to low-fat diets for modification of cardiovascular risk factors. *The American Journal of Medicine* 2011;124(9):841–851.

10. Atlantis, E., Barnes, E.H., Singh, M.A. Efficacy of exercise for treating overweight in children and adolescents: a systematic review. *International Journal of Obesity* 2006;30(7):1027–1040; Boule, N.G., Haddad, E., Kenny, G.P., Wells, G.A., Sigal, R.J. Effects of exercise on glycemic control and body mass in type 2 diabetes mellitus: a meta-analysis of controlled clinical trials. *JAMA* 2001;286(10):1218–1227; Harris, K.C., Kuramoto, L.K., Schulzer, M., Retallack, J.E. Effect of school-based physical activity interventions on body mass index in children: a meta-analysis. *Canadian Medical Association Journal* 2009;180(7):719–726; Thorogood, A., Mottillo, S., Shimony, A., et al. Isolated aerobic exercise and weight loss: a systematic review and meta-analysis of randomized controlled trials. *American Journal of Medicine* 2011;124(8):747–755; Shaw, K., Gennat, H., O'Rourke, P., Del Mar, C. Exercise for overweight or obesity. *The Cochrane Database of Systematic Reviews*. 2006(4):CD003817.

11. Melanson, E.L., Keadle, S.K., Donnelly, J.E., Braun, B., King, N.A. Resistance to exercise-induced weight loss: compensatory behavioral adaptations. *Medicine and Science in Sports and Exercise* 2013;45(8):1600–1609; Taubes, G. The scientist and the stairmaster: why most of us believe that exercise makes us thinner – and why we're wrong. *New York Magazine* 24 september 2007. http://nymag.com/news/sports/38001/, geraadpleegd 21 juni 2015.

12. Melanson, E.L., Keadle, S.K., Donnelly, J.E., Braun, B., King, N.A. Resistance to exercise-induced weight loss: compensatory behavioral adaptations. *Medicine and Science in Sports and Exercise* 2013;45(8):1600–1609; Taubes, G. The scientist and the

stairmaster: why most of us believe that exercise makes us thinner – and why we're wrong. *New York Magazine* 24 september 2007. http://nymag.com/news /sports/38001/, geraadpleegd 21 juni 2015; Thomas, B.M., Miller, Jr. A.T. Adaptations to forced exercise in the rat. *American Journal of Physiology* 1958;193(2):350–354; Hu, K., Ivanov, P., Chen, Z., Hilton, M.F., Stanley, H.E., Shea, S.A. Non-random fluctuations and multi-scale dynamics regulation of human activity. *Physica A* 2004;337(1–2):307–318; Ridgers, N.D., Timperio, A., Cerin E., Salmon, J. Compensation of physical activity and sedentary time in primary school children. *Med Sci Sports Exerc* 2014;46(8):1564–1569.

13. Thivel, D., Aucouturier, J., Metz, L., Morio, B., Duche, P. Is there spontaneous energy expenditure compensation in response to intensive exercise in obese youth? *Pediatric obesity* 2014;9(2):147–154.

14. Hjorth, M.F., Chaput, J.P., Ritz, C., et al. Fatness predicts decreased physical activity and increased sedentary time, but not vice versa: support from a longitudinal study in 8- to 11-year-old children. *International Journal of Obesity* 2014;38(7):959–965; Richmond, R.C., Davey Smith, G., Ness, A.R., Hoed, M. den, McMahon, G., Timpson, N.J. Assessing causality in the association between child adiposity and physical activity levels: a Mendelian randomization analysis. *PLoS Medicine* 2014;11(3):e1001618.

15. Levian, C., Ruiz, E., Yang, X. The pathogenesis of obesity from a genomic and systems biology perspective. *The Yale Journal of Biology and Medicine* 2014; 87(2):113–126.

16. Farooqi, I.S., Jebb, S.A., Langmack, G., et al. Effects of recombinant leptin therapy in a child with congenital leptin deficiency. *NEJM* 1999;341(12):879–884.

17. Kessler, D.A. *The End of Overeating: Taking Control of the Insatiable American Appetite*. New York: Rodale Books; 2009; Moss, M. *Salt Sugar Fat: How the Food Giants Hooked Us*. New York: Random House; 2013.

18. Sclafani, A. Carbohydrate-induced hyperphagia and obesity

in the rat: effects of saccharide type, form, and taste. *Neuroscience and Biobehavioral Reviews* 1987;11(2):155–162; Stubbs, R.J., Whybrow, S. Energy density, diet composition and palatability: influences on overall food energy intake in humans. *Physiology & Behavior* 2004;81(5):755–764.

19. Esposito, K., Kastorini, C.M., Panagiotakos, D.B., Giugliano, D. Mediterranean diet and weight loss: meta-analysis of randomized controlled trials. *Metabolic Syndrome and Related Disorders* 2011;9(1):1–12; Pereira, M.A., Kartashov, A.I., Ebbeling, C.B., et al. Fast-food habits, weight gain, and insulin resistance (the CARDIA study): 15-year prospective analysis. *The Lancet* 2005;365(9453):36–42.

20. Bray, G.A. Obesity Has Always Been with Us: An Historical Introduction. In: Bray, G.A., Bouchard, C. (editors). *Handbook of Obesity – Volume 1: Epidemiology, Etiology, and Physiopathology*. 3rd edition. Boca Raton: CRC Press; 2014.

21. Roehling, M.V., Roehling, P.V., Odland, L.M. Investigating the Validity of Stereotypes About Overweight Employees: The Relationship Between Body Weight and Normal Personality Traits. *Group & Organization Management* 2008;33(4):392–424.

22. Flegal, K.M., Carroll, M.D., Ogden, C.L., Johnson, C.L. Prevalence and trends in obesity among US adults, 1999–2000. *JAMA* 2002;288(14):1723–1727.

23. Ogden, C.L., Carroll, M.D., Kit, B.K., Flegal, K.M. Prevalence of childhood and adult obesity in the United States, 2011–2012. *JAMA* 2014;311(8):806–814.

24. Ludwig, D.S. Childhood obesity – the shape of things to come. *NEJM* 2007;357(23):2325–2327; Ludwig, D.S. Weight loss strategies for adolescents: a 14-year-old struggling to lose weight. *JAMA* 2012;307(5):498–508.

25. Centers for Disease Control and Prevention. *National Diabetes Statistics Report*, 2014. http://www.cdc.gov/diabetes/pubs/statsreport14/national-diabetes-report-web.pdf, geraadpleegd 21 juni 2015.

26. Williams, C.D., Stengel, J., Asike, M.I., et al. Prevalence of nonalcoholic fatty liver disease and nonalcoholic steatohepatitis among a largely middle-aged population utilizing ultrasound and liver biopsy: a prospective study. *Gastroenterology* 2011;140(1):124–131.

27. Ludwig, D.S. Weight loss strategies for adolescents: a 14-year-old struggling to lose weight. *JAMA* 2012;307(5):498–508.

28. Levin, B.E., Govek, E. Gestational obesity accentuates obesity in obesityprone progeny. *American Journal of Physiology* 1998;275(4 Pt 2):R1374–1379.

29. Ludwig, D.S., Currie, J. The association between pregnancy weight gain and birthweight: a within-family comparison. *The Lancet* 2010;376(9745):984–990; Ludwig, D.S., Rouse, H.L., Currie, J. Pregnancy weight gain and childhood body weight: a within-family comparison. *PLoS Medicine* 2013;10(10):e1001521.

30. Olshansky, S.J., Passaro, D.J., Hershow, R.C., et al. A potential decline in life expectancy in the United States in the 21st century. *NEJM* 2005;352(11):1138–1145.

31. Centers for Disease Control and Prevention. Estimated county-level prevalence of diabetes and obesity – United States, 2007. *MMWR* 2009;58(45):1259–1263; Ezzati, M., Friedman, A.B., Kulkarni, S.C., Murray, C.J. The reversal of fortunes: trends in county mortality and cross-county mortality disparities in the United States. *PLoS Medicine* 2008;5(4):e66; Kulkarni, S.C., Levin-Rector, A., Ezzati, M., Murray, C.J. Falling behind: life expectancy in US counties from 2000 to 2007 in an international context. *Population Health Metrics* 2011;9(1):16 doi: 10.1186/1478-7954-9-16.

32. Cawley, J., Meyerhoefer, C. The medical care costs of obesity: an instrumental variables approach. *Journal of Health Economics* 2012;31(1):219–230.

33. UnitedHealth, Center for Health Reform & Modernization. *The United States of Diabetes: Challenges and Opportunities in the*

Decade Ahead. Working Paper 5, 2010. http://www.unitedhealthgroup.com/~/media/UHG/PDF/2010/UNH-Working-Paper-5.ashx, geraadpleegd 21 juni 2015.

34. Kasman, M., Hammond, R.A., Werman, A., Mack-Crane, A., McKinnon, R.A. *An In-Depth Look at the Lifetime Economic Cost of Obesity.* 12 mei 2015. http://www.brookings.edu/blogs/brookings-now/posts/2015/05/societal-costs-of-obesity.

Hoofdstuk 3 De theorie

1. What causes obesity? *JAMA* 1924;83(13):1003.

2. Stunkard, A., Mc Laren-Hume, M. The results of treatment for obesity: a review of the literature and report of a series. *Archives of Internal Medicine* 1959;103(1):79–85.

3. Methods for voluntary weight loss and control. NIH Technology Assessment Conference Panel. Consensus Development Conference, 30 maart–1 april 1992. *Annals of Internal Medicine* 1993;119(7 Pt 2):764–770.

4. Kraschnewski, J.L., Boan, J., Esposito, J., et al. Long-term weight loss maintenance in the United States. *International Journal of Obesity* 2010;34(11):1644–1654; zie ook: Fildes, A., Charlton, J., Rudisill, C., Littlejohns, P., Prevost, A.T., Gulliford, M.C. Probability of an obese person attaining normal body weight: cohort study using electronic health records. *Am J Public Health* 2015;105(9):e54-9.

5. Epstein, L.H., Myers, M.D., Raynor, H.A., Saelens, B.E. Treatment of pediatric obesity. *Pediatrics* 1998;101(3 Pt 2):554–570; McGovern, L., Johnson, J.N., Paulo, R., et al. Clinical review: treatment of pediatric obesity: a systematic review and meta-analysis of randomized trials. *Journal of Clinical Endocrinology and Metabolism* 2008;93(12):4600–4605; Muhlig, Y., Wabitsch, M., Moss, A., Hebebrand, J. Weight loss in children and adolescents. *Deutsches Arzteblatt International* 2014; 111(48):818–824.

6. Kissileff, H.R., Thornton, J.C., Torres, M.I., et al. Leptin reverses declines in satiation in weight-reduced obese humans.

AJCN 2012;95(2):309–317; Leibel, R.L., Rosenbaum, M., Hirsch, J. Changes in energy expenditure resulting from altered body weight. *NEJM* 1995;332(10):621–628.

7. Leibel, R.L., Rosenbaum, M., Hirsch, J. Changes in energy expenditure resulting from altered body weight. *NEJM* 1995;332(10):621–628; Norgan, N.G., Durnin, J.V. The effect of 6 weeks of overfeeding on the body weight, body composition, and energy metabolism of young men. *AJCN* 1980;33(5):978–988; Roberts, S.B., Young, V.R., Fuss, P., et al. Energy expenditure and subsequent nutrient intakes in overfed young men. *American Journal of Physiology* 1990;259(3 Pt 2):R461–469; Sims, E.A., Goldman, R.F., Gluck, C.M., Horton, E.S., Kelleher, P.C., Rowe, D.W. Experimental obesity in man. *Transactions of the Association of American Physicians* 1968; 81:153–170.

8. Ludwig, D.S., Friedman, M.I. Increasing adiposity: consequence or cause of overeating? *JAMA* 2014;311(21):2167–2168.

9. Cusin, I., Rohner-Jeanrenaud, F., Terrettaz, J., Jeanrenaud, B. Hyperinsulinemia and its impact on obesity and insulin resistance. *International Journal of Obesity and Related Metabolic Disorders* 1992;16 Suppl 4:S1–11; Torbay, N., Bracco, E.F., Geliebter, A., Stewart, I.M., Hashim, S.A. Insulin increases body fat despite control of food intake and physical activity. *American Journal of Physiology* 1985;248(1 Pt 2): R120–124.

10. Mehran, A.E., Templeman, N.M., Brigidi, G.S., et al. Hyperinsulinemia drives diet-induced obesity independently of brain insulin production. *Cell Metabolism* 2012;16(6):723–737.

11. Le Stunff, C., Fallin, D., Schork, N.J., Bougneres, P. The insulin gene VNTR is associated with fasting insulin levels and development of juvenile obesity. *Nature Genetics* 2000;26(4):444–446; Sigal, R.J., El-Hashimy, M., Martin, B.C., Soeldner, J.S., et al. Acute postchallenge hyperinsulinemia predicts weight gain: a prospective study. *Diabetes* 1997;46(6):1025–1029.

12. Hansen, J.B., Arkhammar, P.O., Bodvarsdottir, T.B., Wahl, P. Inhibition of insulin secretion as a new drug target in

the treatment of metabolic disorders. *Current Medicinal Chemistry* 2004;11(12):1595–1615; Mitri, J., Hamdy, O. Diabetes medications and body weight. *Expert Opinion on Drug Safety* 2009;8(5):573–584.

13. Ludwig, D.S., Friedman, M.I. Increasing adiposity: consequence or cause of overeating? *JAMA* 2014;311(21):2167–2168; Ludwig, D.S. The glycemic index: physiological mechanisms relating to obesity, diabetes, and cardiovascular disease. *JAMA* 2002;287(18):2414–2423.

14. Ludwig, D.S., Majzoub, J.A., Al-Zahrani, A., Dallal, G.E., Blanco, I., Roberts, S.B. High glycemic index foods, overeating, and obesity. Pediatrics 1999;103(3):E26.

15. Ludwig, D.S. The glycemic index: physiological mechanisms relating to obesity, diabetes, and cardiovascular disease. *JAMA* 2002;287(18):2414–2423; Campfield, L.A., Smith, F.J., Rosenbaum, M., Hirsch, J. Human eating: evidence for a physiological basis using a modified paradigm. *Neuroscience and Biobehavioral Reviews* 1996;20(1):133–137; Page, K.A., Seo, D., Belfort-DeAguiar, R., et al. Circulating glucose levels modulate neural control of desire for high-calorie foods in humans. *The Journal of Clinical Investigation* 2011;121(10):4161–4169; Pittas, A.G., Hariharan, R., Stark, P.C., Hajduk, C.L., Greenberg, A.S., Roberts, S.B. Interstitial glucose level is a significant predictor of energy intake in free-living women with healthy body weight. *The Journal of Nutrition* 2005;135(5):1070–1074.

16. Ludwig, D.S. The glycemic index: physiological mechanisms relating to obesity, diabetes, and cardiovascular disease. *JAMA* 2002;287(18):2414–2423; Ludwig, D.S. Dietary glycemic index and obesity. *The Journal of Nutrition* 2000;130(2S Suppl):280S–283S; Ludwig, D.S. Clinical update: the low-glycaemic-index diet. *The Lancet* 2007;369(9565):890–892.

17. Lennerz, B.S., Alsop, D.C., Holsen, L.M., et al. Effects of dietary glycemic index on brain regions related to reward and craving in men. *AJCN* 2013;98(3): 641–647.

18. Ebbeling, C.B., Swain, J.F., Feldman, H.A., et al. Effects of dietary composition on energy expenditure during weight-loss maintenance. *JAMA* 2012;307(24): 2627–2634.

19. Pawlak, D.B., Kushner, J.A., Ludwig, D.S. Effects of dietary glycaemic index on adiposity, glucose homoeostasis, and plasma lipids in animals. *The Lancet* 2004;364 (9436):778–785.

20. Berryman, C.E., West, S.G., Fleming, J.A., Bordi, P.L., Kris-Etherton, P.M. Effects of daily almond consumption on cardiometabolic risk and abdominal adiposity in healthy adults with elevated LDL-cholesterol: a randomized controlled trial. *Journal of the American Heart Association* 2015;4(1):e000993.

21. Mozaffarian, D., Hao, T., Rimm, E.B., Willett, W.C., Hu, F.B. Changes in diet and lifestyle and long-term weight gain in women and men. *NEJM* 2011;364(25): 2392–2404.

22. Lumeng, C.N., Saltiel, A.R. Inflammatory links between obesity and metabolic disease. *The Journal of Clinical Investigation* 2011;121(6):2111–2117; Odegaard, J.I., Chawla, A. Pleiotropic actions of insulin resistance and inflammation in metabolic homeostasis. *Science* 2013;339(6116):172–177; Odegaard, J.I., Chawla, A. The immune system as a sensor of the metabolic state. *Immunity* 2013;38(4):644–654; Pond, C.M. Adipose tissue and the immune system. *Prostaglandins, Leukotrienes, and Essential Fatty Acids* 2005;73(1):17–30; Miller, L.S. Adipocytes armed against Staphylococcus aureus. *NEJM* 2015;372(14):1368–1370.

23. Cildir, G., Akincilar, S.C., Tergaonkar, V. Chronic adipose tissue inflammation: all immune cells on the stage. *Trends in Molecular Medicine* 2013;19(8):487–500; Kanneganti, T.D., Dixit, V.D. Immunological complications of obesity. *Nature Immunology* 2012;13(8):707–712; Mirsoian, A., Bouchlaka, M.N., Sckisel, G.D., et al. Adiposity induces lethal cytokine storm after systemic administration of stimulatory immunotherapy regimens in aged mice. *Journal of Experimental Medicine* 2014;211(12):2373–2383; Trayhurn, P. Hypoxia and adipose tissue function and dysfunction in obesity. *Physiological Reviews* 2013;93(1):1–21; Winer,

S., Winer, D.A. The adaptive immune system as a fundamental regulator of adipose tissue inflammation and insulin resistance. *Immunology and Cell Biology* 2012;90(8):755–762; Glass, C.K., Olefsky, J.M. Inflammation and lipid signaling in the etiology of insulin resistance. *Cell Metabolism* 2012;15(5):635–645; Kotas, M.E., Medzhitov, R. Homeostasis, Inflammation, and Disease Susceptibility. *Cell* 2015;160(5):816–827.

24. Bekkering, P., Jafri, I., Overveld, F.J. van, Rijkers, G.T. The intricate association between gut microbiota and development of type 1, type 2 and type 3 diabetes. *Expert Review of Clinical Immunology* 2013;9(11):1031–1041.

25. Johnson, A.M., Olefsky, J.M. The origins and drivers of insulin resistance. *Cell* 2013;152(4):673–684; Shulman, G.I. Ectopic fat in insulin resistance, dyslipidemia, and cardiometabolic disease. *NEJM* 2014;371(23):2237–2238; Suganami, T., Tanaka, M., Ogawa, Y. Adipose tissue inflammation and ectopic lipid accumulation. *Endocrine Journal* 2012;59(10):849–857.

26. Arruda, A.P., Milanski, M., Velloso, L.A. Hypothalamic inflammation and thermogenesis: the brown adipose tissue connection. *Journal of Bioenergetics and Biomembranes* 2011;43(1):53–58; Cai, D. Neuroinflammation and neurodegeneration in overnutrition-induced diseases. *Trends in Endocrinology and Metabolism* 2013;24(1):40–47; Pimentel, G.D., Ganeshan, K., Carvalheira, J.B. Hypothalamic inflammation and the central nervous system control of energy homeostasis. *Molecular and Cellular Endocrinology* 2014;397(1–2):15–22; Thaler, J.P., Yi, C.X., Schur, E.A., et al. Obesity is associated with hypothalamic injury in rodents and humans. *Journal of Clinical Investigation* 2012;122(1):153–162; Williams, L.M. Hypothalamic dysfunction in obesity. *Proceedings of the Nutrition Society* 2012;71(4):521–533.

27. Thaler, J.P., Yi, C.X., Schur, E.A., et al. Obesity is associated with hypothalamic injury in rodents and humans. *Journal of Clinical Investigation* 2012;122(1):153–162; Kleinridders, A., Schenten, D., Konner, A.C., et al. MyD88 signaling in the CNS

is required for development of fatty acid-induced leptin resistance and diet-induced obesity. *Cell Metabolism* 2009;10(4):249–259; Maric, T., Woodside, B., Luheshi, G.N. The effects of dietary saturated fat on basal hypothalamic neuroinflammation in rats. *Brain, Behavior, and Immunity* 2014;36:35–45.

28. Thaler, J.P., Yi, C.X., Schur, E.A., et al. Obesity is associated with hypothalamic injury in rodents and humans. *Journal of Clinical Investigation* 2012;122(1):153–162; Cazettes, F., Cohen, J.I., Yau, P.L., Talbot, H., Convit, A. Obesity-mediated inflammation may damage the brain circuit that regulates food intake. *Brain Research* 2011;1373:101–109.

29. Ligibel, J.A., Alfano, C.M., Courneya, K.S., et al. American Society of Clinical Oncology position statement on obesity and cancer. *Journal of Clinical Oncology* 2014;32(31):3568–3574.

30. Berrington de Gonzalez, A., Hartge, P., Cerhan, J.R., et al. Body-mass index and mortality among 1.46 million white adults. *NEJM* 2010;363(23):2211–2219; Global Burden of Metabolic Risk Factors for Chronic Diseases Collaboration, Lu, Y., Hajifathalian, K., et al. Metabolic mediators of the effects of body-mass index, overweight, and obesity on coronary heart disease and stroke: a pooled analysis of 97 prospective cohorts with 1.8 million participants. *The Lancet* 2014;383(9921):970983; Tirosh, A., Shai, I., Afek, A., et al. Adolescent BMI trajectory and risk of diabetes versus coronary disease. *NEJM* 2011;364(14):1315–1325; Tobias, D.K., Pan, A., Jackson, C.L., et al. Body-mass index and mortality among adults with incident type 2 diabetes. *NEJM* 2014;370(3):233–244.

31. Bell, J.A., Hamer, M., Sabia, S., Singh-Manoux, A., Batty, D., Kivimaki, M. The Natural Course of Healthy Obesity Over 20 Years. *J Am Col Card* 2015;65(1):101–102; Hamer, M., Stamatakis, E. Metabolically healthy obesity and risk of all-cause and cardiovascular disease mortality. *Journal of Clinical Endocrinology and Metabolism* 2012;97(7):2482–2488.

32. Ruderman, N., Chisholm, D., Pi-Sunyer, X., Schneider, S.

The metabolically obese, normal-weight individual revisited. *Diabetes* 1998;47(5):699–713; Thomas, E.L., Parkinson, J.R., Frost, G.S., et al. The missing risk: MRI and MRS phenotyping of abdominal adiposity and ectopic fat. *Obesity* 2012;20(1):76–87; Wildman, R.P., Muntner, P., Reynolds, K., et al. The obese without cardiometabolic risk factor clustering and the normal weight with cardiometabolic risk factor clustering: prevalence and correlates of 2 phenotypes among the US population (NHANES 1999–2004). *Archives of Internal Medicine* 2008;168(15):1617–1624.

33. Look AHEAD Research Group, Wing, R.R., Bolin, P., et al. Cardiovascular effects of intensive lifestyle intervention in type 2 diabetes. *NEJM* 2013;369(2): 145–154.

34. Estruch, R., Ros, E., Salas-Salvado, J., et al. Primary prevention of cardiovascular disease with a Mediterranean diet. *NEJM* 2013;368(14):1279–1290.

35. Gearhardt, A.N., Davis, C., Kuschner, R., Brownell, K.D. The addiction potential of hyperpalatable foods. *Current Drug Abuse Reviews* 2011;4(3):140–145.

36. Lasselin, J., Capuron, L. Chronic low-grade inflammation in metabolic disorders: relevance for behavioral symptoms. *Neuroimmunomodulation* 2014;21(2–3): 95–101.

37. Benton, D., Ruffin, M.P., Lassel, T., et al. The delivery rate of dietary carbohydrates affects cognitive performance in both rats and humans. *Psychopharmacology* 2003;166(1):86–90.

38. Papanikolaou, Y., Palmer, H., Binns, M.A., Jenkins, D.J., Greenwood, C.E. Better cognitive performance following a low-glycaemic-index compared with a high-glycaemic-index carbohydrate meal in adults with type 2 diabetes. *Diabetologia* 2006;49(5):855–862.

39. Szabo, L. NIH Director: Budget Cuts Put U.S. Science at Risk. *USA Today* 23 april 2014. http://www.usatoday.com/story/news/nation/2014/04/23/nih-budget-cuts/8056113/, geraadpleegd 22 juni 2015; Federation of American Societies for Experimental Biology. *Sustaining discovery in biological and medical sciences – a*

framework for discussion. Bethesa, MD; 2015. http://www.faseb.org/SustainingDiscovery/Home.aspx, geraaadpleegd 9 aug. 2015.

40. Shai, I., Schwarzfuchs, D., Henkin, Y., et al. Weight loss with a lowcarbohydrate, Mediterranean, or low-fat diet. *NEJM* 2008;359(3):229–241.

41. Slavin, J. Two more pieces to the 1000-piece carbohydrate puzzle. *AJCN* 2014;100(1):4–5.

42. Mozaffarian, D., Ludwig, D.S. Dietary guidelines in the 21st century – a time for food. *JAMA* 2010;304(6):681–682.

Hoofdstuk 4 De oplossing

1. Kelly, R.L. *The Foraging Spectrum: Diversity in Hunter-Gatherer Lifeways.* Clinton Corners, NY: Percheron Press; 2007.

2. Ludwig, D.S. The glycemic index: physiological mechanisms relating to obesity, diabetes, and cardiovascular disease. *JAMA* 2002;287(18):2414–2423; Unger, R.H., Orci, L. Physiology and pathophysiology of glucagon. *Physiological Reviews* 1976;56(4):778–826.

3. Bilsborough, S., Mann, N. A review of issues of dietary protein intake in humans. *International Journal of Sport Nutrition and Exercise Metabolism* 2006; 16(2):129–152.

4. Feinman, R.D., Pogozelski, W.K., Astrup, A., et al. Dietary carbohydrate restriction as the first approach in diabetes management: Critical review and evidence base. *Nutrition* 2015;31(1):1–13; Paoli, A., Rubini, A., Volek, J.S., Grimaldi, K.A. Beyond weight loss: a review of the therapeutic uses of very-low-carbohydrate (ketogenic) diets. *European Journal of Clinical Nutrition* 2013;67(8):789–796.

5. Cahill, G.F., Jr., Veech, R.L. Ketoacids? Good medicine? *Transactions of the American Clinical and Climatological Association.* 2003;114:149–161; Newman, J.C., Verdin, E. Beta-hydroxybutyrate: Much more than a metabolite. *Diabetes Research and Clinical Practice* 2014;106(2):173–181.

6. Ludwig, D.S. The glycemic index: physiological mechanisms

relating to obesity, diabetes, and cardiovascular disease. *JAMA* 2002;287(18):2414–2423; Jenkins, D.J., Wolever, T.M., Taylor R.H., et al. Glycemic index of foods: a physiological basis for carbohydrate exchange. *AJCN* 1981;34(3):362–366; Wolever, T.M., Jenkins, D.J., Jenkins, A.L., Josse, R.G. The glycemic index: methodology and clinical implications. *AJCN* 1991;54(5):846–854; Atkinson, F.S., Foster-Powell, K., Brand-Miller, J.C. International tables of glycemic index and glycemic load values: 2008. *Diabetes Care* 2008;31(12):2281–2283.

7. Ludwig, D.S. The glycemic index: physiological mechanisms relating to obesity, diabetes, and cardiovascular disease. *JAMA* 2002;287(18):2414–2423; Atkinson, F.S., Foster-Powell, K., Brand-Miller, J.C. International tables of glycemic index and glycemic load values: 2008. *Diabetes Care* 2008;31(12):2281–2283; Ludwig, D.S. Glycemic load comes of age. *The Journal of Nutrition* 2003;133(9):2695–2696.

8. Fleming, P., Godwin, M. Low-glycaemic index diets in the management of blood lipids: a systematic review and meta-analysis. *Family Practice* 2013;30(5):485–491; Goff, L.M., Cowland, D.E., Hooper, L., Frost, G.S. Low glycaemic index diets and blood lipids: a systematic review and meta-analysis of randomised controlled trials. *Nutrition, Metabolism, and Cardiovascular Diseases* 2013; 23(1):1–10; Livesey, G., Taylor, R., Hulshof, T., Howlett, J. Glycemic response and health – a systematic review and meta-analysis: relations between dietary glycemic properties and health outcomes. *AJCN* 2008;87(1):258S–268S; Ludwig, D.S. Clinical update: the low-glycaemic-index diet. *The Lancet* 2007;369(9565):890–892; Schwingshackl, L., Hoffmann, G. Long-term effects of low glycemic index/load vs. high glycemic index/load diets on parameters of obesity and obesity-associated risks: a systematic review and meta-analysis. *Nutrition, Metabolism, and Cardiovascular Diseases* 2013;23(8):699–706.

9. Larsen, T.M., Dalskov, S.M., van Baak M., et al. Diets with high or low protein content and glycemic index for weight-loss

maintenance. *NEJM* 2010;363(22): 2102–2113; Ludwig, D.S., Ebbeling, C.B. Weight-loss maintenance – mind over matter? *NEJM* 2010;363(22):2159–2161.

10. Bhupathiraju, S.N., Tobias, D.K., Malik, V.S., et al. Glycemic index, glycemic load, and risk of type 2 diabetes: results from 3 large US cohorts and an updated meta-analysis. *AJCN* 2014;100(1):218–232.

11. Liu, S., Willett, W.C., et al. A prospective study of dietary glycemic load, carbohydrate intake, and risk of coronary heart disease in US women. *AJCN* 2000;71(6):1455–1461.

12. Chiasson, J.L., Josse, R.G., Gomis, R., et al. Acarbose treatment and the risk of cardiovascular disease and hypertension in patients with impaired glucose tolerance: the STOP-NIDDM trial. *JAMA* 2003;290(4):486–494.

13. Barclay, A.W., Petocz, P., McMillan-Price, J., et al. Glycemic index, glycemic load, and chronic disease risk – a meta-analysis of observational studies. *AJCN* 2008;87(3):627–637; Dong, J.Y., Qin, L.Q. Dietary glycemic index, glycemic load, and risk of breast cancer: meta-analysis of prospective cohort studies. *Breast Cancer Research and Treatment* 2011;126(2):287–294; Gnagnarella, P., Gandini, S., La Vecchia, C., Maisonneuve, P. Glycemic index, glycemic load, and cancer risk: a meta-analysis. *AJCN* 2008;87(6):1793–1801; Nagle, C.M., Olsen, C.M., Ibiebele, T.I., et al. Glycemic index, glycemic load and endometrial cancer risk: results from the Australian National Endometrial Cancer study and an updated systematic review and meta-analysis. *European Journal of Nutrition* 2013;52(2):705–715; Rossi, M., Turati, F., Lagiou, P., Trichopoulos, D., La Vecchia, C., Trichopoulou, A. Relation of dietary glycemic load with ischemic and hemorrhagic stroke: a cohort study in Greece and a meta-analysis. *European Journal of Nutrition* 2014;54(2)215–222; Valtuena, S., Pellegrini, N., Ardigo, D., et al. Dietary glycemic index and liver steatosis. *AJCN* 2006;84(1):136–142; Biddinger, S.B., Ludwig, D.S. The insulin-like growth factor axis: a potential link between glycemic

index and cancer. *AJCN* 2005;82(2):277–278; Gangwisch, J.E., Hale, L., Garcia, L., et al. High glycemic index diet as a risk factor for depression: analyses from the Women's Health Initiative. *AJCN* 2015;102(2):454–63.

14. Sacks, F.M., Carey, V.J., Anderson, C.A., et al. Effects of high vs low glycemic index of dietary carbohydrate on cardiovascular disease risk factors and insulin sensitivity: the OmniCarb randomized clinical trial. *JAMA* 2014;312(23):2531–2541.

15. Ludwig, D.S., Astrup, A., Willett, W.C. The glycemic index: Reports of its demise have been exaggerated. *Obesity* 2015;23(7):1327–1328.

16. Brownlee, I.A., Moore, C., Chatfield, M., et al. Markers of cardiovascular risk are not changed by increased whole-grain intake: the WHOLEheart study, a randomised, controlled dietary intervention. *British Journal of Nutrition* 2010;104(1): 125–134.

17. Ludwig, D.S. The glycemic index: physiological mechanisms relating to obesity, diabetes, and cardiovascular disease. *JAMA* 2002;287(18):2414–2423; Fleming, P,. Godwin, M. Low-glycaemic index diets in the management of blood lipids: a systematic review and meta-analysis. *Family Practice* 2013;30(5):485–491; Livesey, G., Taylor, R., Hulshof, T., Howlett, J. Glycemic response and health – a systematic review and meta-analysis: relations between dietary glycemic properties and health outcomes. *AJCN* 2008;87(1):258S–268S; Ludwig, D.S. Clinical update: the low-glycaemic-index diet. *The Lancet* 2007;369(9565):890–892; Schwingshackl, L., Hoffmann, G. Long-term effects of low glycemic index/load vs. high glycemic index/load diets on parameters of obesity and obesity-associated risks: a systematic review and meta-analysis. *Nutrition, Metabolism, and Cardiovascular Diseases* 2013;23(8):699–706; Wolever, T.M. Is glycaemic index (GI) a valid measure of carbohydrate quality? *European Journal of Clinical Nutrition* 2013;67(5):522–531.

18. Ludwig, D.S., Ebbeling, C.B., et al. Surgical vs lifestyle treatment for type 2 diabetes. *JAMA* 2012;308(10):981–982.

19. Pereira, M.A., Kartashov, A.I., Ebbeling, C.B., et al. Fast-food habits, weight gain, and insulin resistance (the CARDIA study): 15-year prospective analysis. *The Lancet* 2005;365(9453):36–42.

20. Poti, J.M., Mendez, M.A., Ng, S.W., Popkin, B.M. Is the degree of food processing and convenience linked with the nutritional quality of foods purchased by US households? *AJCN* 2015;101(6):1251–1262.

21. Taubes, G. Nutrition. The soft science of dietary fat. *Science* 2001;291 (5513):2536–2545.

22. Mozaffarian, D., Willett, W.C. Trans fatty acids and cardiovascular risk: a unique cardiometabolic imprint? *Current Atherosclerosis Reports* 2007;9(6):486–493.

23. Ascherio, A., Willett, W.C. Health effects of trans fatty acids. *AJCN* 1997; 66(4 Suppl):1006S–1010S.

24. Hu, F.B. Are refined carbohydrates worse than saturated fat? *AJCN* 2010;91(6):1541–1542; Siri-Tarino, P.W., Sun, Q., Hu, F.B., Krauss, R.M. Saturated fat, carbohydrate, and cardiovascular disease. *AJCN* 2010;91(3):502–509.

25. Jakobsen, M.U., Dethlefsen, C., Joensen, A.M., et al. Intake of carbohydrates compared with intake of saturated fatty acids and risk of myocardial infarction: importance of the glycemic index. *AJCN* 2010;91(6):1764–1768.

26. Hu, F.B. Are refined carbohydrates worse than saturated fat? *AJCN* 2010;91(6):1541–1542.

27. Chowdhury, R., Warnakula, S., Kunutsor, S., et al. Association of dietary, circulating, and supplement fatty acids with coronary risk: a systematic review and meta-analysis. *Annals of Internal Medicine* 2014;160(6):398–406; Siri-Tarino, P.W., Sun, Q., Hu, F.B., Krauss, R.M. Meta-analysis of prospective cohort studies evaluating the association of saturated fat with cardiovascular disease. *AJCN* 2010;91(3):535–546.

28. Mozaffarian, D., Micha, R., Wallace, S. Effects on coronary heart disease of increasing polyunsaturated fat in place of saturated fat: a systematic review and meta-analysis of randomized con-

trolled trials. PLoS Medicine 2010;7(3):e1000252.

29. Gillingham, L.G., Harris-Janz, S., Jones, P.J. Dietary monounsaturated fatty acids are protective against metabolic syndrome and cardiovascular disease risk factors. *Lipids* 2011;46(3):209–228.

30. Lopez, S., Bermudez, B., Ortega, A., et al. Effects of meals rich in either monounsaturated or saturated fat on lipid concentrations and on insulin secretion and action in subjects with high fasting triglyceride concentrations. *AJCN* 2011;93(3):494–499; Nicholls, S.J., Lundman, P., Harmer, J.A., et al. Consumption of saturated fat impairs the anti-inflammatory properties of high-density lipoproteins and endothelial function. *Journal of the American College of Cardiology* 2006;48(4):715–720; Raz, O., Steinvil, A., Berliner, S., Rosenzweig T., Justo, D., Shapira, I. The effect of two iso-caloric meals containing equal amounts of fats with a different fat composition on the inflammatory and metabolic markers in apparently healthy volunteers. *Journal of Inflammation* 2013;10(1):3 doi:10.1186/14769255-10-3; Uusitupa, M., Schwab, U., Makimattila, S., et al. Effects of two high-fat diets with different fatty acid compositions on glucose and lipid metabolism in healthy young women. *AJCN* 1994;59(6):1310–1316; Xiao, C., Giacca, A., Carpentier, A., Lewis, G.F. Differential effects of monounsaturated, polyunsaturated and saturated fat ingestion on glucose-stimulated insulin secretion, sensitivity and clearance in overweight and obese, non-diabetic humans. *Diabetologia* 2006;49(6):1371–1379.

31. Cintra, D.E., Ropelle, E.R., Moraes, J.C., et al. Unsaturated fatty acids revert diet-induced hypothalamic inflammation in obesity. *PloS One* 2012;7(1):e30571; Huang, S., Rutkowsky, J.M., Snodgrass, R.G., et al. Saturated fatty acids activate TLR-mediated proinflammatory signaling pathways. *Journal of Lipid Research* 2012;53(9):2002–2013; Lichtenstein, L., Mattijssen, F., de Wit, N.J., et al. Angptl4 protects against severe proinflammatory effects of saturated fat by inhibiting fatty acid uptake into mesenteric

lymph node macrophages. *Cell Metabolism* 2010;12(6):580–592; Maric, T,. Woodside, B., Luheshi, G.N. The effects of dietary saturated fat on basal hypothalamic neuroinflammation in rats. *Brain, Behavior, and Immunity* 2014;36:35–45; Poledne, R. A new atherogenic effect of saturated fatty acids. *Physiological Research* 2013;62(2):139–143; Vijay-Kumar, M., Vanegas, S.M., Patel, N., Aitken, J.D., Ziegler, T.R., Ganji, V. Fish oil rich diet in comparison to saturated fat rich diet offered protection against lipopolysaccharide-induced inflammation and insulin resistance in mice. *Nutrition & Metabolism* 2011;8(1):16 doi: 10.1186/1743-7075-8–16; Williams, L.M. Hypothalamic dysfunction in obesity. *The Proceedings of the Nutrition Society* 2012;71(4):521–533.

32. Rosqvist, F., Iggman, D., Kullberg, J., et al. Overfeeding polyunsaturated and saturated fat causes distinct effects on liver and visceral fat accumulation in humans. *Diabetes* 2014;63(7):2356–2368.

33. Kien, C.L., Bunn, J.Y., Tompkins, C.L., et al. Substituting dietary monounsaturated fat for saturated fat is associated with increased daily physical activity and resting energy expenditure and with changes in mood. *AJCN* 2013;97(4):689–697.

34. De Oliveira Otto, M.C., Mozaffarian, D., Kromhout, D., et al. Dietary intake of saturated fat by food source and incident cardiovascular disease: the Multi-Ethnic Study of Atherosclerosis. *AJCN* 2012;96(2):397–404; De Oliveira Otto, M.C,. Nettleton, J.A., Lemaitre, R.N., et al. Biomarkers of dairy fatty acids and risk of cardiovascular disease in the Multi-ethnic Study of Atherosclerosis. *Journal of the American Heart Association* 2013;2(4):e000092; Lawrence, G.D. Dietary fats and health: dietary recommendations in the context of scientific evidence. *Advances in Nutrition* 2013;4(3):294–302.

35. Ludwig, D.S., Jenkins, D.J. Carbohydrates and the postprandial state: have our cake and eat it too? *AJCN* 2004;80(4):797–798; Volk, B.M., Kunces, L.J., Freidenreich, D.J., et al. Effects of step-wise increases in dietary carbohydrate on circulating satura-

ted fatty acids and palmitoleic acid in adults with metabolic syndrome. *PloS One* 2014;9(11):e113605.

36. Itariu, B.K., Zeyda, M., Hochbrugger, E.E., et al. Long-chain n-3 PUFAs reduce adipose tissue and systemic inflammation in severely obese nondiabetic patients: a randomized controlled trial. *AJCN* 2012;96(5):1137–1149; Titos, E., Claria, J. Omega-3-derived mediators counteract obesity-induced adipose tissue inflammation. *Prostaglandins & Other Lipid Mediators* 2013;107:77–84; White, P.J., Marette, A. Potential role of omega-3-derived resolution mediators in metabolic inflammation. *Immunology and Cell Biology* 2014;92(4):324–330.

37. Cordain, L., Watkins, B.A., Florant, G.L., Kelher, M., Rogers, L., Li, Y. Fatty acid analysis of wild ruminant tissues: evolutionary implications for reducing dietrelated chronic disease. *European Journal of Clinical Nutrition* 2002;56(3):181–191.

38. Halton, T.L., Willett, W.C., Liu, S., et al. Low-carbohydrate-diet score and the risk of coronary heart disease in women. *NEJM* 2006;355(19):1991–2002.

39. Harland, J.I., Haffner, T.A. Systematic review, meta-analysis and regression of randomised controlled trials reporting an association between an intake of circa 25 g soya protein per day and blood cholesterol. *Atherosclerosis* 2008;200(1):13–27; Jenkins, D.J., Kendall, C.W., Marchie, A., et al. The Garden of Eden – plant based diets, the genetic drive to conserve cholesterol and its implications for heart disease in the 21st century. *Comparative Biochemistry and Physiology. Part A, Molecular & Integrative Physiology* 2003;136(1):141–151; Sanchez, A., Hubbard, R.W., Hilton, G.F. Hypocholesterolemic amino acids and the insulin glucagon ratio. *Monographs on Atherosclerosis* 1990;16:126–138.

40. Tremaroli, V., Backhed, F. Functional interactions between the gut microbiota and host metabolism. *Nature* 2012;489(7415):242–249.

41. Clemente, J.C., Ursell, L.K., Parfrey, L.W., Knight, R. The impact of the gut microbiota on human health: an integrative view.

Cell 2012;148(6):1258–1270; Musso, G., Gambino, R., Cassader, M. Obesity, diabetes, and gut microbiota: the hygiene hypothesis expanded? *Diabetes care* 2010;33(10):2277–2284; Schnorr, S.L., Candela, M., Rampelli, S., et al. Gut microbiome of the Hadza hunter-gatherers. *Nature Communications* 2014;5:3654 doi:10.1038/ncomms4654.

42. Belkaid, Y., Hand, T.W. Role of the microbiota in immunity and inflammation. *Cell* 2014;157(1):121–141; Burcelin, R. Regulation of metabolism: a cross talk between gut microbiota and its human host. *Physiology* 2012;27(5):300–307; Campbell, A.K., Matthews, S.B., Vassel, N., et al. Bacterial metabolic 'toxins': a new mechanism for lactose and food intolerance, and irritable bowel syndrome. *Toxicology* 2010;278(3):268276; Cani, P.D., Amar, J., Iglesias, M.A., et al. Metabolic endotoxemia initiates obesity and insulin resistance. *Diabetes* 2007;56(7):1761–1772; Caricilli, A.M., Saad, M.J. The role of gut microbiota on insulin resistance. *Nutrients* 2013;5(3):829–851; Ding, S., Lund, P.K. Role of intestinal inflammation as an early event in obesity and insulin resistance. *Current Opinion in Clinical Nutrition and Metabolic Care* 2011;14(4):328–333; Fasano, A. Zonulin and its regulation of intestinal barrier function: the biological door to inflammation, autoimmunity, and cancer. *Physiological Reviews* 2011;91(1):151–175; Lam, Y.Y., Mitchell, A.J., Holmes, A.J., et al. Role of the gut in visceral fat inflammation and metabolic disorders. *Obesity* 2011;19(11):2113–2120.

43. Belkaid, Y., Hand, T.W. Role of the microbiota in immunity and inflammation. *Cell* 2014;157(1):121–141; Fasano, A. Zonulin and its regulation of intestinal barrier function: the biological door to inflammation, autoimmunity, and cancer. *Physiological Reviews* 2011;91(1):151–175; Bekkering, P., Jafri, I., Van Overveld, F.J., Rijkers, G.T. The intricate association between gut microbiota and development of type 1, type 2 and type 3 diabetes. *Expert Review of Clinical Immunology* 2013;9(11):1031–1041; De Vadder, F,. Kovatcheva-Datchary, P., Goncalves, D., et al. Micro-

biota-generated metabolites promote metabolic benefits via gut-brain neural circuits. *Cell* 2014;156(1–2):84–96; Lasselin, J., Capuron, L. Chronic low-grade inflammation in metabolic disorders: relevance for behavioral symptoms. *Neuroimmunomodulation* 2014;21(2–3):95–101; Walsh, C.J., Guinane, C.M., O'Toole P.W., Cotter, P.D. Beneficial modulation of the gut microbiota. *FEBS Letters* 2014;588(22):4120–4130.

44. Caricilli, A.M., Saad, M.J. The role of gut microbiota on insulin resistance. *Nutrients* 2013;5(3):829–851; Ley, R.E., Turnbaugh, P.J., Klein, S., Gordon, J.I. Microbial ecology: human gut microbes associated with obesity. *Nature* 2006;444(7122):10221023; Turnbaugh, P.J., Ley, R.E., Mahowald, M.A., Magrini, V., Mardis, E.R., Gordon, J.I. An obesity-associated gut microbiome with increased capacity for energy harvest. *Nature* 2006;444(7122):1027–1031.

45. Le Chatelier, E., Nielsen, T., Qin, J., et al. Richness of human gut microbiome correlates with metabolic markers. *Nature* 2013;500(7464):541–546.

46. Ridaura, V.K., Faith, J.J., Rey, F.E., et al. Gut microbiota from twins discordant for obesity modulate metabolism in mice. *Science* 2013;341(6150):1241214 doi: 10.1126/science.1241214.

47. Cardona, F., Andres-Lacueva, C., Tulipani, S., Tinahones, F.J., Queipo-Ortuno, M.I. Benefits of polyphenols on gut microbiota and implications in human health. *Journal of Nutritional Biochemistry* 2013;24(8):1415–1422; Etxeberria, U., Fernandez-Quintela, A., Milagro, F.I., Aguirre, L., Martinez, J.A., Portillo, M.P. Impact of polyphenols and polyphenol-rich dietary sources on gut microbiota composition. *Journal of Agricultural and Food Chemistry* 2013;61(40):9517–9533.

48. Fernandez-Garcia, J.C., Cardona, F., Tinahones, F.J. Inflammation, oxidative stress and metabolic syndrome: dietary modulation. *Current Vascular Pharmacology* 2013;11(6):906–919; Leiherer, A., Mundlein, A., Drexel, H. Phytochemicals and their impact on adipose tissue inflammation and diabetes. *Vascular pharmaco-*

logy 2013;58(1–2):3–20; Selhub, E.M., Logan, A.C., Bested, A.C. Fermented foods, microbiota, and mental health: ancient practice meets nutritional psychiatry. *Journal of physiological anthropology* 2014;33:2; Siriwardhana, N., Kalupahana, N.S., Cekanova, M., LeMieux, M, Greer, B., Moustaid-Moussa, N. Modulation of adipose tissue inflammation by bioactive food compounds. *The Journal of Nutritional Biochemistry* 2013;24(4):613–623.

49. Cross, M.L., Stevenson, L.M., Gill, H.S. Anti-allergy properties of fermented foods: an important immunoregulatory mechanism of lactic acid bacteria? *International Immunopharmacology* 2001;1(5):891–901; Parvez, S., Malik, K.A., Ah Kang, S., Kim, H.Y. Probiotics and their fermented food products are beneficial for health. *Journal of Applied Microbiology* 2006;100(6):1171–1185; Van Hylckama Vlieg, J.E., Veiga, P, Zhang, C., Derrien, M., Zhao, L. Impact of microbial transformation of food on health – from fermented foods to fermentation in the gastro-intestinal tract. *Current Opinion in Biotechnology* 2011;22(2):211–219; Kim, E.K., An, S.Y., Lee, M.S., et al. Fermented kimchi reduces body weight and improves metabolic parameters in overweight and obese patients. *Nutrition Research* 2011;31(6):436–443; Makino, S., Ikegami, S., Kume, A., Horiuchi, H., Sasaki, H., Orii, N. Reducing the risk of infection in the elderly by dietary intake of yoghurt fermented with Lactobacillus delbrueckii ssp. bulgaricus OLL1073R-1. *British Journal of Nutrition* 2010;104(7):998–1006; Seppo, L., Jauhiainen, T., Poussa, T., Korpela, R. A fermented milk high in bioactive peptides has a blood pressure-lowering effect in hypertensive subjects. *AJCN* 2003;77(2):326–330; Tillisch, K., Labus, J., Kilpatrick, L., et al. Consumption of fermented milk product with probiotic modulates brain activity. *Gastroenterology* 2013;144(7):1394–1401.

50. Chassaing, B., Koren, O., Goodrich, J.K., et al. Dietary emulsifiers impact the mouse gut microbiota promoting colitis and metabolic syndrome. *Nature* 2015; 519(7541):92–96.

51. Hill, J.O., Prentice, A.M. Sugar and body weight regulation.

AJCN 1995;62(1 Suppl):264S–273S; discussion 273S–274S.

52. Lustig, R.H., Schmidt, L.A., Brindis, C.D. Public health: The toxic truth about sugar. *Nature* 2012;482(7383):27–29.

53. Duffey, K.J., Popkin, B.M. Shifts in patterns and consumption of beverages between 1965 and 2002. *Obesity* 2007; 15(11):2739–2747.

54. Stanhope, K.L. Role of fructose-containing sugars in the epidemics of obesity and metabolic syndrome. *Annual Review of Medicine* 2012;63:329–343.

55. Vos, M.B., Kimmons, J.E., Gillespie, C., Welsh, J., Blanck, H.M. Dietary fructose consumption among US children and adults: the Third National Health and Nutrition Examination Survey. *Medscape Journal of Medicine* 2008;10(7):160.

56. He, F.J., Nowson, C.A., Lucas, M., MacGregor, G.A. Increased consumption of fruit and vegetables is related to a reduced risk of coronary heart disease: metaanalysis of cohort studies. *Journal of Human Hypertension* 2007;21(9):717–728; Mozaffarian, D., Hao, T., Rimm, E.B., Willett, W.C., Hu, F.B. Changes in diet and lifestyle and long-term weight gain in women and men. *NEJM* 2011;364(25):2392–2404; Muraki, I., Imamura, F., Manson, J.E., et al. Fruit consumption and risk of type 2 diabetes: results from three prospective longitudinal cohort studies. *BMJ* 2013;347:f5001; Wang, X., Ouyang, Y., Liu, J., et al. Fruit and vegetable consumption and mortality from all causes, cardiovascular disease, and cancer: systematic review and dose-response meta-analysis of prospective cohort studies. *BMJ* 2014;349:g4490.

57. Meyer, B.J., de Bruin, E.J., Du Plessis, D.G., Van der Merwe, M., Meyer, A.C. Some biochemical effects of a mainly fruit diet in man. *South African Medical Journal* 1971;45(10):253–261; Meyer, B.J., Van der Merwe, M., Du Plessis, D.G., de Bruin, E.J., Meyer, A.C. Some physiological effects of a mainly fruit diet in man. *South African Medical Journal* 1971;45(8):191–195.

58. Ludwig, D.S. Examining the health effects of fructose. *JAMA* 2013;310(1): 33–34.

59. Fry, A.J. The effect of a 'sucrose-free' diet on oral glucose tolerance in man. *Nutrition and Metabolism* 1972;14(5):313–323.

60. Dunnigan, M.G., Fyfe, T., McKiddie, M.T., Crosbie, S.M. The effects of isocaloric exchange of dietary starch and sucrose on glucose tolerance, plasma insulin and serum lipids in man. *Clinical Science* 1970;38(1):1–9.

61. Ludwig, D.S. Artificially sweetened beverages: cause for concern. *JAMA* 2009;302(22):2477–2478.

62. Pepino, M.Y., Tiemann, C.D., Patterson, B.W., Wice, B.M., Klein, S. Sucralose affects glycemic and hormonal responses to an oral glucose load. *Diabetes Care* 2013;36(9):2530–2535.

63. Simon, B.R., Learman, B.S., Parlee, S.D, et al. Sweet taste receptor deficient mice have decreased adiposity and increased bone mass. *PloS One* 2014;9(1):e86454; Simon, B.R., Parlee, S.D., Learman, B.S., et al. Artificial sweeteners stimulate adipogenesis and suppress lipolysis independently of sweet taste receptors. *Journal of Biological Chemistry* 2013;288(45):32475–32489.

64. Jacobson, M.F. *Salt Assault: Brand-Name Comparisons of Processed Foods.* Third Edition, 2013. Center for Science in the Public Interest. http://cspinet.org/salt/Salt-Assault-3rd-Edition.pdf, geraadpleegd 21 juni 2015; U.S. Department of Agriculture and U.S. Department of Health and Human Services. *Dietary Guidelines for Americans,* 2010. Washington, DC: U.S. Government Printing Office; 2010. http://www.health.gov/dietaryguidelines/2010.asp, geraadpleegd 21 juni 2015.

65. Adler, G.K., Moore, T.J., Hollenberg, N.K., Williams, G.H. Changes in adrenal responsiveness and potassium balance with shifts in sodium intake. *Endocrine Research* 1987;13(4):419–445.

66. Frigolet, M.E., Torres, N., Tovar, A.R. The renin-angiotensin system in adipose tissue and its metabolic consequences during obesity. *Journal of Nutritional Biochemistry* 2013;24(12):2003–2015; Henriksen, E.J., Prasannarong, M. The role of the renin-angiotensin system in the development of insulin resistance in skeletal muscle. *Molecular and Cellular Endocrinology* 2013;378(1–2):15–

22; Jing, F., Mogi, M, Horiuchi, M. Role of renin-angiotensin-aldosterone system in adipose tissue dysfunction. *Molecular and Cellular Endocrinology* 2013;378(1–2):23–28; Marcus, Y., Shefer, G., Stern, N. Adipose tissue renin-angiotensin-aldosterone system (RAAS) and progression of insulin resistance. *Molecular and Cellular Endocrinology* 2013;378(1–2):1–14; Underwood, P.C., Adler, G.K. The renin angiotensin aldosterone system and insulin resistance in humans. *Current Hypertension Reports* 2013;15(1):59–70.

67. Graudal, N.A., Hubeck-Graudal, T., Jurgens, G. Effects of low-sodium diet vs. high-sodium diet on blood pressure, renin, aldosterone, catecholamines, cholesterol, and triglyceride (Cochrane Review). *American Journal of Hypertension* 2012; 25(1):1–15.

68. O'Donnell, M., Mente, A., Rangarajan, S., et al. Urinary sodium and potassium excretion, mortality, and cardiovascular events. *NEJM* 2014;371(7):612–623.

69. DiNicolantonio, J.J., O'Keefe, J.H., Lucan, S.C. An unsavory truth: sugar, more than salt, predisposes to hypertension and chronic disease. *The American Journal of Cardiology* 2014;114(7):1126–1128.

70. Appel, L.J., Sacks, F.M., Carey, V.J., et al. Effects of protein, monounsaturated fat, and carbohydrate intake on blood pressure and serum lipids: results of the OmniHeart randomized trial. *JAMA* 2005;294(19):2455–2464.

71. Bernstein, A.M., Willett, W.C. Trends in 24-h urinary sodium excretion in the United States, 1957–2003: a systematic review. *AJCN* 2010;92(5):1172–1180.

72. Simmons, A.L., Schlezinger, J.J., Corkey, B.E. What Are We Putting in Our Food That Is Making Us Fat? Food Additives, Contaminants, and Other Putative Contributors to Obesity. *Current Obesity Reports* 2014;3(2):273–285.

73. Regnier, S.M., Sargis, R.M. Adipocytes under assault: environmental disruption of adipose physiology. *Biochimica et*

Biophysica Acta 2014;1842(3):520–533.

74. Rubin, B.S., Murray, M.K., Damassa, D.A., King, J.C., Soto, A.M. Perinatal exposure to low doses of bisphenol A affects body weight, patterns of estrous cyclicity, and plasma LH levels. *Environmental Health Perspectives* 2001;109(7):675–680; Somm, E., Schwitzgebel, V.M., Toulotte, A., et al. Perinatal exposure to bisphenol a alters early adipogenesis in the rat. *Environmental Health Perspectives* 2009; 117(10):1549–1555.

75. Bittman, M. Stop Making Us Guinea Pigs. *New York Times*. 25 maart 2015. http://www.nytimes.com/2015/03/25/opinion/stop-making-us-guinea-pigs.html, geraadpleegd 21 juni 2015.

76. GRACE Communications Foundation. *Sustainable Table* http://www.sustainabletable.org/385/additives, geraadpleegd 21 juni 2015.

77. General Mills Fruit Snacks Product List. http://www.generalmills.com/en/Brands/Snacks/fruit-snacks/brand-product-list, geraadpleegd 21 juni 2015.

78. Ferguson, J.F., Phillips, C.M., Tierney, A.C., et al. Gene-nutrient interactions in the metabolic syndrome: single nucleotide polymorphisms in ADIPOQ and ADIPOR1 interact with plasma saturated fatty acids to modulate insulin resistance. *AJCN* 2010;91(3):794–801; Garcia-Rios, A., Delgado-Lista, J., Perez-Martinez, P., et al. Genetic variations at the lipoprotein lipase gene influence plasma lipid concentrations and interact with plasma n-6 polyunsaturated fatty acids to modulate lipid metabolism. *Atherosclerosis* 2011;218(2):416–422; Phillips, C.M., Goumidi, L., Bertrais, S., et al. Complement component 3 polymorphisms inter-act with polyunsaturated fatty acids to modulate risk of metabolic syndrome. *AJCN* 2009;90(6):1665–1673; Phillips, C.M., Goumidi, L., Bertrais, S., et al. Genenutrient interactions and gender may modulate the association between ApoA1 and ApoB gene polymorphisms and metabolic syndrome risk. *Atherosclerosis* 2011;214(2):408–414; Phillips, C.M., Goumidi, L., Bertrais, S., et al. Dietary saturated fat, gender and

genetic variation at the TCF7L2 locus predict the development of metabolic syndrome. *The Journal of Nutritional Biochemistry* 2012;23(3):239–244; Phillips, C.M., Goumidi, L., Bertrais, S., et al. Leptin receptor polymorphisms interact with polyunsaturated fatty acids to augment risk of insulin resistance and metabolic syndrome in adults. *The Journal of Nutrition* 2010;140(2):238–244.

79. Chaput, J.P,. Tremblay, A., Rimm, E.B., Bouchard, C., Ludwig, D.S. A novel interaction between dietary composition and insulin secretion: effects on weight gain in the Quebec Family Study. *AJCN* 2008;87(2):303–309.

80. Pawlak, D.B., Kushner, J.A., Ludwig, D.S. Effects of dietary glycaemic index on adiposity, glucose homoeostasis, and plasma lipids in animals. *The Lancet* 2004; 364(9436):778–785.

81. Ebbeling, C.B., Leidig, M.M., Feldman, H.A., Lovesky, M.M., Ludwig, D.S. Effects of a low-glycemic load vs low-fat diet in obese young adults: a randomized trial. *JAMA* 2007;297(19):2092–2102.

82. Hron, B.M., Ebbeling, C.B., Feldman, H.A., Ludwig, D.S. Relationship of insulin dynamics to body composition and resting energy expenditure following weight loss. *Obesity* 2015, ter perse.

83. Bidwell, A.J., Fairchild, T.J., Redmond, J., Wang, L., Keslacy, S., Kanaley, J.A. Physical activity offsets the negative effects of a high-fructose diet. *Medicine and Science in Sports and Exercise* 2014;46(11):2091–2098; Bidwell, A.J., Fairchild, T.J., Wang, L., Keslacy, S., Kanaley, J.A. Effect of increased physical activity on fructoseinduced glycemic response in healthy individuals. *European Journal of Clinical Nutrition* 2014;68(9):1048–1054.

84. Xu, Y., Wang, L., He, J., et al. Prevalence and control of diabetes in Chinese adults. *JAMA* 2013;310(9):948–959.

Hoofstuk 5 Klaar om je leven te veranderen?

1. Rolls, B.J., Engell, D., Birch, L.L. Serving portion size influences 5-year-old but not 3-year-old children's food intakes. *Journal of the American Dietetic Association* 2000; 100(2):232–234.

2. DiPietro, L., Gribok, A., Stevens, M.S., Hamm, L.F., Rumpler, W. Three 15-min bouts of moderate postmeal walking significantly improves 24-h glycemic control in older people at risk for impaired glucose tolerance. *Diabetes Care* 2013; 36(10): 3262-3268.

3. DeMarco, H.M., Sucher, K.P., Cisar, C.J., Butterfield G.E. Pre-exercise carbohydrate meals: application of glycemic index. *Medicine and Science in Sports and Exercise* 1999; 31(1):164–170; Wu, C.L., Williams, C. A low glycemic index meal before exercise improves endurance running capacity in men. *International Journal of Sport Nutrition and Exercise Metabolism* 2006; 16(5):510–527.

4. Schoenborn C.A., Adams P.E. Health behaviors of adults: United States, 2005–2007. Vital and health statistics. Series 10, Data from the *National Health Survey* 2010(245):1-132.

5. Chrousos, G., Vgontzas, A.N., Kritikou, I. HPA Axis and Sleep. In: De Groot, L.J., Beck-Peccoz, P., Chrousos, G., et al (bewerking). *Endotext*. South Dartmouth (Massachusetts) 2000.

6. Beebe, D.W., Simon, S., Summer, S., Hemmer, S., Strotman, D., Dolan., L.M. Dietary intake following experimentally restricted sleep in adolescents. *Sleep* 2013; 36(6): 827–834; St-Onge, M.P., Wolfe, S., Sy, M., Shechter, A., Hirsch, J. Sleep restriction increases the neuronal response to unhealthy food in normal-weight individuals. *International Journal of Obesity* 2014; 38(3): 411–416.

7. Broussard, J.L., Ehrmann, D.A., Van Cauter, E., Tasali, E., Brady, M.J. Impaired insulin signaling in human adipocytes after experimental sleep restriction: a randomized, crossover study. *Annals of Internal Medicine* 2012; 157(8): 549–557.

8. Donga, E., Van Dijk, M., Van Dijk, J.G., et al. A single night of partial sleep deprivation induces insulin resistance in multiple metabolic pathways in healthy subjects. *Journal of Clinical Endocrinology and Metabolism* 2010; 95(6): 2963–2968.

9. Nedeltcheva, A.V., Scheer, F.A. Metabolic effects of sleep disruption, links to obesity and diabetes. *Current Opinion in Endocrinology, Diabetes, and Obesity* 2014; 21(4): 293–298.

10. Lee, P., Smith, S., Linderman, J., et al. Temperature-acclimated brown adipose tissue modulates insulin sensitivity in humans. *Diabetes* 2014; 63(11): 3686–3698.

11. Bhasin, M.K., Dusek, J.A., Chang, B.H., et al. Relaxation response induces temporal transcriptome changes in energy metabolism, insulin secretion and inflammatory pathways. *PloS One* 2013; 8(5): e62817.

Hoofdstuk 6 Fase 1 – Bedwing je eetlust

1. Holick, M.F. Vitamin D deficiency. *NEJM* 2007;357(3):266-281.

Register

A

B

C

D

G

H

I

J

K

L

M

N

O

P

R

S

U

V

W

Y

Z

Over de auteur

Dr. David S. Ludwig is een praktiserend endocrinoloog, onderzoeker en hoogleraar aan de Harvard Medical School en Harvard School of Public Health. Dr. Ludwig is daarnaast directeur van het New Balance Foundation Obesity Prevention Center in het Boston Children's Hospital. Zijn onderzoek richt zich op de vraag wat de invloed is van voedsel op hormonen, stofwisseling, lichaamsgewicht en algehele gezondheidstoestand. David Ludwig, die door het tijdschrift *Time* 'strijder tegen obesitas' is genoemd, heeft zich ingezet voor politieke veranderingen die moeten uitmonden in het terugdringen van junkfoodreclame voor jonge kinderen, het verbeteren van de kwaliteit van nationale voedingsprogramma's, en het verhogen van de overheidsbijdragen aan programma's ter voorkoming en behandeling van obesitas. Hij ontving talrijke subsidies van het Amerikaanse Nationaal Instituut voor Medisch Onderzoek en publiceerde meer dan 150 wetenschappelijke artikelen. Zijn eerste boek is getiteld *Ending the Food Fight: Guide Your Child to a Healthy Weight in a Fast Food/Fake Food World* (Beëindig het voedselgevecht: wijs je kind de weg naar een gezond gewicht in een wereld vol fastfood en schijnvoedsel). Hij verschijnt regelmatig in de gedrukte media en op de tv.

David Ludwig woont in Brookline, Massachusetts, met zijn vrouw Dawn en hun twee kinderen Joy en Benji. In het weekend fietst hij bij goed weer vaak langs de rivier de Charles.

Alle lof voor David Ludwig en *Altijd trek?*

'*Altijd trek?* gaat diep in op de vraag waarom we voor een bepaald eetpatroon kiezen. Het antwoord, fraai gepresenteerd in dit boek, betekent een doorbraak. Dr. Ludwigs dieet zorgt ervoor dat je het eten hartstochtelijk omarmt: dé grondslag voor het veranderen van je gezondheid.'

– David Perlmutter, arts en *New York Times*-bestsellerauteur van *Brain Maker*

'Decennialang vormde Dr. David Ludwigs onderzoek de ruggengraat van andere diëten. Zijn jarenlange onderzoek vindt zijn weerslag in dit fascinerende en baanbrekende boek. *Altijd Trek?* zal onze ideeën over afvallen op hun grondvesten doen schudden. Bereid je voor op een betere gezondheid.'

– Andrew Weil, arts, oprichter en directeur van het Arizona Center for Integrative Medicine, Universiteit van Arizona

'David Ludwig is een van de weinige échte autoriteiten in de wereld van obesitas. Als alom gewaardeerd medisch onderzoeker en praktiserend arts begrijpt hij de complexiteit van gewichtsbeheersing en hoe moeilijk het is om blijvend af te vallen. Dit boek gaat tot de kern van de verborgen oorzaak achter gewichtstoename – constant trek hebben. Het boek is gebaseerd op de in opkomst zijnde verzadigingswetenschap en beschrijft een praktische aanpak voor het leven om gezonder te worden, ongeacht je gewicht. Als je om je toekomstige gezondheid geeft, is dit het boek een aanrader.'

– Dr. Barry Sears, auteur van de
#1 *New York Times*-bestseller *The Zone*

'Dr. Ludwig komt met zijn ruime ervaring als arts en onderzoeker tot een vernieuwende en welkome oplossing voor de problemen waarmee miljoenen Amerikanen met overgewicht kampen. Tot nu tot lag bij de meeste diëten de nadruk op geconsumeerde en verbrande calorieën, maar wat in theorie juist lijkt, mislukt vaak in de praktijk. Dr. Ludwig legt uit waarom het stoppen met calorieën tellen en meer aandacht voor de kwaliteit van wat we eten tot een gezonder gewicht en meer plezier in eten leidt. Dit boek is verplichte kost voor iedereen die problemen heeft met blijvend afvallen.'

– Prof. Walter Willett, Harvard
T.H. Chan School of Public Health, auteur van
Eat, Drink, and Be Healthy

'Eindelijk, na tientallen jaren van het verkleinen van porties, calorieën tellen en vetarme diëten, is er een dieetboek dat is gebaseerd op de moderne wetenschap. Dr. Ludwig onthult met betrokkenheid waarom calorieën tellen tot mislukken gedoemd is en hoe we de biologische kracht van diverse voedingsmiddelen kunnen gebruiken om de controle over ons lichaam, onze gezondheid en ons plezier in eten terug te krijgen. Niet alle calorieën zijn gelijk. Dat geldt ook voor dieetboeken: *Altijd trek?* stelt een nieuwe norm voor succesvol en gezond afvallen.'

– Dariush Mozaffarian, arts, doctor in de gezondheidswetenschappen en decaan van de Tufts Friedman School of Nutrition Science & Policy

'Ludwigs boek is spraakmakende medische wetenschap, verpakt in een flinke dosis dieetadviezen en behoedzame verklaringen voor waarom we continu trek hebben. Beter dan dit wordt het niet.'

– Prof. Jennie Brand-Miller, auteur van de *The Low GI Handbook*

'Dit is géén dieetboek. Het beschrijft een eetpatroon dat onze vetcellen zo herprogrammeert dat ze overtollig vet afgeven en je zonder honger afvalt. Ludwig combineert de moderne wetenschap en klinisch onderzoek tot een uitvoerbaar en door iedereen te volgen dieet.'

– Dr. Janet King, directeur van het Children's Hospital Oakland Research Institute en voorzitter van de 2005 USDA Dietary Guidelines Advisory Committee

'David Ludwig is een toonaangevend denker over voeding en gewichtsbeheersing. Bovendien is hij een van de weinigen die hoogstaand wetenschappelijk onderzoek gebruikten om mensen in hun dagelijks bestaan te helpen. Dit boek is betrouwbaar, praktisch en grensverleggend.'

– Prof. dr. Kelly D. Brownell, decaan van de Sanford School of Public Policy, Duke University

'In *Altijd trek?* legt wereldberoemd endocrinoloog en onderzoeker David Ludwig in heldere bewoordingen uit waarom Amerikanen zo dik zijn en wat wij en onze kinderen eraan kunnen doen om een einde te maken aan de obesitasepidemie. Verplicht leesvoer!'

– Arthur Agatston, arts, *New York Times*-bestsellerauteur van *The South Beach Diet*

Reacties op het testdieet

Gewicht en tailleomvang tonen de veranderingen tijdens het zestien weken durende testdieet. **Zie ook blz. 28.**

Ik draag nu weer spijkerbroeken die ik al twee jaar niet meer dicht kreeg! Dit komt door de ruim 11 cm die ik rond mijn middel kwijt ben! Ik laat dat bewerkte voedsel voortaan staan! Ik ben supergemotiveerd!

– Joyce D., 70 jaar, Roswell, Giorgia
Gewichtsverlies: 3,6 kg. Afname tailleomvang: 11,4 cm

Bij dit dieet gaat het voor mij om gezond worden. Afvallen is een prettige bijzaak. Je kunt je overgeven aan een dieetrage en binnen 24 dagen tien kilo afvallen, maar daarna val je weer terug op je oude eetgewoonten. Of je kunt een jaar lang een kilo per maand afvallen en de rest van je leven op hetzelfde gewicht blijven, terwijl je van eten blijft genieten.

– Matthew F., 36 jaar, Roslindale, Massachussetts
Gewichtsverlies: 14 kg. Afname tailleomvang: 14 cm

Mijn man zei dat hij dacht dat ik niet op dieet was – hij vond dat je tijdens een dieet moest afzien, en omdat ik dat niet deed, mocht ik het van hem geen dieet noemen. Het voelt goed om me niet door mijn maag te laten leiden! Ik voel me op zo'n goede manier anders.

– Donna A., 51 jaar, Selah, Washington
Gewichtsverlies: 10 kg. Afname tailleomvang: 12,7 cm

Ik volgde het dieet met hart en ziel. En dat kon ik bij geen ander dieet of gezondheidsprogramma. Ik was er fysiek niet toe in staat. Ik hongerde mezelf uit of begon te schransen of begon langzaamaan toch meer te eten, zodat ik me slecht voelde en opgaf. Het leven biedt zoveel smakelijke mogelijkheden om je honger te stillen – als je niet weet wat je lichaam nodig heeft en waar je grenzen liggen, eet je als een blinde!

– Dominique R., 40 jaar, St. Paul, Minnesota
Gewichtsverlies: 12,7 kg. Afname tailleomvang: 16,5 cm

Eten bepaalt niet langer mijn leven. Voor ik aan het dieet begon, dacht ik altijd aan de volgende maaltijd of snack. Ik voelde me nooit verzadigd. Maar nu moet ik mezelf er vaak aan helpen herinneren dat het etenstijd is. Ik voel me zo goed, veel beter dan ik me heel lang heb gevoeld. Ik kan me niet meer herinneren wanneer ik er zo goed uitzag – mijn gezicht heeft duidelijke meer contouren, ik heb weer een nek en mijn schouders zien er niet meer uit als die van een rugbyer! Ik kan nu tevreden in de spiegel kijken.

– Angelica G., 50 jaar, Sacramento, Californië

Eerst vond ik het moeilijk om te stoppen met snoepen. Maar het dieet was perfect voor me, omdat je alleen eet wat je lekker vindt, maar dan op een slimmere manier. Als ik me toch aan pizza, frisdrank of popcorn overgaf, voelde ik me vreselijk. Het dieet zorgde ervoor dat ik een gezondere en slimmere verstandhouding met eten kreeg. Ik voel me helderder in mijn hoofd en gewoon gelukkiger. Ik kan dit dieet iedereen aanraden.

– Kristin Z., 24 jaar, Dorchester, Massachussetts
Gewichtsverlies: 9,1 kg. Afname tailleomvang: onbekend

Ik werkte vijftien jaar in hetzelfde ziekenhuis. Er zijn mensen die twee, drie en soms wel vijf keer per dag tegen me zeggen: 'Wat zie jij er geweldig uit.' En dat is echt een prachtige beloning, waar ik niet om heb gevraagd. Ik deed het uitsluitend voor mezelf. Eindeloos veel mensen weten me te vinden en vragen: 'Wil je alsjeblieft vertellen hoe je het hebt gedaan? Ik wil het ook leren.' Ik voel me waanzinnig goed

– Eric F., 42 jaar, Needham, Massachussetts
Gewichtsverlies: 7,7 kg. Afname tailleomvang: 7,6 cm